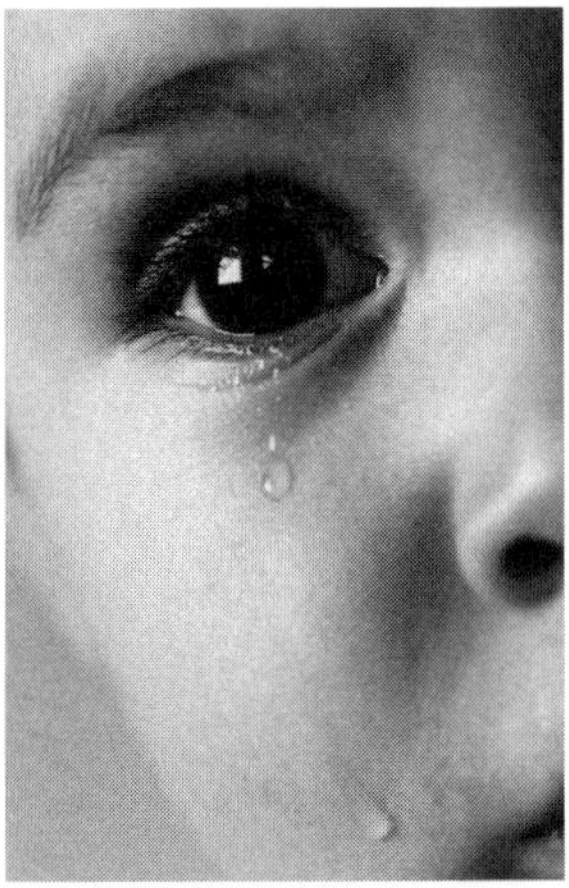

DEADLY CHOICES

How the Anti-Vaccine Movement Threatens Us All

Paul A. Offit, M.D.

反ワクチン運動の真実

死に至る選択

ポール・オフィット［著］
ナカイサヤカ［訳］

地人書館

論理の美しさとワクチンの力を教えてくださった
モーリス・ハイルマンとスタンリー・プロットキンに

歴史の審判は非情である
——レイモン・アロン

反ワクチン運動の真実　目次

本文中の括弧内で二行に渡っているもの〔割注〕は翻訳者による補足・注釈で原文にはない。

本文中に付されている（1）、（2）、……などは、巻末の「原注」の各項目に対応する番号である。

日本語版へのまえがき

日本は科学と医学に豊かな貢献をしてきた長い歴史があります。にもかかわらず、アメリカの子どもたちのように、日本の子どもたちも反ワクチン活動の手によって苦しんできました。

一九七三年一〇月、イギリスの小児神経学者ジョン・ウィルソンは百日咳ワクチンで脳に永続的な損傷が起こるという説を発表しました。その後の研究でウィルソンは間違っていたことが明らかになったものの、百日咳ワクチンへの恐怖が生まれ、またアメリカを始め世界各国で反ワクチングループが生まれました。

一九七五年、百日咳ワクチンに対する否定的な意見に応えて、日本の厚生省はワクチン接種の一時中止を指示しました。一時中止以前の三年間、日本では四〇〇件の百日咳感染が起こり、一〇名が死亡。ワクチン中止後の三年間で百日咳感染は一万三〇〇〇件となり一一三名が死亡しました。日本の子どもたちは予防できる感染症で必要もなく苦しみ死んだのです。

最近、歴史は繰り返しています。二〇一三年、日本の厚生労働省は思春期の少女に対するヒトパピローマウイルス（ＨＰＶ）ワクチンの積極的な定期接種勧奨を差し控えました。推奨の差し控えは、ＨＰＶワクチンが慢性的な痛みと慢性疲労症候群、ＰＯＴＳ（起立性頻脈症候群）という身体を起こしたときに起こる心拍数の増加と血圧の低下を特徴とする心身の不調を引き起こすのではないかという恐怖に基づいています。日本のメディアはこうした心身の不調に苦しむ子どもたちについて、ワクチンとの関係が因果ではなく偶然である可能性には触れずに報道しました。ＨＰＶワクチンはＨＰＶ感染症を防ぐために作られています。思春期に起こりがちな他のことを防ぐようには作られてはいないのです。

ＨＰＶワクチンは認可後に百万人以上を対象にして公式に調査が行われています。認可前には三万人を対象に七年間に渡って調査研究されました。その結果では、主張されているような病気は起こっていません。

ＨＰＶは子宮頸ガン、頭部、頚部、肛門、性器のガンの共通する唯一の原因です。ワクチンはこうしたガンの八五％を防ぎます。毎年約一万人の日本の女性が子宮頸がんにかかり、約三〇〇〇人が子宮頸がんで死亡しています〔訳注：二〇一四年、子宮頸がん罹患者数約一万九〇〇〇例、死亡者数約二九〇〇人（国立がん研究センターがん情報サービス）〕。ＨＰＶワクチンは現在接種可能ですが、厚生労働省の推奨差し控えで、利用は限定されたものとなっています。現在ワクチンを打っているのは思春期の少女たちの一％以下。日本の厚生労働省がＨＰＶワクチンは慢性病の原因とは考えられないとする研究の存在を知らしめることを怠ったために、何千人という少女たちを予防可能な病気で苦しみ死亡する運命に導きました。

本書には反ワクチン運動がどのように子どもたちが不必要に苦しむ原因を作ってきたか、そしてワクチンに対する意識を変えるために何ができるかが書かれています。

二〇一七年四月　ポール・オフィット

二〇一四年版へのまえがき

本書が最初に出版された二〇一〇年以来、ワクチンについては良いニュースと悪いニュースがある。悪いニュースから始めよう。

二〇〇九年から二〇一〇年の間、ニューヨーク市とその周辺で三五〇〇件のおたふく風邪が報告された。[1] 二〇一〇年カリフォルニアで一九四七年以来最大の百日咳の流行が起こった。子ども一〇人が死亡した。[2] 二〇一二年前半、ワシントン州では百日咳が前年比一三〇〇%増となった。[3] 一九四二年以来の大流行だった。

今年（二〇一四年）も状況は好転していない。一〇月三一日現在、アメリカでは六〇〇件以上の麻疹（はしか）が報告されている。[4] これは過去二〇年間で最大の麻疹流行だ。こうした流行は次のようにして起こる。通常は麻疹の免疫を持っていない人が、麻疹がごく当たり前に流行しているフィリピンのような国に旅行する。フィリピンでは二〇一三年に三万二千人が麻疹にかかり、四一人が死亡している。免疫を持っていない旅行者は、麻疹にかかって、それをアメリカに持ち帰り、予防接種を打っていない子どもたちのグループに感染を広げる。子どもたちが予防接種を打っていないのは親が打たないことに決めたからだ。そして、親がそのように決めた理由は、もう病気を怖がっていないからだ。昔はみんなが怖がっていたはずだ。ワクチンが使われるようになる前は、毎年三百万人から四百万人の子どもたちが麻疹にかかり、四万八千人が入院し、五〇〇人が脱水症状、肺炎、あるいは脳炎で死亡していたのだ。(5)

百日咳の問題も続いている。カリフォルニア州が最もひどく、二〇一四年九月二日現在、八〇〇〇件が州の公衆衛生部に報告されている。二六七人が入院し、そのうち五八人は集中治療が必要になった。(6)ほとんどが乳幼児か幼い子どもたちだ。意外なことに、流行の中心地はロサンゼルス郡だ。ここの海沿いのマリブからマリナ・デル・レイにかけてのアメリカでも有数の高級住宅地に住んでいる、裕福で学歴が高い人々の予防接種率は全米でも最低レベルなのだ。地元記者のゲイリー・バウムがその理由を探って記事を書いている。この地域の学校の予防接種記録を調べると、ビバリーヒルズのカバラ・チルドレンズ・アカデミーでは五七％の子どもが予防接種をしていなかった。サンタモニカのウォドルフ幼児センター〔訳注：シュタイナー教育の幼稚園〕では数字は六八％になる。バウムが書いているとおり、これはチャドや南スーダンと同じくらいの予防接種率だ。

全国のトレンドもこの地のトレンドを反映している。米国疾病予防管理センター（ＣＤＣ）の研究者は最近二〇一三～二〇一四学校年度〔訳注：アメリカは九月が新学期〕の五歳児の予防接種率を調べた。アイダホ、メイン、ミシガン、オレゴン、バーモントなど数州では五％以上の親がワクチンを打たない選択をしていた。[7] 麻疹、おたふく風邪、百日咳、などの感染力が高い病気については、人口の大部分が予防接種済みでないと、感染症の再流行が始まってしまう。今まさにそれが起こっているのだ。

一番やっかいなのは、ヒトパピローマウイルス（ＨＰＶ）ワクチンの軽視だ。これは喉、子宮頸部、膣、肛門、ペニスのがんを防ぐために一一歳から一三歳の少年少女に接種が推奨されているものだ。もし推奨通りに使われれば、ワクチンは毎年二万六千件起こるがんを防ぐはずだ。だがワクチンが認可されたのが二〇〇六年なのに、三回の接種を終わらせているのは、女の子の三八％と男の子の一四％だけだ。[8] なぜこんなことになっているのかは理解しがたい。親がワクチンの安全性を気にしているのかもしれない。皮肉なことにＨＰＶワクチンは史上最もよく研究されているワクチンだ。ワクチンが認可されてから、一〇〇万人以上が正式に研究調査の対象となっている。安全性の問題としては一つだけ、ＨＰＶワクチンで時折失神する人がでるということだけだ。[9] 接種率が低いのは、あるいは、接種年齢の一一才、一二才の子どもとウイルスの感染経路（性的な接触）について話したくない親が多いからかもしれない。また、こうした感染経路について説明をするのに抵抗を感じる医者がいるからかもしれない。理由は何であれ、何百万人のも思春期の子どもたちががんの原因となるとわかっているウイルスを予防するワクチンを受けずにいるのが現状だ。現在の予防接種率では、将来、予防接種をしていない子どもたちのうち毎年二〇〇〇人以上ががんになって死亡することになる。これは不条理だとしかいえない。

悪いニュースばかりではない。

例えば、メディアはワクチン自閉症原因説に対してずっと慎重な態度を取るようになってきている。一〇年前は、ワクチンで自閉症が起こるか否かについての報道は、科学的根拠に関係なく、報道の中立性というお題目に従って両論併記となっていた。だがワクチンは自閉症を起こさない。起こす可能性があるのだという主張はメディアも取り上げなくなっている。

メディアのトーンが変わってきた理由は幾つか考えられる。一つは、医学論文誌にMMR（新三種混合——麻疹、おたふく風邪、風疹）ワクチンが自閉症を引き起こすと主張する論文を発表した英国の医師アンドリュー・ウェイクフィールドが間違っていたことが判明したからだろう[10]。医学誌はその後、ウェイクフィールドの論文を取り下げた。こんなことは滅多にない。そしてその後、名門医学誌『ブリティッシュ・メディカル・ジャーナル』（BMJ）が対象患者の病歴が大幅に書き換えられていた証拠を示して、この研究論文は間違っていただけでなく、捏造であったとの結論を出した。ウェイクフィールドはこれを認めず、中傷だとしてBMJなどを訴えた。

反ワクチン運動はウェイクフィールドを勝ち馬とみなして我先にと乗っていたので、中には一緒に墜落した著名な活動家もいた。捏造を支持するものはいないし、科学的根拠がない運動を支持し続けるのも難しい。良いデータは何度も再現されるが、悪いデータはやがて消えてしまう。

もう一つの良い傾向は、記者が以前ほど反ワクチンの親や組織を取材しなくなったことだ。それよりも、感染症の流行や、一部の親が自分の子に予防接種をしない選択をしたことで他の子どもたちを危険に曝しているという事実に対して怒っている親を取材することも多くなってきた。反ワクチン運動のスポークスマンで発言力を失いつつある例はバーバラ・ロー・フィッシャーだろう。バーバラは自分の子が三種混合ワクチン（ＤＴＰ）の百日咳成分で回復不能な健康被害を被ったと信じている母親で、一九八〇年代後半に「納得できない親の集い」を立ち上げた（後に名称を変更して全米ワクチン情報センターという皮肉な名称の団体となっている）。フィッシャーはハリス・Ｌ・コールタートとの共著で『闇の注射――なぜＤＴＰワクチンのＰがあなたの子どもの健康を脅かすかもしれないのか』（未訳）という本も書いている。かつてワクチンについての親の意見を求める記者はフィッシャー詣をしていた。それが変わったのだ。

現在、メディアは集団免疫が崩れて来ていることを心配している親の団体、「ワクチンの声」、「予防接種する母たち」、「予防接種する看護師」、「小児感染症親の会」、「どの子にも二才までに」、「全米髄膜炎協会」、「インフルと闘う家族」、「髄膜炎の天使」などに目を向けるようになってきている。それに加え、最近公共放送の老舗科学番組シリーズ『ノヴァ』で放映された『ワクチン――予防接種の呼びかけ』や、カリフォルニア州サンディエゴの北側に位置するカールスバッドの高校生グループが制作した『見えない脅威』などの映像作品もメディアの目にとまったようだ。そして二〇一四年の話題の本、ユーラ・ビスの『免疫について』（未訳）だ。全米書評家クラブ賞を獲得したビスの前作『アメリカのエッセイ——無人地帯からの覚え書き』（未訳）はアメリカの人種を説明するのに使用されたメタファーを検討評価したものだった。母となったビスはワクチンに注目して、なぜ自分を含めた親がワクチンを恐れるようになったのかを理解しようとする。才気あふれ、思慮深く、鋭い作品だ。(11) 我々が子どもへの予防接種に怯えるときに使う言葉を注意深く吟味していて、数十年前にバーバラ・ロー・フィッシャーが書いた、科学的に不正確な論議とは大違いだ。我々は賢くなってきている。

この論争では反ワクチングループは最初から最後まで、議論への参加権を求め続けてきた。ワクチンに関する議論ならどんなものであっても自分たちをメンバーに入れるべきだというのだ。だが、反ワクチン運動が掲げる懸念は科学的研究によって端から否定されてきている。よって、反ワクチングループの意見は有益ではないし、議論にいかなる貢献もしない。反ワクチン運動グループは自閉症にならないワクチンを要求しているというのだが、現行のどのワクチンでも自閉症にはならない。(12) にもかかわらず、反ワクチングループのメンバーは他の親を脅かして子どもを危険に晒しかねない誤った判断をさせることに固執している。最近、ニューヨーク大学ランゴーン医療センターで開かれた会合について、セス・ムーキン（好評を博している『パニック・ウイルス——ワクチン自閉症論争の背景と真実』（未訳）の作者）は反ワクチン運動がワクチンについての議論に自分たちを加えろと要求するのは、まるで、白人至上主義団体のKKKが人種間の関係についての話し合いの席に参加したがっているようなものだと書いているが[13]、これは良い例えだ。

各州の議員も、ようやく、親がワクチンを打たない選択を簡単にできないようにすることで、流れを押し戻す方向に動き始めた。一九六〇年代にはワクチンを打たない合法的手段は医学的免除を認めてもらうことしかなかった。だが一九七〇年代から、医学的理由がなくてもワクチンを打たないことが許される新法を親が求めるようになってきた。その結果、四一州が予防接種の宗教的免除を認め、二〇州が思想的免除を認めるようになった。その結果は予想通りで、免除数が多い州で麻疹や百日咳の流行が起こりやすくなっている。免除率が低い州は感染症流行が起こる率も低い。

だが時代は変わってきている。二〇〇九年から二〇一二年の間、思想的免除がない三〇州で新たに思想的免除を加えようとする法案はすべて廃案となった。思想的免除のある五州で取得を難しくしようとする法案が提出され、三州で採決された[14](ワシントン、カルフォルニア、バーモント)〔訳注:カリフォルニア州での麻疹の流行をうけ、二〇一五年からカリフォルニア州では思想的免除および哲学的免除は認められなくなった〕。

親、議員、科学派の活動家、そしてメディアまでが流れを押し戻そうとしている。そして活動の成果が現れ始めている。ひょっとして、我々はようやく、自分の子どもを不必要な危険に曝しておくことに飽きてきたのかもしれない。

二〇一四年一一月

プロローグ

今も戦争が続いている——静かな、命に関わる戦争が。

戦線の一方には親たち。彼らや彼女たちは毎週のようにワクチンが危険だという話で空爆されている。赤ちゃんが受ける予防接種の数は多すぎて免疫機能が対応しきれないと聞かされながら、子どもが数年のうちに三五回も、そして時には一回に五種類も注射されるのを見ることになる。さらに親たちはワクチンが慢性病の原因なのだとも聞かされている。しかもそう告げるのは誰もが信頼を寄せる人々だ。カリスマ司会者のオプラ・ウィンフリー、大物司会者ラリー・キング、人気コメディアンのビル・マー、ラジオで人気のドン・アイマス、美人女優ジェニー・マッカーシー、俳優ジム・キャリーなどのセレブたち、キャロリン・マロニィー、クリス・スミス、デイブ・ウェルドン、ダン・バートンなどの議員たち、『CBSイブニングニュース』のシャリル・アトキンソンのようなテレビ記者、メフメット・オズやロバート・シアーズのような有名医師。だが何より自分と同じような子育て中の親が「予防注射をするまでは全く元気だったのに、あっというまに具合が悪くなってしまった」と語る言葉にはつい耳を傾けてしまう。ワクチンを避ける親が出てくるのも無理はない。一〇人に一人は（本来受けるべき）ワクチンを一回かそれ以上避けたことがある。中には全く予防接種をしない親もいる。[1] 一九九一年以来、予防接種を受けていない子どもの数は倍増した。[2]

戦線のもう一方には医師たちがいる。予防接種の個人別スケジュールにこだわる親たちにため息をつき、子どもたちがワクチンを打たないまま診察室を出て行くことになるのを恐れ、ワクチンを打っていない子どもたちでいっぱいの待合室が恐ろしい場所に変わってきていることを憂いた結果、毅然とした態度を取る医者が増えている。今や小児科医の一〇人に四人は予防接種をしない家族の診察を拒否している。[3] この結果、自分たちのやりたいことを受け入れてくれる医師や代替療法治療師のもとに駆け込む親もいる。

対立の真ん中で動きが取れなくなっているのは子どもたちだ。免疫がないまま取り残された子どもたちを苦しめているのは祖父母の時代の病。最近の麻疹（はしか）、おたふく風邪、百日咳、細菌性髄膜炎の流行では何百人もがそういうワクチンで予防できる病気にかかり、中には死亡した子どももいた。親が病気よりもワクチンを恐れたため死んでしまったのだ。

混乱の最中、別のグループも現れた。ワクチンを打たない子どもたちが自分たちの子どもを危険に曝していることに怒っている親たちだ。この中にはワクチンを打つことができない子どもの親もいる。

小児がんの抗がん剤治療で免疫が低下した子どもや臓器移植のために免疫抑制剤を使っている子ども、喘息の治療にステロイドを使っている子どもたちは特に病気に弱い。こうした子どもたちは周囲の人々がワクチンで免疫を持っているのが頼りだ。そうでなければ病気が流行したときに真っ先に苦しむのはこの子たちなのだ。

我々は岐路に立っている。過去二〇年、予防接種免除を認める州が増加するにつれ、集団免疫はがたがたになってしまった。解決は難しくなってきている。各州は今後も親にワクチン免除を認めるべきか？　あるいは思い切って免除の権利を抹消すべきか？

ワクチンへの恐怖、その恐怖に基づいた選択、その選択の結果起こっていること、そしてそれに対する抗議の声がこの本のテーマである。

はじめに

ホラー映画はだいたい同じようなシーンで始まる。舞台が人気のない古い山小屋であれ、暗い路地であれ、楽しそうな別荘であれ、惨劇が始まる五分前の静寂の中、必ず誰かが言う。「何か聞こえなかった?」

アメリカの子どもたちがある感染症にかかったときも同じようなシーンが演じられる。二〇〇九年二月一七日、NBC『ナイトリーニュース』の科学記者ロバート・ベイゼルはミネソタの異常な感染症の流行について報じた。数は少ないが子どもたちがヘモフィルス・インフルエンザ菌b型(Hib/ヒブ菌)を原因とする髄膜炎にかかったのだ。[1] これが異常な流行だったのは、それが起こるはずのないものだったからだ。ヒブ菌の感染を防ぐワクチンは二〇年前から接種されている。だがミネソタでヒブ感染症になったほとんどの子どもは、この流行で死亡した一人を含めてワクチンを打っていなかった。[2] 親が経済的な理由でワクチンの費用を払えなかったわけでも、宗教的な理由で医療機関に行かなかったわけでも、ワクチンの大切さを知らなかったわけでもない。問題は親が脅えていたことにある。ワクチンに危険な添加物が入っているかもしれない、予防接種の数が多く十分な間隔を置けない、ワクチンが原因で自閉症、糖尿病、多発性硬化症、注意欠陥障害、学習障害、多動症になるのではないかといったことに脅えていたのだ。親たちを安心させるはずの科学的な研究はいくつもあったが、多くの親はそれでは安心できなかった。流行が収まったとき、一人の母親が自分の決断を振り返った。「お医者様は私を見て『息子さんは死にます。もう残された時間はわずかです』と言いました。正直なところ、その時まで私は自分が息子をどれほどの危険にさらしていたのかを理解していませんでした[3]」

ヒブ感染症のアウトブレイク（爆発的な集団感染）が起きているのはミネソタだけではない。二〇〇八年と二〇〇九年にはペンシルバニア、ニューヨーク、オクラホマ、メインの各州で起こり、ミネソタの二人の死者に加えて四人の子どもが死んでいる[4]。どの子も親がワクチンを打たないという選択をしていた。それが致命的な選択であることが証明されてしまったのだ。

今子育て中の親たちはヒブ感染症のことなど聞いたことはないだろう。だが年配の医者なら当然知っている。祖父母も当たり前に知っている。予防接種が始まる前、毎年二万人の子どもたちがヒブで髄膜炎、血流感染、肺炎になり、そのうち一〇〇〇人が死亡し、生き残った多くの子どもにも深刻な脳障害が残った[5]。現代のアウトブレイクはこうした過去の状況に較べれば小規模なものだ。だが、ワクチンを打たない選択をする親が増えるに従って、防げるはずの感染症のアウトブレイクが全国で散発的に起き始めている。そして、そのたびに苦しまなくて良かったはずの子どもたちが病気になっている。この現象は収束しそうにない。私たちはこう考えざるを得なくなっている「何か聞こえなかった？」。こうしたアウトブレイクはレーダーの雑音なのだろうか？　あるいは見えないところで深く静かに進行しているはるかに深刻な事態を垣間見せているのだろうか？

気がかりなのはヒブだけではない。百日咳、麻疹、おたふく風邪、かつてはワクチンで容易にコントロールできたこうした病気も戻りつつある。

百日咳は恐ろしい感染症だ。一九四〇年代にワクチンが使われる以前はアメリカで毎年三〇万人が感染発症し、その結果七千人が死亡していた。ほとんどが幼い子どもたちだった。[6] 近年はワクチンのおかげで毎年この病気で死亡する子どもは三〇人以下だった。[7] だが状況は変わりつつある。

ワシントン州キング郡のヴァション島はシアトルに通勤する人たちが住む小さな島だ。人口は一万人ほどで、教育水準も所得も高い。島には小学校と中学校、高校が一つずつある。ごく普通の高級住宅地にある学校のように見えるが、他の場所の学校とは見た目ではわからない大きな違いがある。この小学校ではほぼ七人に一人がワクチンを打っていない。中学校では四人に一人だ。こうした選択をする傾向は一九九〇年代に現れはじめた。一九九四年には島で百日咳の症例が四八例あり、一九九五年には二六三例になった。一九九九年には四五八例に増加した。[8]

百日咳は軽い症状で始まるが、軽い病気ではない。百日咳にかかるとまず鼻水と咳が出て、うっ血が起こる。そしてこの病気が英語で「ヒューヒュー咳」(Whooping cough)と呼ばれる由来である症状が始まる。百日咳菌(*Bordetella pertussis*)によって、粘度の高いタンが気管にたまり始め、これを押し出そうとして激しい咳が起こる。だがタンがとても粘っこく絡みつくので咳では出てこない。子どもの場合、パニックを起こし、二〇回ほども激しい咳が続いて息を吸い込むことができなくなってチアノーゼが起こる。ようやく息が吸えるようになったときには、タンで細くなった気管を通る息がヒューヒューという特徴的な高い音を立てる。百日咳にかかった子どもの親たちはこの音を決して忘れられないという。

咳だけではない。菌が肺に入ると肺炎を起こし、呼吸困難で脳に運ばれる酸素が不足するとけいれん発作が起き、タンが気管を完全にふさいでしまえば窒息する。咳があまりにひどくて肋骨が折れることもあれば、食事がとれずに栄養失調になることもある。(9)

ヴァション島の例は、親たちが百日咳ワクチンを打つのをやめるとどうなるかを非常にわかりやすく示しているが、事例はこれだけではない。二〇〇八年五月一〇日、カルフォルニア州エルソブランテのイーストベイ・ウォルドルフ学校で百日咳のアウトブレークが起こった。(10) ウォルドルフ学校は『アントロポゾフィー医学の基礎』(11)(浅田豊・中谷三恵子訳、水声社、二〇一三年)の著者ルドルフ・

シュタイナーの理念〔訳注：アントロポゾフィーは人智学ともいう〕に基づいた教育を行っている〔訳注：日本ではシュタイナー学校と呼ばれている〕。シュタイナーは「予防接種はカルマの発達と輪廻転生のサイクルを妨げる」と考えたが、[12]この思想の結果、少なくとも一六人の子どもが病気で苦しむこととなった。そのほとんどが幼稚園の年長児で、実際に全員が予防接種を受けていなかった。保健局がこのアウトブレイクについて調査し、免疫を持っていない子どもの数があきらかになったとき、行政は二一世紀のアメリカではめったにない措置をとった。流行が終わるまで学校を閉鎖するように命じたのだ。

百日咳の流行が起こったのはワシントン州とカリフォルニア州だけではない。デラウェア州、イリノイ州、ミシシッピ州、アリゾナ州、オレゴン州、バーモント州でも起きている。[13]二〇〇六年にデラウェア州でアウトブレイクが起きたとき、米国疾病管理予防センター（ＣＤＣ）は罹患率・死亡率週報に単純で恐ろしい文を掲載した。「この年齢分布はワクチン実施以前の時代に観察されたものと類似している」。[14]オレゴン州の町アッシュランドには一人の子どももワクチンを打っていない小学校があるのだ。[15]

麻疹も再び流行しはじめている。

二〇〇五年五月四日、インディアナ州のワクチンを打ったことがない一七歳の少女がルーマニア、ブカレスト行きの飛行機に乗った。彼女は所属する教会の派遣企画でルーマニアを訪れて、現地で孤児院と病院を訪問した。少女は知らなかったが、ルーマニアではちょうど麻疹の流行中だった。五月一四日、インディアナに戻る飛行機の中で少女は熱を出し、咳、鼻水が出て目が赤くなった。帰国の翌日、彼女は五〇〇人が集まる教会のピクニックに出かけた。具合は悪かったが、一刻も早く友達や近所の人たちにルーマニアでの体験を話したかったのだ。彼女の病気が麻疹だとは本人はもとよりピクニックに来た人は誰も知らなかった。五月一六日、彼女の体中に赤い発疹が出た。

五月二九日、ピクニックの二週間後、シンシナティの医師からインディアナ州保健局に電話がかかってきた。六歳の男の子が深刻な脱水症状で病院に運ばれてきたが、麻疹だと診断されたという。二週間前に男の子がインディアナ州の教会のピクニックに行ったと聞いて保健局に通報の電話をしたのだ。これを受けた保健局の調査結果は図らずも麻疹の感染力に関する症例研究になっている。ピクニックに行った五〇〇人のうち一度も麻疹の予防接種をしていなかったのは三五人。そのうち三一人(八九%)が感染した。残りの四六五人のうち感染したのは三人(〇・六%)だけだった。ルーマニアで麻疹に感染した少女は、ピクニックの五〇〇人と一緒にいたごくわずかな時間に、感染する可能性のある人ほぼ全員に麻疹を感染させてしまっていたのだ。(16)

インディアナ州のアウトブレイクは我々がかつて経験していた過去の恐怖を思い出させてくれた。一九六三年にワクチンが使えるようになる以前、麻疹はありふれた病苦と死亡の原因だった。麻疹ウイルスに感染すると発疹が出ることはほとんどの親が知っていたが、肺に入ると肺炎を起こし、脳に達すると炎症を起こす(脳炎と呼ばれる)のを知っている親は少なかった。この脳炎になるとけいれん発作を起こしたり、脳に障害が残ったりする。最悪なのは、麻疹ウイルスは亜急性硬化性全脳炎（ＳＳＰＥ）という希少疾患を起こすことだ。これにかかると子どもは徐々に歩けなくなり、話せなくなり、立ち上がれなくなる。やがてけいれん発作を起こすようになり昏睡状態となって死亡する。どれほど献身的に看病しても、ＳＳＰＥから回復した子どもはまだ一人もいない。ワクチンが使われるようになる以前は毎年アメリカの子どものうち四〇〇万人が麻疹にかかり、一〇万人が入院し、五〇〇人が死亡していた。[17]

インディアナで麻疹のアウトブレイクが起こったあと、ＣＤＣの保健専門家たちは親たちに病気の深刻さを伝えて警戒してもらおうとできる限りのことをした。メディアに警報を流し、健康勧告を出し、議論のための基礎データを出し、教育用の素材を提供した。インディアナで起こった流行を機にみんなが警戒してくれればと願ってのことだったが[18]、警告は無視されてしまった。

二〇〇八年一月一三日、予防接種を受けていない七歳の男の子が家族旅行先のスイスからサンディエゴの自宅に帰ってきた。九日後、咳と鼻水が出るようになった。ただの風邪だと思った両親は少年を登校させた。だが彼の病状は悪化。次の日、母親が少年を開業医のところへ連れて行き、待合室で他の子どもたちと一緒に診察の順番を待った。医者ははっきりとした診断を下せずに親子に地域の大きな病院に検査に行くように告げた。その日遅く、少年は全身の発疹と四〇度の熱で病院の緊急救命室に運び込まれた。担当した医師の誰も麻疹だとは考えなかったので、開業医の医院でも、検査室でも緊急救命室でも隔離処置はとられなかった。

一月三一日から二月一九日にかけて、他の子どもたちが発病しだした。少年の二人の兄弟、学校のクラスメイト数人、小児科の待合室で一緒になった子ども三人。ここでもまた麻疹ウイルスは感染しやすい子どもを探し出す驚くべき能力を見せつけた。男の子から麻疹をもらった子は全員ワクチンを打っていなかった。小児科医院の待合室で感染した三人は全員が接種年齢前だった。一人が深刻な脱水症状で入院し、一人は感染したままハワイ行きの飛行機に乗っていた[19]。このカリフォルニア州の麻疹のアウトブレイクは予想されてしかるべきことだった。二〇〇八年にはカリフォルニア州の五歳児一万人の親がワクチンを打たない選択をしていたのだ[20]。

アウトブレイクが起こったのはカリフォルニア州だけではない。加えて一三州、イリノイ、ワシントン、アリゾナ、ハワイ、ウィスコンシン、ミシガン、アーカンソー、ジョージア、ルイジアナ、ミズーリ、ニューメキシコ、ペンシルバニア、バージニアと首都ワシントンが流行を防げなかった。アウトブレイクが終わったときには、子ども一四〇人が感染し（ほぼ全員がワクチンを打っていなかった）、二〇人が入院した。ここ一〇年で最も多数が感染した麻疹のアウトブレイクだった[21]〔訳注：二〇一五年のディズニーランドから始まったアウトブレイクではアメリカで成人を含めた一四七人が感染し、カナダ、メキシコにも広がった〕。

インディアナ州とこれら全国規模のアウトブレイクには共通点がある。両方とも第一の感染は国外で起こったことだ。これは珍しいことではない。毎年六〇人ほどがスイス、オーストリア、アイルランド、イスラエル、オランダ、日本、英国など免疫率が低く、麻疹の流行が継続している国からアメリカに麻疹を持って入国する[22]。だが二〇〇八年の状況は異なっていた。このときはワクチンを打っていないアメリカ人の子どもから他の子へさらに他の子へと麻疹が広がったのだ。問題はアメリカの免疫率が低かったことではない。実際、社会全体の免疫率は非常に高かった。ただ特定の共同体に非常に多くの免疫を持たない子どもたちがいて、気がつくまもなく感染が広がってしまったのだ[23]。

ニューヨークとニュージャージーの超正統派ユダヤ教徒の間で起こったおたふく風邪の流行は最も衝撃的な事例かもしれない。この例は感染症予防に関して我々がどれだけお互いに頼り合っているかを垣間見せてくれる。

二〇〇九年六月、一一歳の少年が英国に旅行しておたふく風邪に感染した。このとき英国では新三種混合（ＭＭＲ）ワクチンで自閉症になるのではないかと親たちが恐れて予防接種をやめたため、数千人の子どもたちがおたふく風邪にかかっていた。六月一七日、少年は、ニューヨークに戻ってきて、超正統派ユダヤ教徒のためのサマーキャンプに参加し、大流行を引き起こした。一〇月までの間に感染者は二〇〇人に、一一月までには五〇〇人に、さらに翌年二〇一〇年一月までに一五〇〇人になった。流行が終わったときには、おたふく風邪が原因で六五人が膵炎、髄膜炎、難聴、顔面麻痺、卵巣炎を起こしていた。一九人が入院した[24]。

二〇〇九年のおたふく風邪のアウトブレイクは予防接種を打った人たちも安全ではないことを示している。流行を止めるためには人口の一定のパーセントの人々が免疫を持っている必要がある。これを集団免疫という。

予防接種をしていない人、予防接種ができない人は強い免疫を持っている人たちに囲んでもらうことで守られる。城の周りを塀で囲んで守るのと同じだ。集団免疫を提供するために必要な人口の割合は感染症の感染力によって決まる。麻疹や百日咳のような感染力が強いものの場合は、おおむね九五％の免疫率が必要になる。おたふく風邪や風疹のような感染力がもう少し弱いものの場合、免疫率は八五％程度に達していれば良い[25]。超正統派ユダヤ教徒の二〇〇九年のアウトブレイクの場合は、七〇％が予防接種を受けていたが、実際に免疫を持っていた人の割合はこれより低かった。これは予防接種は一〇〇％効果があるわけではないからだ。おたふく風邪の場合、二回接種で八八％が免疫を得る。つまり、七〇％が予防接種を受けていても、実際に免疫があったのは六二％だけで、これではおたふく風邪の流行を止めるには低すぎたのだ。

こうした流行は超正統派ユダヤ教徒コミュニティのものだけではなかった。その三年前、二〇〇六年にも中西部でおたふく風邪の流行があって、このときは大学生を中心に六五〇〇人以上が感染した。二〇〇六年と二〇〇九年のおたふく風邪流行でわかったのは、免疫率が低いとワクチンだけでは感染症を予防できないことがあるということだった。

海外旅行で感染した人が起こしたアウトブレイクは麻疹とおたふく風邪に限られるわけではない。二〇〇三年、ナイジェリアでポリオ（小児麻痺）ワクチンでエイズになり、若い女性は不妊になるという噂が広まった。ワクチン接種は中止に追い込まれた。そして、二〇〇六年までにナイジェリアを感染源とするポリオが、それまではポリオが発生していなかったアフリカとアジアの二〇カ国に広がった。五〇〇〇人以上の身体に重度で生涯完治しない麻痺が残ったのだ。国際赤十字の上級医療技官のタマム・アローダットは「これほど規模が大きいポリオの流行は長い間起こっていませんでした」と言う。ゲイツ財団のグローバルヘルスプログラム副局長ウォルター・オレンスタインは、二〇〇八年のアメリカの麻疹流行との類似点を指摘した。「ポリオが流行しているのはアメリカから飛行機ですぐの場所です」「油断して、アメリカの免疫率が下がれば、当然ながらポリオが流行する可能性があります」オレンスタインは、これはポリオに限ったことではないと考えている。「ジフテリアの再流行の可能性もあります。どんな病気でも再流行はあります。天然痘を除けばすべての感染症は米国内で発生しているか、国境を越えたすぐのところで発生しているのです[26]」

二〇世紀初頭、子どもたちは今ならワクチンで簡単に予防できる病気で苦しんだり死んだりするのが普通だった。アメリカでも毎年幼い子どもを中心にジフテリアで一万二〇〇〇人が死に、二万人の赤ちゃんが風疹のために盲目、難聴、知的障害を患って生まれ、一万五〇〇〇人の子どもがポリオで身体麻痺になり、加えて一〇〇〇人が死亡するのは避けられないことだった。[27] さらに、おたふく風邪で難聴になるのもよくあることだったのだ。ワクチンのおかげでこうした病気は完全に、あるいはほとんど消え去った。だが、現在子どもにワクチンを打たないという選択をする親がどんどん増えているため、中には再流行しはじめている病気もある。

どうしてこうなってしまったのだろう？　どうしてワクチンが私たちを救ってくれるものではなく、恐れなくてはならないものだと考えるようになってきたのだろう？　その答えを探ると、アメリカの歴史上最も強力な市民活動グループにたどり着く。一九八二年に生まれたそのグループは、近年感染症が流行して死者も出しているのに米国内でも世界でも信者を集め続けている。

第一章　恐怖の誕生

もし最初の章で壁にライフルが掛かっていると書いたなら、二章か三章では絶対にそれで撃たなくてはならない。

S・シチューキン『回想録』（一九一一）

フレデリック・ワイズマンは一九三〇年一月一日生まれ。ウィリアムズ大学およびイェール大学法科大学院を卒業後、ボストン大学の法学部教授になった。その後彼は映画を制作しようと決めた。それからの三〇年間フレデリック・ワイズマンはアメリカの最も独創的で、最も罵倒され、最も議論を呼ぶ、最も影響力の強いドキュメンタリー映画作家となった(1)。

一九六七年に発表されたワイズマンの最初の作品は、彼の作品の中でも最も衝撃的だった。題名は『チチカットフォーリーズ』。精神異常犯罪者を収容するマサチューセッツ州立ブリッジウォーター矯正院の「塀の中の日常」を徹底的に描いたものだった。この映画は囚人たちがホースで水をかけられ、強制給餌され、冷淡で残忍なスタッフに拷問を受ける様子を描いている。ある場面では一人の医師が長いチューブを手に取り、囚人の鼻に入れる。そしてチューブを漏斗に繋ぎ、どろどろした色の濃い液体を入れてくわえタバコのまま危なっかしく椅子の上に立つ。守衛がバカにしたように怒鳴る「よく噛んで食べろよ、ジョーイ」。観客はとたんに強制給餌の下品さに胸が悪くなり、漏斗の上に垂れ落ちているタバコの灰から目が離せなくなる[2]。

タイム誌は『チチカットフォーリーズ』を「現代の精神病者収容所の容赦ない暴露」と呼び、『ニューヨークタイムズ』紙のビンセント・キャンビーはこの映画に較べれば『マラー／サド』〔訳注：マルキ・ド・サドの演出のもとにシャラントン精神病院患者たちによって演じられたジャン＝ポール・マラーの『迫害と暗殺』〕は「ホリデイ・オン・アイス」〔訳注：アメリカで一九四〇年代から行われているファミリー向けアイスショー〕だと書いた[3]。そして、ある劇場ポスターは「自分の心と人生を尊重するなら、この映画に背を向けるな」と警告した[4]。『チチカットフォーリーズ』は見るのが非常に辛い作品だ。あまりにも毅然として、あまりにも心を乱し、あまりにも際限なく詳細だ。このため、ニューヨーク・フィルム・フェスティバルでの公開前にマサチューセッツ州高裁判事ハリー・カラスは、州政府にすべての上映用フィルムを差し押さえるように命じた。命令には「どれほど『言論の自由』そして『知る権利』に関する修辞と標語を弄したところで、この映像劇の本質を覆い隠すことはできない。これは、孤独と人間の悲惨さと、不運な人々の人生の堕落と下劣さを不正に売り物にしている絶望的なまでの商業主義の一編なのだ」と書かれている[5]。一九六八年、『チチカットフォーリーズ』は合衆国で初のそして唯一のわいせつと国家安全以外の理由で禁止された作品となった。作品が一般に公開されたのは二〇

年後だった。(6)

現代アメリカの反ワクチン運動は一九八二年四月一九日に首都ワシントンのNBC系ローカルテレビ局WRC－TVが『DPT──ワクチン・ルーレット』と題する一時間のドキュメンタリー番組を放送したときに生まれた。(7)このドキュメンタリーにフレデリック・ワイズマンは一切関わっていないが、この作品のシナリオを書き制作したリア・トンプソンは明らかにワイズマンの影響を受けていた。『ワクチン・ルーレット』には『チチカットフォーリーズ』風の悲しく忘れられない映像が含まれている。ただし、カメラが焦点を当てるのは看守に貶められる囚人ではなく、子どもたちだ。筋肉が引きつり、未発達で、か弱い障害のある子どもたち。この子どもたちは、あるワクチンによって回復できないまでに損傷を受けている（リア・トンプソンはこのワクチンをDPTと呼んでいるが、医療関係者はDTPと呼ぶ〔訳注：日本では一般的にはDPTと略される。不活化ポリオワクチンが含まれた4種混合ワクチンはDPT－IPVと呼ばれる〕。ジフテリア（D）、破傷風トキソイド（T）、百日咳（P）ワクチンだからだ）。

『ワクチン・ルーレット』はニュースルームの中央に立つリア・トンプソンから始まる。リアはまっすぐカメラを見つめている。声は厳しいトーンで確信に満ちている。「DPTは」と彼女は話し始める。「どの子どもも受ける予防接種でジフテリア、百日咳、破傷風の三つの病気の頭文字をとったものです。私たちは一年以上かけてこのうちのP、百日咳の部分を調査してきました。そして私たちは予防接種の安全性と効果について深刻な問題があることを発見しました。医療界は重要な政策として、ワクチンを猛烈に推奨していますが、それは予期せぬ結果を招いたのです。これからの一時間、私たちの仕事は、この重要な問題に関して情報に基づいた議論が可能になるように、十分な情報を提供することです。これはアメリカのすべての家族に例外なく影響することです」

次の画像は泣き叫ぶ赤ん坊だ。腕に注射器の針が刺される。「人生の現実です」とトンプソンが言う。「学校に行くためにはすべての子どもはDPTの接種を受けなくてはなりません。私たちはこの予防接種で子どもたちは健康でいられると聞かされています。すべての子どもを恐ろしい病気である百日咳から守ってくれると聞かされている注射です。しかし、DPTは恐ろしいダメージを与えることもあるのです」心臓の鼓動が聞こえ、画面は萎えた手足、天井を見つめ、よだれを垂らし、痙攣する重度の心身障害児の映像で一杯になる。そしてワクチンの薬瓶が写る画面に鋭く突き刺さる銃声のような効果音を伴ってD・P・T・ワ・ク・チ・ン・ル・ー・レ・ッ・トと文字が一つずつ現れる。

「実は、議論されているのは（脳へのダメージが）起こるか否かという事実についてではありません」とトンプソンは言う。「それがどのくらいの頻度で起こり、ワクチンが防ぐとされている病気自体の危険性をしのぐ頻度で起こるのかということです。それはウィスコンシン州ビーバーダムのグラント家のみなさんには聞くまでもない質問でしょう」次のシーンは頭部をリズミカルに前後させる若い男性だ。やせこけた痙攣する足。字幕が彼の問題を解説する。

『スコット・グラント二一歳　症状：激しく泣く、点頭てんかん、重度障害、知的障害』スコットの母マージが息子に起きたことを説明する。「うちの子は四ヶ月になるまでは素晴らしく順調に発達していたんです。お医者さんが一回目のＤＰＴを注射するからと説明して、（その後）一二時間から一四時間で、いきなり激しく泣き出しました。あとでわかったのですが、点頭発作（てんかん発作の一種）でした。家に帰って泣きました。夫のジムも泣きました。将来がこんなふうに真っ暗になるなんて信じられない思いでした」。「私は自営業を始めざるを得ませんでした」ジム・グラントが言う。「スコットを持ち上げたりいろいろ彼が必要とすることを手助けしたりするためにずっと家にいなくてはならなかったんです。すごい大仕事なんですよ。この二一年間旅行に行ったことはありません。とにかく行けないのです。家を離れるのは不可能なんです」

さらに、他の脳障害の子どもたちが出てくる。全員がうつろな眼差しで、全員が一目で苦しんでいることがわかる、百日咳ワクチンの被害者とされる子どもたちだ。

『ポリー・ゴーガート、七歳、症状：発熱、制御できないけいれん発作、脳の損傷』「私は、予防接種は打たない方が良いのではないかと言いました。赤ちゃんがいつもと様子が違うように見えたからです」。ポリーの母親は記憶をたどる。「そうしたら（お医者さんが）全身をチェックして、大丈夫でしょうと言って、注射をしました。そして次の朝、授乳中に大発作を起こしたのです。何が起こっているのかわかりませんでした。赤ちゃんが私の腕の中で死にかけていると思いました」

『アブラ・ヤンコビッチ、二歳、症状：無呼吸、けいれん発作、重度障害、知的障害』「この子が四ヶ月の時に、ワクチンを打ったその日に、最初の発作が起きました」とアブラの母親が言う。「この子はがくがくと震えていて、血の気が引いて、呼吸困難になっているようでした。でも、救急室に連れて行ったときには大丈夫になっていました。そこで、お医者さんに今日予防接種をしたと話しました。関係はあるでしょうか？ と。先生は、関係ありません、喉に何かが詰まっていたのでしょう。家に連れて帰って下さい。元気になるでしょうと言いました。でも二週間後大発作を起こして、この子は死ぬところだったんです」。ヤンコビッチ一家はシカゴの小児神経科で診察を受け、アブラの宿命を知った。「一生歩けないだろうし、話すこともないでしょうと言われました」

『アンソニー・レシニチ一九歳、症状：泣き止まない、発熱、けいれん、重度障害、知的障害』「トニー・レシニチ、一九歳、彼は毎日一回はひきつけを起こします」とトンプソンが言う。「（ひきつけを）押さえる薬は年に一二〇〇ドルかかります。トニーはＤＰＴの注射を受けて二四時間以内にひきつけを起こしました」。一家でＤＴＰの副作用に苦しんでいるのはトニーだけではない。

『レオ・レシニチ一七歳、症状：発熱、ひきつけ、重度障害、知的障害』とトンプソン「レオ・レシニチ一七歳。最初のＤＴＰの注射を受けてからわずか数時間後にレオもまたひきつけを起こしました。体温も急上昇したのです」

『ケリー・ホルコム八歳、症状：泣き止まない、身体のこわばり、痙性四肢麻痺、脳損傷』「ケリー・ホルコムはアメリカ陸軍で予防接種を受けました」とトンプソンが続ける。「両親はＤＰＴワクチンのリスクについては何も聞かされていませんでした」

さらに、医師も参加して意見を述べる。シカゴの小児科医ロバート・メンデルソンはこう述べる。「現在のワクチンの中で最も粗末で危険なものでしょう。（そして）危険性はどんな医者であれ医者が許容できると考えてきた危険さを遥かに上回っています」。スコットランドの疫学者ゴードン・スチュワート「このワクチンによる健康被害のリスクは今や病気による健康被害のリスクを上回ると私は確信しています」。ミルウォーキーの小児神経科医ジェローム・マーフィー「（健康被害とワクチンが）関係しているという圧倒的なデータがあります。これを知った多数の小児神経科医が自分の子どもには百日咳ワクチンを接種させていないことを知っています」。ある父親は「ミリチャップ先生は……自分としては犬にも（そのワクチンを）打たないだろうと話しました」と記憶を呼び起こして語る。

そして、トンプソンはさらに衝撃的なことを明らかにする。医師たちは数十年前から百日咳ワクチンの恐ろしさを知っていたのだ。「百日咳ワクチンに激しい副反応があるという医学知識は三〇年代初頭にまで遡ります」と彼女は言う。「米国小児科学会発行の小児科レッドブック（『感染症ガイドブック』）には、DPTワクチンの副反応として高熱、虚脱、ショック状虚脱、泣き止まない、ひきつけ、脳への損傷が挙げられています。これらの合併症にはスコットのような脳の損傷から学習障害に至る様々な程度の知的障害を伴います」。トンプソンは番組を不吉な調子でナレーションを締めくくった。画面では予防接種を受けたばかりの幼い男の子が泣き叫んでいる。脅える子を父親がなだめようとする「これも男の子がしなくちゃいけないことだ。ほら、もうなんともないだろ」心臓の音が大きくなり、男の子は心配で顔をしかめてカメラをまっすぐ見つめる。まるで注射が「なんともなくない」ことを、未来に恐怖が待ち受けているのを知っているかのように。

『ワクチン・ルーレット』はワシントンDCでさらに二回放送され、その後ザ・トゥデイ・ショーの枠で全国放送された。一週間もたたないうちに全米の雑誌、新聞が百日咳ワクチンの副反応で回復不能な被害を受けた子どもたちの記事を掲載した。

医師たちは衝撃を受けた。オハイオ州シェイカーハイツの小児科医レオナード・ロームは、番組は「小児科開業医を参らせてしまいました。医師たちはお互いに電話をかけては『まだ百日咳（ワクチン）を打ってる？』と聞いていました」と言った。ジェイムズ・ウォルトナー医師によれば、ニューメキシコ州では「ワクチンについての問い合わせは二五％増えた」という。そして西海岸では、ポートランドのオレゴン健康科学大学小児科教授ロバート・ミーチャンは「我々は説明に追われています」と語った。(8) 何千という親たちがかかりつけ医に電話して百日咳ワクチンは受けないと言い、またはは副作用の長いリストを報告した。多くの人が百日咳以外のすべてのワクチンに疑問を抱き、中には予防接種を打つ医療者の信頼性を疑う人もいた。(9)

『ワクチン・ルーレット』は大論争を引き起こした。「WRCテレビ局には捌きれないほどの電話がかかってきた」とCDCのアラン・ヒンマンは当時について語る。[10] そして、この騒動のさなか、数人の親たちが集まり、収拾がつかなくなっているように見える事態を収めるべく何か行動すべきだと決めた。彼らが結成した組織はそれ以降のアメリカの親たちのワクチンに対する考え方を一変させてしまうものだった。

キャシー・ウィリアムズは当時二七歳だった。『ワクチン・ルーレット』を見たのはバージニア州フェアファックスの小さなアパートの部屋。「息子を小児科に連れて行って四度目のDPTの注射をしたところでした」とキャシーは記憶をたどる。「私は子育てについてとてもよく勉強していました。育児、出産、看護と保育について手に入る本はすべて読みました。どんな本でも手当たり次第に読んだのです。(でも)どの本にもワクチンやワクチンの問題については一言たりとも書いてありませんでした。ですからこの番組を見たとき恐怖におののいてしまったんです。その四日前に私のいつでもごきげんで健康で可愛らしく活発な、泣いたこともない子が、八時間以上も気も狂わん限りに泣き叫び続けていたからです。甲高く手の施しようもない叫び声でした。声の限りに泣き叫び続ける時間と時間の間には深い眠りに落ちていました。そして誰かにつねられたかのように目を覚ましてまた叫び出すのです。でも、お医者さんは息子は正常だと言いました」

ウィリアムズは母親にどうしたら良いだろうと相談した。「母は『リア・トンプソンに電話しなさい』と言いました[11]」

ジェフ・シュワルツと妻のドンナ・ミドルハーストはメリーランド州シルバースプリングの自宅で番組を見た。シュワルツは環境問題を専門とする弁護士で、ミドルハーストは証券を専門とする弁護士だった。夫婦の娘ジュリーは『ワクチン・ルーレット』放送の九ヶ月前、一九八一年七月に三回目のＤＴＰ予防接種を受けた。注射をした日の午後、ジェフは娘を抱いていて「びくっとしたような感じ」に気がついた。びくっとしたような感じはひきつけとなり四〇分続いた。その後もけいれん発作が何度も続いた。ようやく発作が落ちついたとき、シュワルツは質問した。「医者にＤＴＰについて聞きました。先生は『違います。こういうのは熱が原因なのですよ』と言いました」。だが『ワクチン・ルーレット』を見たあと、シュワルツとミドルハーストは違う答えを知った。「二人で『なんてこと！　何が起こったのかやっとわかった』と言いました」。一九八四年三月二五日、ジュリー・シュワルツは発作中に死亡した。その後ジェフはＤＴＰワクチンの皮肉な結果について悲嘆している。「娘を守ろうとしてやったことで娘が壊れてしまうんだ[12]」

バーバラ・ロー・フィッシャーは三四歳の時に『ワクチン・ルーレット』を本放送の次の日の再放送で見た。フィッシャーには当時四歳の息子クリスチャンがいた。バーバラは息子が四回目のＤＴＰ接種を受けた夜に起こったことを思い出した。「家に帰ってきて数時間後、家の中が妙に静かなのが気になって二階にクリスの様子を見に行ったんです。子ども部屋に入ると息子はロッキングチェアに座ってまっすぐ前を見つめていて、私がドアのところにいるのも目に入っていないようでした。顔は蒼白で唇は青ざめていました。名前を呼ぶとまぶたがぴくぴくとして、白目をむいて、頭が肩の方に落ちました。まるで座ったまま突然眠りに落ちたようでした。抱き上げてベッドに運びましたが、腕の中でぐったりとしてとても重かったです。それから日を追って、週を追ってクリスは悪化していきました。アルファベットも数もわからなくなり、暗記していたカードも思い出せなくなりました。一回に数秒しか集中できなくなりました。私の可愛い息子は、幸せいっぱいで心配と無縁だった子は笑うこともなくなってしまったのです」。フィッシャーはWRC－TVに電話をかけ、キャシー・ウィリアムズという名前を告げられた。そして、ウィリアムズの家まで車を走らせ、一九八二年にそれから三〇年続いた組織を立ち上げ「納得できない親の集い」(Dissatisfied Parents Together/DPT)と名付けた(13)。

キャシー・ウィリアムズ、ジェフ・シュワルツ、バーバラ・ロー・フィッシャーが「納得できない親の集い」を立ち上げて数年後、フィッシャーが会長に就任した。メリーランド大学で英語学を専攻し、ニューヨーク市のニューヨーク生命保険会社で編集の仕事をし、バージニア州アレキサンドリア観光協議会でメディア向け広報対応の仕事をしていたフィッシャーは一般向けのスポークスマン役にぴったりだった。

フィッシャーは燃え上がる怒りを抑えることはなかった。フィッシャーはとにかく政府と衛生局の役人と製薬会社が子どもたちにワクチンを強制することが許せなかったのだ。政府はワクチンを許可し、推奨し、義務化している。衛生局の専門家は職務怠慢で、それどころか子どものことなど気にしていないように見えた。製薬会社はワクチンの安全性を高めることにはほとんど興味がないようだった。医療専門家たちに対するバーバラ・ロー・フィッシャーの怒りは収まることはなかった。自分が息子にワクチンを打つようなことをしたのは医療専門家たちのせいなのだ。一九九〇年代初頭には「納得できない親の集い」は「全米ワクチン情報センター」と名称を変更した。アメリカで最も強力な反ワクチン運動組織である。これ以降の三〇年間フィッシャーは怒りのエネルギーをアメリカの親たちにワクチンは言われているよりもはるかに危険なものであると納得させるために使うことになる。

一九八二年五月七日、フロリダ選出の共和党員ポーラ・ホーキンス上院議員が米国上院労働人材委員会において聴聞会を招集した。

まだ、『ワクチン・ルーレット』の放送から一八日しか過ぎていなかった。ホーキンスの聴聞会の迅速さは偶然の出来事が連続した結果だった。

リア・トンプソンが最初に百日咳ワクチンに興味を持ったのは、恐らくは生涯にわたるであろう脳損傷に苦しむニューヨークのティーンエイジャー、トニーとレオのレシニチ兄弟の両親から連絡を受けてからだ。実はレシニチ一家はフロリダ州選出の共和党下院議員ダン・ミカの親戚だった。

一九八二年四月二八日ホーキンスの聴聞会の九日前、キャシー・ウィリアムズ、ジェフ・シュワルツ、バーバラ・ロー・フィッシャーとその他数人の親たちがワシントンDCのダン・ミカ議員の事務所に集まり、戦略を話し合った。ミカの弟ジョンはポーラ・ホーキンス議員のスタッフを務めていた。(14)

ホーキンスは聴聞会を次のような言葉で開始した。「予防接種事業を脅かしているものがあります」。さらに「それは予防接種によって起こった健康への悪影響への恐怖です。この恐怖と戦い、高い予防接種率を達成し維持するために、全面的な広報活動と保健教育は欠かせません。国民はワクチンについての情報を知る権利があります。たとえ科学的、医学的に結論が出ていない分野であるとしてもです」と警告した。ホーキンスはそれから不気味であまりにも正確なこの出来事の未来図を予告した。(15)「国民の信頼が失われていき、その結果怯えた一定数の人々がワクチンに反対したり拒否したりするようになってしまい、伝染病を撲滅、あるいは押さえ込む努力が阻害されるようになれば悲劇的でしょう。一方、独りよがりで無関心で忘れっぽい大衆が鉄の肺（ポリオ流行時の人工呼吸装置）を忘れてしまって子どもがかかりやすい深刻な感染症が再び流行するのを許容することもできません」

最初に親として証言したのはキャシー・ウィリアムズだった。「納得できない親の集い」を代表して、要求をリストアップした。「第一に、いくつかの研究はありますが、なぜ政府のワクチンの悪影響についての研究プログラムは限定されたものだったのでしょう？　第二に、なぜもっと安全なワクチンは開発されなかったのでしょうか？　第三に、なぜハイリスクな子どもたちが判別されなかったのでしょう？　第四に、なぜ医師は中央の記録担当部局に有害事象を報告する必要がなかったのでしょう？　第五に、なぜ医師と親に対して百日咳ワクチンによる副反応の可能性がもっと詳しく情報提供されていなかったのでしょう？　第六に、各州政府は現在の百日咳ワクチンを学校に通うすべての子どもに義務づけなくてはならないのでしょうか？　第七に、百日咳ワクチンによって、知的障害になったり、深刻な障害を負うことになったりした子どもたちに対する補償プログラムがあるべきではないでしょうか？」[16]

驚くべきことにこれから数年内にキャシー・ウィリアムズの要求はすべて満たされることになる。

小児科医たちはホーキンスの聴聞会を、『ワクチン・ルーレット』を攻撃する機会として使った。米国小児科学会は陳述書でトンプソンの番組を「偏った」「偏見がある」「不正確」そして「皮相的」であるとして、「一般の人々を不必要に恐怖させた」と主張した。[17]　米国疾病管理予防センター（ＣＤＣ）の専門職員たちは『ワクチン・ルーレット』は百日咳の深刻さに触れず、医師と衛生局員はワクチン副作用に無知であるかのように不当に描き、またワクチンが効かないと不正確に主張したと抗議した。だがこうした批判にもかかわらずホーキンスの聴聞会で証言した医師のうちリア・トンプソンの最も破壊力のある批判――ＤＴＰの「Ｐ」が生涯にわたる健康被害をもたらしたという指摘に反対するものは一人としていなかった。ケース・ウェスタン・リザーブ大学小児科教授で、恐らくは米国で最も著名なワクチン専門家であるエドワード・モーティマーは、「最良推定値では、毎年米国で生まれる三五〇万人の子どもたちのうち二〇人から三五人がワクチンのため生涯にわたる脳損傷を負います。ワクチン推奨にかかわる我々からすると二〇人から三五人は多すぎると考えます」と言った。[18]

医師たちは長年、百日咳ワクチンのメリットはリスクを上回ると主張してきた。今、一本のテレビ番組のせいで、一般の人々のこれらのリスクに対する認識は別方向に傾きだした。多数の親たちがワクチンを打たない選択をし始めたのだ。

そして、これははじまりに過ぎなかった。

リア・トンプソンのキャリアは急上昇した。『ワクチン・ルーレット』のあと、リアはNBCの『トゥデイ・ショー』とトム・ボロコウがキャスターを務めるNBCの夜のニュース『ナイトリーニュース』の特派員補として働き、毎週『リア・トンプソン・バイライン（記名記事）』と名付けた三〇分の週刊テレビマガジンを制作主演、そして、デイトラインNBCとMSNBCの主任消費者特派員としても働いた。リアの調査報道は放送に関する主要な賞をほぼ総なめにしている。ピーボディー賞を二回、ポルク賞を二回、コロンビア・デュポン賞、ローブ賞、全米エミー賞、エドワード・R・マロー賞、ナショナルヘッドライナー賞複数回、全米プレスクラブ賞、ワシントン地域エミー賞は二〇回以上受賞している。トンプソンは一九八九年の「ワシントニアン・オブ・ザ・イヤー」に選ばれた。彼女の報道の影響力は抜群だ。報道の結果、安全ではないおもちゃが販売中止になり、アスベスト入りヘアドライヤー数百万台がリコールされ、シアーズ百貨店では古い電池が新品として売られないように手順書が改訂され、食料品店は牛挽肉の中身を確認する方針を採用し、子ども用タイレノール（鎮痛剤）には警告ラベルが貼られるようになり、米国最大の除細動器メーカーは廃業に追い込まれた。だが『ワクチン・ルーレット』ほどインパクトのあった報道はない。もし政府が数年後に乗り出さなければ、トンプソンの番組はアメリカの市場からワクチンを消し去っていたかもしれなかった。[19]

一五年後、事実上彼女自身が創設したといっていいグループである全米ワクチン情報センターから賞を受け取りつつ、トンプソンは「『DPT——ワクチン・ルーレット』は、私の人生で特に重要な報道番組の一つとして、いえ、生涯最も重要な番組として異彩を放っています。私は一つだけ後悔していることがあります。たった一つだけ。なぜ一〇年早くこの問題に気がつかなかったのか。気がついてさえいれば苦しむ子どもたちはもっと少なく、（死なずに）今も生きている子も多かったでしょうから」と述べた。[20]

トンプソンの番組はアメリカ史を通じてもっと強力な圧力団体を産みだした。だがリア・トンプソンは百日咳ワクチンの問題を最初に報道した調査ジャーナリストではなく、現代の反ワクチン運動はアメリカで生まれたのではなかった。これより八年前、すべてはすでにイギリスで始まっていたのだ。実際のところ、イギリスの親たちの懸念がジェローム・マーフィー、ゴードン・スチュワート、ロバート・メンデルソンなどの医師たちが百日咳ワクチンが生涯にわたる脳損傷の原因となったと主張するきっかけとなった研究へと繋がった。そして、この主張は二〇年後、完全に間違いだったことが判明するのである。

第二章　このイングランド

此の幸運の土、この地上、この王領、このイングランド

ウィリアム・シェイクスピア『リチャードII世』

一九七三年一〇月二六日金曜日、小児神経科医のジョン・ウィルソンはロンドン王立医学協会で、集まった大学教授、コンサルタント、専門家たちを前にしていた。ウィルソンはタイプした原稿を演台に置いて目を上げた。これから彼が話そうとしていることはワクチン史上どの発言よりも、病に苦しみ、入院し、障害を負い、死亡する人を増やすであろうことだ。[1]

「一九六一年から一九七二年一二月までに」ウィルソンは話し始めた。「ロンドン病児病院（現グレート・オーモンド・ストリート病院）ではＤＴＰ予防接種に原因があるとみられる神経性の病気の子ども約五〇人を診察しました」。ウィルソンは長年に渡ってこうした子どもたちの病歴を集めてきた。ずっと百日咳ワクチンが引き起こした健康被害と苦闘を続けてきたのだ。今こそ、それを世界に語るときだ。ウィルソンは一過性失明と痴呆のあった子どもについて話した。一人は四日間嘔吐し続

けて失明し、六ヶ月後にコントロールできないてんかん発作の最中に死亡した。もう一人の女の子は身体の片側が完全に麻痺してしまった。最終的な統計の数字は残酷だった。研究で取り上げた五〇人の子どもたちのうち、二二人が精神障害かてんかんを発症し、中には両方発症した子もいた。ジョン・ウィルソンにとっては、こうした病苦と死の原因は明らかだった。「研究チームは、ここで取り上げた症例の多数は……偶然に（ワクチン接種と）関連したものではないと……考える」とウィルソンは言った。「予防接種後七日以内の発症例、中でも最初の二四時間以内のものをクラスター化することで」健康被害は百日咳ワクチンによって引き起こされたものだと、ウィルソンは確信するに至ったのだ。[2]

ジョン・ウィルソンの発表の影響力は最も大きかったが、百日咳ワクチンが子どもの永続的な健康被害や死亡の原因となっているのではないかと問題提起したのは、ウィルソンが最初ではなかった。

一九三三年、デンマーク国立血清研究所のトルバルド・マドセンは百日咳の予防接種後に二人の子どもが死亡したことを報告している。[3]

一九四六年にはニューヨーク州セント・ジョン・ロングアイランド・シティ病院のジャコブ・ワーンとイレーネ・ガロウが双子の男の子が「かなり長い時間泣き続け」「嘔吐し」「眠りに落ち」「次に両親が気がついたときには、生気がないように見えた」と報告している。病院に着いたときには一人

は死亡していて、もう一人も数時間後に死亡した。(4)

一九四八年にはボストン小児病院とハーバード大学医学部のランドルフ・ベイヤーとフレデリック・モールが百日咳ワクチンを打ってから一日以内に一五人の子どもがけいれん、昏睡状態、あるいは麻痺などの症状を起こしたことを報告している。ほとんどの子どもが重度の知的障害になり、二人が死亡した。(5)

一九六〇年にはスウェーデンのストックホルム感染症専門病院のユストゥス・シュトロームが三六人の子どもが百日咳ワクチンで健康被害を受けたと報告している。「このうち二四例の初期症状はけいれん、六例では昏睡状態、四例では急性虚脱だった(6)」。七年後、シュトロームは五〇万人以上の子どもの記録を検証し、この時は一七〇例のけいれんまたは「破壊的な脳の機能不全」またはショック症状の記録を発見した。(7)


一九七三年、ジョン・ウィルソンが王立医学協会でプレゼンテーションを終えると聴衆にざわめきが広がった。協会はロンドンで最も高名な学会の一つで、ウィルソンの勤め先であるグレート・オーモンド・ストリートの病児病院は世界的に有名な医療センターだった。

加えてウィルソンは哲学と医学の博士号を持ち、権威ある王立内科医協会の会員だった。(8)ジョン・ウィルソンが百日咳ワクチンが脳に損傷を与えるというなら、この告発は真剣に受け止められてしかるべきだった。王立協会での発表から六ヶ月後、そして論文発表から三ヶ月後、ジョン・ウィルソンは英国の三〇分枠のテレビ番組『ディス・ウィーク』に出演した。リア・トンプソンの『DPT──ワクチン・ルーレット』の先駆者ともいえるこの番組は、百日咳ワクチンによって健康被害を受けたとされる子どもたちの恐ろしい映像を映し出し、どの子どももこうなってもおかしくないという恐怖をあおる数字も示した。テロップには「毎年一〇〇人が脳に損傷を受ける」とあった。番組開始六分後に、ジョン・ウィルソンが登場した。王立協会の一握りの専門家や、医学専門誌を読む数千人に影響を与えるだけではなく、これから数百万のテレビの視聴者に向けて語るのだ。ウィルソンは百日咳ワクチンが生涯にわたる健康被害を引き起こすと確信しているのですか？　と問われ、「個人的にはそうです」と応えた。「なぜなら、今までに予防接種と密接な関係がある、ひきつけ・意識不明・頻発する局所神経性の兆しなどを伴う深刻な病状の子どもたちをいやと言うほど見てきたからです」さらに、レポーターは「いやというほど」というのはどういう意味かと聞いた。ウィルソンはグレート・オーモンド・ストリート病院での体験を思い出しつつ答えた。「私は病院勤務の過去八年半で、自分でほぼ八〇人になろうかという数の患者を診てきたのです[9]」

メディアは激しく反応した。影響力のある英国の新聞には「百日咳ワクチンの危険は隠されてきたと被害者の親たちが訴える[10]」「予防接種指令攻撃さる[11]」「百日咳ワクチンは〝中止すべき〟[12]」「ワクチン被害者の国家による救済を勝ち取るための新たな運動[13]」「闇の中の予防接種の危険[14]」「この子の脳はワクチン実験で破壊された[15]」などの見出しが並んだ。

医師たちも警告を発した。著名な細菌学者であるクィーンズ大学ベルファストのジョージ・ディックは「母親の十分な世話と良い医療を受けられるコミュニティで暮らす乳幼児にはこのワクチンは勧めない」と言った[16]。後に『ワクチン・ルーレット』にも出演するグラスゴー大学の疫学者ゴードン・スチュワートは「保健・社会保障省は……ワクチンの脳への障害は疑わしく非常に希な悪影響だとして認めようとしない。事実はそうではないことを示している」と言った[17]。アバディーン大学の統計学教授デイビッド・ケリッジはスチュワートに賛同してワクチンを非難した。「私の意見を述べるなら、ワクチン接種は中止するべきでしょう[18]」

イギリス政府の公衆衛生部門は反撃のチャンスを待った[19]。一九七五年一〇月、『ブリティッシュ・メディカル・ジャーナル』の論説は「一九七四年の悪影響の報道以来、乳幼児の定期接種の接種数が急激に低下しているので、一九七八年に予想される次の流行までに相当な数の感染しやすい子どもの集団が発生することになるだろう。これは、これから百日咳が復活してしまうことを意味するのだろうか?」と警告した[20]。答えが出るのは早かった。ウィルソンの論文が出る前の年には英国の子どもの七九%が予防接種を受けていたが、一九七七年には三一%に急落していた。その結果一〇万人以上の子どもたちが百日咳にかかり、五〇〇〇人が入院し、二〇〇人が重症の肺炎になり、八〇人がけいれん発作を起こし、三六人が死亡した[21]。これは近代史上最悪の百日咳大流行の一つだ。後に英国保健省予防接種部部長となるデイビッド・ソールズベリー医師はこの大流行時にはまだ若い小児科医だった。「実務的なレベルで百日咳ワクチンの接種率があきらかに落ちていることには気がついていました。当直の夜は毎回、百日咳の子どもたちが病院に（家庭医から）紹介されてきました。何週間も何週間も、子どもたちを人工呼吸装置につなぎ続けたことを、そして中にはどうしても人工呼吸器を外せない子どももいたことを覚えています[22]」

百日咳ワクチンへの恐怖は広がっていった。日本では厚生省がワクチンをしばらく中止すると決めた後、百日咳による入院数と死亡数が一〇倍に増加した[23]。

ジョン・ウィルソンはその後ワクチン被害児の親の会とその設立者である四三歳のソーシャルワーカー、ローズマリー・フォックスのアドバイザーになった[24]。ウィルソンがフォックスにアドバイスをすることで、ロンドンで起こり、数年後ワシントンで繰り返されることになる一連の出来事は締めくくられた。全国放送のテレビ番組が親たちに百日咳ワクチンの危険性を警告し、補償を求める親たちが親の会を結成し、メディアが不当に苦しむ親たちを支援すべく怒りの声を上げ、ワクチンの被害がメリットを上回るのではないかという修復不能な終わることのない疑惑が生まれたのである。

イギリスで起こったことについて解説するのに誰よりもふさわしいのはジェイムズ・チェリー博士だろう。現在はＵＣＬＡ医学部小児科教授であるチェリーには小児感染症についての第一級の教科書の共著があり、百日咳と百日咳ワクチンについての数百の論文を発表し、多数の医学書の百日咳とワクチンについての章を担当している。また、チェリーは国際的な会議や学会で医師や科学者を前にして講義をしており、複数の著名な賞を勝ち取っている。

ジョン・ウィルソンが恐ろしい報告を発表した直後、チェリーはロンドン大学衛生学熱帯医学大学院で百日咳を研究するために渡英した。（当時）英国では予防接種率が急激に低下したが、米国では予防接種率はわずかに落ちただけだった。チェリーは一つの決定的な違いに気がついた。「問題は一般の人々ではなく、医師だったのです」チェリーは記憶をたどる。「ワクチンをやめてしまったのは家庭医〔訳注：英国の健康保険制度を使う場合、家族は一般医（総合開業医）を家庭医として、日常的な診察を受け、専門病院にも紹介してもらう〕でした[25]」（一九七七年のロンドン『サンデータイムズ』紙の調査では四七％の一般医が自分の患者に百日咳ワクチンを「勧めない」と答えている）[26]。さらにチェリーは百日咳で死亡した子どもの数が過小評価されていたことも知った。「大流行中の百日咳による死者数が……異様に少ないことにも気がつきました」とチェリーは回想する。チェリーには理由がわかっていた。医師が正確な患者数を報告していなかったのだ。「（医師たちは）親たちを後悔させたくなかったのですが、結局自分たちも自責の念を抱きたくなかったのです。なので（百日咳による死者）について別の死因を報告していました」チェリーの調査では百日咳で死んだ英国の子どもは（公式報告の）三六人ではなく六〇〇人だった[27]。ほとんどの場合、死因は呼吸器疾患とされて百日咳は言及されていなかった。二〇〇例では乳幼児突然死症候群（ＳＩＤＳ）が死因とされていた。「百日咳大流行中のＳＩＤＳの症例数は増加していました」とチェリーは言った。[28]

英国の保健省はピンチに陥っていた。リスク推定値が乱立していて百日咳ワクチンのメリットがデメリットを上回っていると主張することもできなくなってしまったのだ。そこで百日咳ワクチンによる脳損傷のリスクを最終的に見極める研究に出資することにした。そうすれば親たちはワクチンを受けるリスクと受けないリスクを較べることができるようになるだろう。

リスク評価のために保健省はロンドンの中央ミドルセックス病院地域医学教授デイビッド・ミラー博士を指名した。ミラーの調査チームが始めた研究調査は、今日まで最も総合的で、最も費用がかさみ、最も長期間のものとなった。一九七六年から一九七九年の間、ミラーのチームは顧問小児科医、感染症の専門家、神経外科医に重篤な神経の疾患の子どもがいたら報告して欲しいと依頼し、こうした子どもたちが普通の子どもと比べて最近ＤＴＰの接種を受けていることが多いのかどうかを特定した。[29]ミラーの結論は「統計的にジフテリア・破傷風・百日咳ワクチン……特に（接種後）七二時間以内（の場合）と重大な関連がある」だった。ミラーの研究によれば、ＤＴＰワクチンを三回接種した子どもの一万人に一人が永久的な脳損傷を起こしているというのだ。ミラーの研究は適切なコントロール群を用いてリスクの問題に取り組んだ最初のものだった。そのため、世界中の医学研究者が研究結果を信じた。一九八二年にワクチンの専門家エドワード・モーティマーがポーラ・ホーキンズの聴聞会で百日咳ワクチンはまれに永続的な障害を引き起こすと述べたときに彼の頭にあったのはデイビッド・ミラーの研究だった。

アメリカではドミノ倒しが始まった。親たちはワクチンを非難し、メディアは親たちの話をドラマチックな見出しをつけて吹聴し、医療専門家はミラーの研究を根拠にそれを支持した。破滅的な連鎖だった。そして最後には訴訟にたどり着いた。驚くほど多数の訴訟がおこされた。

『ワクチン・ルーレット』の中で、リア・トンプソンはその後に起こることを予測している。「さらに多くのDPT被害者家族が訴訟をおこそうと決意しています」とトンプソンは言っている。「医師だけでなく、ワクチン製造会社と政府に対する訴訟です」[30]。人身被害を専門とする弁護士たちはテレビやラジオのCM、新聞広告、雑誌広告、電話帳広告で業務内容を宣伝している。彼らはワクチンの被害を受けた子どもたちの親に名乗り出て、当然の正義の裁きと補償を受けるように促した。『ワクチン・ルーレット』が放映される一年前の一九八一年、ワクチン製造会社を相手取った訴訟は三件だった。一九八二年の末までに弁護士が扱う訴訟は一七件となり、それから四年間の毎年の訴訟数は四一件、七三件、二一九件、二五五件となった[31]。

陪審は同情的だった。一九八三年三月七日生後四ヶ月のタイラー・ホワイトが二回目のDTPワクチン後に「数時間に及ぶけいれん発作」を起こした。この子は数ヶ月後にまた発作を起こし、その後も発作を起こし、てんかんと重度の発達の遅れがあるという診断を受けた。その三年後、陪審はタイラーに対する二一〇万ドルの補償金を裁定した。[32] 一九八〇年三月一七日、ミシェル・グラハムは、一回目のDTP注射のあと、重度で回復の見込みがない神経症状を伴う脳症（脳の損傷）となった。[33] 陪審はミシェルに一五〇〇万ドルを裁定した。[34] メラニー・トムは七五〇万ドルを受け取った。[35] 他の訴訟でも補償金は五五〇万ドル、二五〇万ドル、一七〇万ドルとなっていて、「百万ドル単位の金額」で和解したものも多かった。[36]

原告が求める金額の総額は一九八一年（『ワクチン・ルーレット』の一年前）の二五〇〇万ドルから一九八二年に四億一四〇〇万ドル、一九八三年に六億五五〇〇万ドル、一九八四年に一三億ドル、一九八五年には三二億ドルとうなぎ登りに高くなった。これに対応して製薬会社はワクチンの値段を上げ、賠償責任保険請求に殺到した。一九八二年の前半、DTPワクチンは一回あたり一二セントだったが、一九八三年六月には二ドル三〇セントになった。次の年には二ドル八〇セントになり、一九八五年には四ドル二九セントとなった。三年もたたないうちに三五倍も値上がったのである。[37] 利益が増加しても補償金額には追いつかなかった。一九八四年に訴訟で求められた金額はDTPワクチンの売り上げの二〇倍だった。一九八五年には、ワクチンを倍近く値上げをしたにもかかわらず、要求された賠償金は売り上げの三〇倍に及んだ。[38]

その後の展開は予想通りだった。製薬会社はワクチンから手を引いた。一九六〇年には七社がDT

Pを製造していたが[39]、一九八二年まで製造を続けていたのは三社のみだった。ペンシルバニア州スイフトウォーターのコノート研究所、ニューヨーク州パールリバーのレダール研究所、フィラデルフィアのワイス研究所だ[40]。一九八四年六月一三日、ワイスはＤＴＰの販売を中止すると発表した[41]。その夏にはコノートも賠償保険金が支払われなかったので、アメリカの子どもたちのためのＤＴＰワクチン製造を停止すると発表した[42]。コノートの発表後、残るのはレダールだけになってしまった。

一九八四年一二月一九日、米国疾病管理予防センター（ＣＤＣ）所長のジェイムズ・Ｏ・メイソンは米国議会下院健康環境小委員会に出頭した。小委員会メンバーはＤＴＰワクチンの供給可能量について尋ねた。メイソンの説明によれば、状況は切迫していた。「（一九八四年）一一月二七日、レダールから生産に支障があり一九八五年一月二月に出荷が予定されていた二つの生産ロットが出荷できないと連絡がありました。各州の公衆衛生部門と緊急に連絡を取りましたが、約一五〇万回分がストックされていることを確認しました」そしてメイソンは控えめに訴えた。「これを全国の毎月の平均使用量と比較しますと、ワクチンの供給は実質的には二月中に枯渇することを意味します」。三ヶ月以内にアメリカでは百日咳ワクチンが尽きてしまう。メイソンは何が問題かを知っていた。供給を引き延ばすべく何らかの手を打たねばならない。そこで彼は部分最適ワクチンスケジュールを推奨した。部分的にであっても免疫がある方が全くないより良いと考えたのだ。「（我々は）このようなワクチン不足の時期に可能な限り予防を確保するように推奨案を作り上げました。これは通常一八ヶ月で接種するDTPの四回目と通常六才で接種する五回目を遅らせるものです[43]」

CDCがDTPの四回目と五回目を控えるように推奨した数ヶ月後の一九八五年二月一二日、米国小児科学会がワクチン不足を議論するための緊急集会を開いた。米国医学協会、米国家庭医学会、国防省、保健社会福祉省、製薬会社、州、郡、市の保健局の代表が出席した。現状は芳しくなかった。数百人の医師を対象に調査した結果、ほぼ全員がCDCの推奨に従っているにもかかわらず、三人に一人は十分なワクチンを入手できていなかった[44]。

そして、状況はさらに悪化した。

一九七九年、生後三ヶ月のケビン・トナーがDTP接種後に永続的下半身麻痺になった。ケビンの症状は脊髄の一部が炎症を起こす横断性脊髄炎という珍しい病気だった。当時も今も百日咳あるいは百日咳ワクチンが横断性脊髄炎の原因となるという証拠はない。だが法廷ではそれは問題にならなかった。陪審はケビンに一一三万ドル支払う裁定をした[45]。訴えられた会社はレダール研究所――アメリカで百日咳ワクチンを供給している唯一の会社だった。レダールに突きつけられたメッセージは明白だった。てんかん発作と知的障害がある子どもだけが補償対象ではない。どんな病気であれワクチンとの関連を疑われるのだ。レダールは自社のワクチンが防げるのは百日咳、破傷風、ジフテリアだけで、生後一年の間に起こる様々な病気は防げないのを認識していた。レダールはトナーの訴訟で耐えられる限界を越えてしまった。一九八六年四月一日、レダール研究所は米国小児科学会と保険社会福祉省に対しＤＴＰワクチンの製造供給を停止すると発表した[46]。

他のワクチンも苦戦していた。麻疹ワクチンを製造している会社の数も六社から一社に、ポリオワクチンのメーカーも三社から一社になっていた[47]。製薬会社は徐々にワクチン製造から撤退しつつあった。アメリカはワクチンがない時代に戻る瀬戸際だった。

連邦政府は、間もなくアメリカの子どもたちの命を救うワクチンが使えなくなることを認識し、事態に介入した。一九八六年一〇月一八日、第九九回連邦議会の最終日、ワクチンメーカーを守る法案が可決された。小児予防接種被害法である[48]。一ヶ月後、ロナルド・レーガン大統領の署名で法は成立した[49]。この法律でワクチン被害の補償制度（ＶＩＣＰ）が規定され、また補償対象であるワクチン被害の種類もリストアップされた。親たちが利用しやすいように、法には逸失利益、弁護士費用、苦痛の補償として二五万ドルまでを裁定できるとあった[50]。補償の中心にはこの法律を成立させるきっかけとなった百日咳ワクチンが原因とされるけいれん発作と脳の損傷があった。

小児予防接種被害法の目的は高額の費用がかかる州の裁判所での訴訟の過程を経ることなく、子どもたちが補償を受けることができること、製薬会社を訴訟から守ること、そしてワクチンの研究と製造を続けるように助成することだった。政府はワクチン製造企業の重荷を引き受けて自ら背負ったのだった。

立法府はすべての人が満足できるようにと法律を作ったが、誰も満足しなかった。保健社会福祉省のエドワード・ブラントは「この法律は基本的に予防接種後に起こる有害な副反応は、他に原因があるという疑う余地のない証拠がない限り、基本的にはすべてワクチンが原因だとする強力な前提を確立する。この罪悪感に基づく前提は人々の予防接種への信頼感をむしばむだろう」と述べた。[51] 全米医師会はどのワクチン副作用が補償されるべきかを検討するために科学専門家からなる委員会を設置すべきだと要求した。そうしないとこの役目を議員が負うことになると危惧していたのだ。[52] 親たちはワクチン製造企業が訴訟から守られることになって、ワクチンの安全性を高めることに目を向けなくなるのではないかと心配した。カリフォルニア州選出の民主党議員で下院で法案を提出したヘンリー・ワックスマンはこう述べた。「私が提出した法案がこの論議にかかわるほとんどの当事者にとって最良のものではないことは認識しています。製造企業は、もちろんもっと法的責務から守られる方が良いでしょう。被害を受けた子どもたちの親にとっては、当然ながらもっと補償額が大きく、訴訟活動の制限が少ない方が好ましいでしょう。レーガン政権にとっては支出が少ない法律が好ましいのもわかっています[53]」

誰もが疑念を持っていたにもかかわらず、小児予防接種被害法はワクチンを救った。法律が国会を通過した一九八六年、DTPワクチン製造企業に対する訴訟は二五五件だった。一〇年後の一九九六年には六件のみになっていた。[54] さらにこの法律によって親たちにワクチンの安全性を伝える仕組みが生まれた。独立してワクチンを評価し、副作用と疑われるものを報告するワクチン有害事象報告制度

（VAERS）というシステムである。

一九八二年キャシー・ウィリアムズと「納得できない親の集い」の親たちはポーラ・ホーキンズの議会委員会に出頭し、かの要求のリストを読み上げた。わずか四年後に、その要求のかなりの部分は叶えられたのだ。

アメリカの場合と同じようにイギリスの保健衛生部門の職員たちも訴訟と、怒れる親たち、いいかげんなメディアの前に立たされることになった。だがワクチンが消滅寸前まで追い込まれたアメリカで起こったことと、イギリスでの結果はだいぶ違っていた。イギリスでの論争は現代史上最も珍しい、そしてドラマチックな製造物責任訴訟へと進み、百日咳ワクチンが永続的な障害をもたらすのかという疑問に対する驚くような答えで終わったのだ。

第三章　粗雑な混合物

人生の中で恐れるものなど一つもありません。すべては理解されるものです。

マリー・キュリー

『DPT――ワクチン・ルーレット』の冒頭でリア・トンプソンはゴードン・スチュワートに百日咳ワクチンについて説明してくれるように頼んでいる。スチュワートはそれを「バクテリアと、バクテリアが作ったものすべてが未精製で入った粗雑な混合物です[1]」と説明した。スチュワートの説明は控えめすぎるものだった。

百日咳菌（ボルデテラ・パーツシス *Bordetella pertussis*）がはじめて栄養たっぷりのスープの中で培養されたのは一九〇六年だった。一九三〇年代にパール・ケンドリックとグレース・エルダーリングが百日咳菌を殺菌剤である石炭酸で殺しただけというワクチンを作った。一九三九年にそのワクチンの治験が始まった。ケンドリックとエルダーリングは四〇〇〇人以上の子どもを対象に、半数にワクチンを打った。二人はその後の四年間、誰が病気になって誰がならないかを観察した。結果は明白だった。ワクチンを打たなかった子どものうち三四八人が百日咳にかかったのに対して、ワクチンを打った子どものうち病気で苦しむことになったのは五二人だけだった。[2] 一〇年後の一九四八年、百日咳ワクチンはジフテリアと破傷風のワクチンと混合され、DTPワクチンが誕生した。同じ注射器の中にジフテリア、破傷風、百日咳ワクチンが入っているが、それぞれのワクチンはかなり違う。これはジフテリア菌と破傷風菌が病気を起こす仕組みが百日咳菌についてより、ずっとよくわかっていたからだ。

百日咳と同じようにジフテリアの原因はジフテリア菌（コリネバクテリウム・ジフテリエ *Corynebacterium diphtheriae*）という名のバクテリア（菌）だ。この菌は大きく厚い痛みを起こす偽膜を喉の奥に作り、患者はこれで窒息することもある。またジフテリア毒素を作るので、この毒素で脳、心臓、腎臓が傷つけられる（二〇世紀初頭、ジフテリアは一、二を争う乳幼児の死亡原因だった）。ジフテリアから身体を守るにはこの毒素への免疫だけで十分なのだ。なので、ジフテリアワクチンを作りたい研究者は、毒素を作る菌を培養液で育て、菌を濾して毒素だけを取り出せば良い。そして毒素を化学薬品で不活性化させる。不活性化した毒素はトキソイドと呼ばれる。

破傷風ワクチンも全く同じ方法で作られる。破傷風の原因菌は破傷風菌（クロストリジウム・テタニ *Clostridium tetani*）だ。ジフテリアと同じように破傷風菌が作る有害な毒素は一種類だけで、この毒素に対する免疫ができれば身体を守ることができる。従ってジフテリアと破傷風ワクチンはそれぞれ一種類のタンパク質を含んでいるだけだ。

これに対して百日咳ワクチンを作るのは簡単ではなかった。百日咳菌が生産する病気の原因のとなるタンパク質は一種類ではないからだ。複数の、最低でも九種類のタンパク質が感染に大きく関わっている。いくつかは菌の構造の一部で、他のタンパク質はジフテリアと破傷風のトキシンのように菌が分泌したものだ。[3] ケンドリックとエルダーリングがワクチンを作ろうとしたとき、彼らは百日咳菌のタンパク質のうち、いくつが病気の原因になっているのかを知らなかった。そこで菌を取り出し、培養液中で増やして混合物全部を石炭酸で処理した。この死んだ百日咳菌を使った彼らのワクチンは三〇〇〇以上の百日咳菌由来のタンパク質を含んでいた。

キャシー・ウィリアムズとジェフ・シュワルツ、バーバラ・ロー・フィッシャーが一緒になって「納得できない親の集い」を組織したころ、百日咳ワクチンの製造手順は四〇年前のケンドリックとエルダーリングのやり方とあまり変わっていなかった。ワクチンの作り方があまりにも粗雑だったので、他のどのワクチンよりも副作用の出現率が高くなっていたのだ。これを理解するために次のように考えてみよう。リア・トンプソンが一九八二年に『ワクチン・ルーレット』で人々を刺激したとき、子どもたちが定期接種で受けていたのはＤＴＰワクチンに加えてＭＭＲ（麻疹・おたふく風邪・風疹混合ワクチン）とポリオ経口ワクチンだった。はしかワクチンはウイルスタンパク質を一〇種類、おたふく風邪ワクチンは九種類、風疹は五種類、ポリオは一五種類含んでいる。つまり麻疹、おたふく風邪、風疹、ポリオ、ジフテリア、破傷風ワクチンの組み合わせで免疫が受ける攻撃は合計四一種類で、百日咳ワクチンだけから受けるものの約一〇〇分の一なのだ[4]。

一九八〇年代はじめまで、アメリカで綿密に百日咳ワクチンの副作用について検証した研究論文は一つしかなかった。リア・トンプソンは番組でこの論文を書いた研究者を紹介している。UCLA医療センターのラリー・バラフ博士だ。バラフは自分がなぜこの研究をしたかを説明している。「FDAがこうした公衆のパニックが(イギリスから)アメリカにも広がるのではないかと心配して、ワクチンは安全で重篤な症状を引き起こさないと立証したいと考えたからです[5]」

バラフの研究結果は衝撃的だった。百日咳ワクチンを打った子ども一〇〇〇人に八〇人が注射のあとが赤くなって腫れ(幅一インチ以上の大きさ)、約五〇〇人が痛みを訴え、五〇〇人が発熱し、三人が華氏一〇五度(摂氏四〇・六度)以上の熱を出し、三〇〇人が眠気を感じ、五〇〇人がぐずり、二〇人は食欲が無く、一〇人が三時間以上泣き続け(最長は二一時間)、一人が普通では無い甲高い泣き声をあげた(キャシー・ウイリアムズの子どもはこの副作用で苦しんだ)。さらにワクチンを打った子ども一万人中六人が熱とけいれん発作を起こし、六人に筋緊張低下と数時間続く反応性低下があった[6](この副作用は筋緊張低下・反応性低下症候群と呼ばれていて、子どもは数時間にわたって顔色が青くなり、ぐったりとすることがある。これをみた親は誰でもショックを受けてしまう。バーバラ・ロー・フィッシャーの子どもはこの症状を起こしたように思われる)。バラフはこうした副作用はワクチン製造に使われている時代遅れの技術のせいだと説明した。「私はこのようなタイプのワクチンが、今日製造されて良いとは思いません」と彼は言った。「このワクチンが一九三〇年代や四〇年代ではなく一九八〇年に製造されるのであれば、もっと違った技術が使えるはずですし、もっと精製されたワクチンを作るべきです[7]」。バラフは正しかった。一九九〇年代中頃までに、タンパク質化学とタンパク質精製法の進歩のおかげで、三〇〇〇種類ではなく、二種類から五種類の百日咳タンパク質だけを含むより安全な百日咳ワクチンが認可された。

百日咳ワクチン後の一過性の副作用はよくあることだったが、問題はそこではなかった。『ワクチン・ルーレット』が提起した重要な問題はワクチンがてんかんや知的障害と言った永続的な健康被害を引き起こすのか否かだった。答えを出すのは考えるほど簡単ではない。なぜなら、毎年、アメリカやイギリス、そして世界中で、てんかんや知的障害に苦しむ子どもが現れるからだ。これは百日咳ワクチンが発明されるずっと前から何世紀も続いている。子どものてんかん発作や知的障害は生後一年目で起こることが多いが、この同じ時期に子どもは三種類の予防接種も受ける。百日咳ワクチンは広く普及しているので、これからてんかん発作を起こすであろう子や知的障害がわかるであろう子どものほとんどが予防接種を受け、注射のタイミングが最初の発作の二四時間または四八時間前になることもあるからだ。

従って、予防接種を受けた子どもも受けなかった子どもも、数千人を研究するのが、ワクチンが問題だったのか否かを見極める唯一の方法となる。もしワクチンが原因なら、てんかんや知的障害のリスクはワクチンを受けたグループの方が大きくなるはずだ。『ワクチン・ルーレット』の時点で子どもを対象とした大規模調査で発表されているものは一つだけだった。デイビッド・ミラーの研究だ。その後、複数の調査者がこの問題を検証した一五年間、ミラーの調査は厳しい扱いを受けることになった。百日咳ワクチンが脳に損傷を与えたという見解の最初のほころびは、生物学的におかしいということだった。病院で働く医療者は誰でも自然感染した百日咳が脳障害を引き起こす可能性があるのは知っている。激しい咳のせいで血中の酸素が減少してしまうからだ。だが百日咳ワクチンは死んだ菌で作られているので、肺や気管で増えて咳を引き起こすことはない。

そうなると、なぜ脳障害は起こるのか？　よく言われている説は百日咳ワクチンは少量のエンドトキシン（百日咳菌など様々な菌の表面にある強力な毒素）を含んでいるというものだ。一九七八年マーク・ガイアーという名の研究者が製品化された百日咳ワクチンが少量のエンドトキシンを含んでいるとする論文を発表した[8]。エンドトキシンはごく少量でも破滅的な影響を与えることがあり、ガイアーは百日咳ワクチンの重篤な副作用はエンドトキシンで引き起こされた可能性があると論じた。この説の問題は、エンドトキシンが発熱、心拍数の増加、寒気、血圧の低下、ショック、脳への酸素不足などいくつもの連続した症状の結果、脳に損傷を起こすことだった。

実際、実験的なエンドトキシンの接種では、全員が発熱の症状を示した[9]。だが百日咳ワクチン後にけいれんや知的障害を起こした子どもの多くは一度も熱を出していなかった。そして、百日咳ワクチンはエンドトキシンによって良く起こる血圧低下やショックも引き起こしていなかった。

また疫学の調査研究結果もミラーの調査を支持しなかった。

一九五六年、英国医学研究審議会が三万人以上の子どもを二年間に渡って調査したが、この時は百日咳ワクチンの結果脳に損傷を受けた子どもはひとりも発見されなかった。[10]

一九六二年、ストックホルムのカロリンスカ研究所のボー・ヘルストームがDTPを打ったあと、高熱や反応低下をおこした八四人の健康な幼児を調査した。ヘルストロームは、もしワクチンが脳に影響を与えるならごく微妙な脳波の変化を読み取れる脳波計で異常が読み取れるはずだと考えて、予防接種六時間後と二四時間後に子どもたちの脳波を計った。だが異常は現れなかった。子どもたちの脳波は全く正常だったのだ。[11]

デイビッド・ミラーの論文発表の二年後、一九八三年にロンドンの公衆衛生研究所の研究者T・M・ポラックと地域医療局のジーン・モリスが自分たちの研究論文を発表した。三回のDTP接種を受けた英国北西テムズ地域の子ども一三万四七〇〇人をDTのみの接種を受けた一三万三五〇〇人と比較したのだ。この研究では混合ワクチン中の百日咳ワクチンの影響を分離することができた。ここでもデイビッド・ミラーが発見した結果は確認されなかった。[12]

同じ一九八三年、イギリスの三人の神経病理医が百日咳ワクチンのせいで死亡したとされた二九人の子どもたちの脳を調べた。このうち何人かは予防接種後数週間で死亡していた。てんかんになったり、知的障害や身体障害になっていた子どもたちもいた。調査者は共通する原因、ワクチンが症状を引き起こした徴候を探ろうとしたが、こうした病例に共通する病理的な徴候は無かった。[13]

一九八八年、デンマークの研究者が自然に発生した実験に適した条件を使って調査をした。一九七〇年四月まで、デンマークの子どもたちは五ヶ月、七ヶ月、一八ヶ月でＤＴＰワクチンを接種していたが、一九八八年四月以降、五週目、九週目、一〇ヶ月に百日咳ワクチンを打つことになった。もし、百日咳ワクチンでてんかんになるのであれば、発作の始まる時期が変化するはずだと考えたのだ。だが変化は無かった。[14]

『ワクチン・ルーレット』の放送から六年後、ようやくアメリカの子どもたちを対象にした研究が行われた。一九八八年ハーバード大学公衆衛生大学院の疫学部の研究者とシアトルのピュージェット湾集団保険組合が三万五〇〇〇人以上の子どもの医療記録を調査したのだ。最近ワクチンを打った子どもにてんかんがよく見られるかどうかを確認するのが目的だったが、確認できなかった。[15]

その二年後、バンダービルト大学のマリー・グリフィンの研究チームがＤＴＰと脳損傷に関係があるかを確認するためにテネシー州の三万八〇〇〇人以上の子どもたちを調査した研究を発表した。ここでもまたデイビッド・ミラーの研究を裏付ける結果は出なかった。[16]

こうした研究の数と再現性、一貫性に対して各国の保健衛生部門も反応しないわけにはいかなくなった。一九八九年英国小児科学会とカナダ国立予防接種勧告委員会は、百日咳ワクチンが永続的障害を引き起こすとの証拠はないとの結論を出した[17]。

マリー・グリフィンが論文を発表した一九九〇年、その同じ年にテネシー大学教授（神経学・小児科）でボーリング発達障害センター長だったジェラルド・ゴールデンがこれらの研究が使った症例とデータの検証をした。ゴールデンの結論は明白だった。「百日咳ワクチン脳症症候群は五六年前にはじめて報告された」と彼は一九三三年のコペンハーゲンでの百日咳ワクチン後の二名の死亡報告を参照して書いている[18]。「しかしながら、最近のデータの分析は、このような症候群の存在を認めず、予防接種後の神経発作は偶然の時間的関係であったことを示唆している」[19]。ＵＣＬＡの小児感染症専門家ジェイムズ・チェリーも「これが神話であったことを認める時期だ」と書いて、脳損傷とワクチンの関係について、ゴールデンの結論を支持した[20]。

一九九一年に米国科学アカデミー内の独立調査研究所である医学研究所が百日咳ワクチンと脳損傷の関係は証明されていないと結論を出した[21]。小児神経学会の特別委員会も「病例報告は百日咳ワクチンと進行性または慢性神経障害との関係の有無を巡る疑問を提起したが、対照研究は関係を証明できなかった」と述べ、これに賛同した[22]。

根拠を示すデータはさらに増えていった。

一九九四年、ワシントン大学とＣＤＣの研究者たちが共同でもう一つ別の調査を行った。ワシントン州とオレゴン州の二〇万人以上の子どものデータを検討し、「この研究ではＤＴＰワクチン接種後七日間で深刻な早期急性神経性疾患のリスクの統計学的に有意な増加は認められなかった」と結論づけた[23]。

一九九五年三月一〇日、ＤＴＰワクチン後の発作が「医療的エビデンス（根拠となるデータ）なし」との理由でワクチン障害補償プログラムの補償対象被害のリストからはずされた。このプログラムがまさにこれを懸念したことから生まれたことを考えると皮肉な結果である[24]。

最後に二〇〇一年、健康維持団体のグループと共同研究をする研究者たちがこれまでで、最も明確で決定的な研究調査を行った。電子化された資料を使い、ＤＴＰを接種した三四万人とワクチンを打っていない二〇万人を比較して、この子どもたちが起こした発作を分析したのだ。結論は「ＤＴＰ接種後、熱性けいれんを起こすリスクは有意に高くなったが、だがこのリスクは長期の悪性の影響とは関連していないようだ」となっている[25]（熱性けいれんは見ると恐ろしいが、五％ほどの乳幼児が起こすもので、永続的な障害の原因にはならない[26]）。

デイビッド・ミラーの研究を再現できた研究者はいなかった。これは、ミラーの研究が社会に与えた衝撃を考えると注目すべき事実だといえる。

ミラーの研究チームは努力を惜しまなかった。一九七六年六月一日から一九七九年六月三〇日までに集積された一一八二人の子どもたちのデータを評価し、さらにロンドンやイギリスに限らずスコットランドとウェールズの神経性の病気の子どもたちすべてのデータも評価したのだ。ミラーの研究チームは二〇〇万回分以上の百日咳ワクチンの副作用を参照し、そのための費用は数百万ドルに上った[27]。これほど徹底したワクチンの大規模研究は存在しない。ではなぜ後続の研究者はだれもミラー博士と同じ結果に達することができなかったのだろう？　その答えを出したのは科学研究所でも、学術研究所でも、独立調査研究組織でもなく、イギリスの法廷だった。

アメリカではDTPの副作用を巡って数百の訴訟が起こり、多数の裁判が行われた。一方、イギリスではDTPパニックの結果起きた裁判は三つだけだった。その最後のものが、デイビッド・ミラーの研究がなぜ間違えたのかをはっきり見せてくれる。

最初の裁判はスコットランドのエジンバラで一九八五年にリチャード・ボンスローンという少年を巡って開かれた。

ボンスローンは第一回目のDTPワクチンを生後四ヶ月で、二回目を三ヶ月後に受け、その九日後に最初の発作を起こした。裁判の時点でリチャードは九歳で知的には六ヶ月の子と同じだった。流動食しか食べられず、自分でできることは何もなかった。

裁判官ジョーンセイ卿はリチャードの状態を「人生の喜びは母親の声を聞くことと自動車でドライブすることだけのように見える」と書いている。リチャードの両親ジョンとアイリスは一四万五〇〇〇ポンドの賠償を求めて主治医と保健省、訪問看護師を訴えていた。

ボンスローンの裁判では二人の専門家が証言している。グラスゴー病児病院の小児神経科医ジョン・スティーブンソン医師は、ＤＴＰ接種後に熱性の発作が起こることは認めるが、「永続的な脳への損傷が起こるとの確信はない」と述べた。次に証言台に立ったのはデイビッド・ミラーで「ワクチン接種の九日後に脳症を起こすリスクは大変少なく、統計上は認識できないほどだ」と言った。ジョーンセイ判事は被告側に有利な判決を出したが、ボンスローン裁判はミラーの誤りを証明しなかった。ミラーはＤＴＰ接種後九日目に健康被害を受けるとは一度も言っていない。三日以内に限って起こると言っているのだ。[28]

そして、別の裁判がほとんど間を開けずに開かれた。

ジョニー・キンニアーは百日咳ワクチンを受けたとき一四ヶ月だった。母親によればジョニーは接種の七時間後に発作を起こした。次の朝、母親は子どもを医者に連れて行ったが、医者は「副作用が出るのは普通のことですよ」、そして「心配することは何もありません」と言って母親を安心させた。だが発作はその後何ヶ月も毎日続いた。[29]キンニアー一家は保健省、主治医、北西テムズ地区保健局、そしてイギリスで百日咳ワクチンを製造していたウェルカム財団を訴えた。法律扶助評議会が介入し、保健局と主治医に対する訴訟だけが認められた。英国での百日咳ワクチン製造会社は他にもあり（グラクソとリスターもワクチンを製造していた）、キンニアー一家が受けたものの製造会社ははっきりしなかったので、ウェルカム財団は被告となるのを免れた。だが前代未聞のことにウェルカムは被告に加わる決断をした。つまり、訴えられることを選んだのだ。ウェルカムは百日咳ワクチンを巡るメディアのネガティブな報道にうんざりしていて、ここで決着をつけてしまいたかった。これはイギリスで製薬会社が法廷の場で自社製品の安全性を争った最初の裁判になった。

キンニアー訴訟は一九八六年三月一七日に開廷した。証人としてウイルス学、疫学、統計学などの分野を含む多数の専門家が招聘された。イギリスでワクチンへの恐怖に火をつけた論文を書いたジョン・ウィルソン、『ワクチン・ルーレット』の出演者として脚光を浴びたゴードン・スチュワート、そしてデイビッド・ミラーも専門家のひとりとして証言台に立った。この裁判の判事はケンブリッジ大学をトップクラスの成績で卒業し、六人の子を持つマレー・スチュアート＝スミスだった。[30] マレーはその後高名な法律家としてサーの称号を授与されることになる。[31]（スチュアート＝スミスは後日一九八九年四月一五日のリヴァプール対ノッティンガム・フォレストのサッカー試合で立ち見席に押し寄せた観客のうち九六人が死亡し、イギリススポーツ史上最悪の事故と評されている「ヒルズボロの悲劇」を裁くことになった[32]）。

キンニアー側の弁護士はジュリアン・プリーストで、まず大物証人のゴードン・スチュワートに初期の報告について質問した。スチュワートは一九三三年のコペンハーゲン報告について話した。これはワクチン接種後に突然死亡したデンマークの子どもについて説明しているものだ。スチュワートはさらに百日咳ワクチン後に治癒不能の障害を負った一五人の子どもについて報告したハーバード大学医学部のベイヤーとモールの研究について話した。三六〇〇人の子どもが永続的な健康被害に遭ったと主張するスウェーデンのユースタス・シュトロームの論文についても話した。これはデイビッド・ミラーが後日主張した一〇万人に一人よりも遥かに多い数字だ。「どんなに良心的にワクチンを製造しても、毒性産物が含まれてしまうのは避けられないんです」とスチュワートは結論を述べた[33]。

キンニアー訴訟には二つの大きな穴があった。最初の問題は、母親の証言と医療記録が食い違っていたことだ。母親はDTPワクチン後七時間で息子の発作が始まったと証言したが、医療記録にはジョニー・キンニアーの最初の発作は七時間後ではなく五ヶ月後とあった[34]。矛盾は否定しようがなく、スチュアート＝スミス判事は「予防接種後すぐに発作が始まったとする母親の証言は症状の最初の出現に関して重大なものだ。残念ながら母親は真実を話していなかった。そしてこれは、原告の法律顧問を含めて誰もが知っていることだった」と発言することになった[35]。

二つ目の穴はゴードン・スチュワートだった。キンニアー訴訟でこれほど社会的評価を落とした専門家は、スチュワートをおいていなかった。スチュワートは何度もデイビッド・ミラーの研究の詳細を間違って引用したが[36]、彼は別の研究について述べているとき、最も恥ずべき発言をした。

スチュワートは法廷で「レヴィンとウェンクは、その前に接種した百日咳ワクチン薬剤によって過敏となったと考えられる子どもたちに起きた超急性アレルギー性脳脊髄炎について説明しています」と証言した。[37] ウェルカム財団の弁護士アンソニー・マーチンがスチュワートに質問した。「その子どもたちの年齢について覚えていらっしゃいますか?」「いいえ、今すぐには答えられません」とスチュワートが答えた。マーチンはさらに質問を重ねた。「出身民族などの背景は?」「いいえ、思い出せません。アメリカの研究でした。それはわかっています」

そこでマーチンが論文をスチュワートに手渡し、スチュワートは論文に目を通すと顔を上げ、恥ずかしげにマーチンを見た。スチュワートは間違いをわびた。[38] 研究は子どもを対象にしていなかった。ラットを使った研究だったのだ。この失態でゴードン・スチュワートは百日咳ワクチン批判の舞台から降りることになった。それ以降の裁判でスチュワートは「証人としてマイナス」とレッテルを貼られることになった。[39] キンニアー訴訟は二九日間続き、多数の証人が証言し、政府は一〇〇万ポンドの訴訟費用を費やしたが、判決は下りなかった。

訴訟は、だが、終わらなかった。

イギリスのすべての百日咳ワクチン訴訟を終わらせた裁判は一九八八年二月一日に始まった。判事は再び控訴院裁判官マレー・スチュワート゠スミスだった。原告はスーザン・ラブデイで、ウィルトシャーのブラッドフォード・オン・エイヴォンに住む知的障害のある一七才の少女だった。スーザンの話は他の子どもたちと同じだった。(40) 一九七一年、スーザンの主治医ジョージ・レントンは第一回目のDTPを打った。その後スーザンは「高熱を出し注射跡が炎症を起こし、眠いのにずっと泣き続けた」。母親は以前のように活き活きとしていなくて「片方の目がおかしく見えた」のに気がついた。一年後レントン医師は二回目のDTPを打った。今度もスーザンは「同じような反応を起こして、夜通し叫び続けた」。一ヶ月後スーザンは別の小児科医に診察を受けた。この医師はスーザンが「どちらかといえば奇妙で低緊張(だらりとしている)」であると気がついた。そして、レントン医師は三回目のDTPを打った。法廷に現れた時には、スーザン・ラブデイは重度の知的障害児になっていた。(41)

ラブデイ訴訟は集団代表訴訟で二〇〇人の同じような子どもたちを代表していた。子どもたちのほとんどを集めたのは英国ワクチン被害児親の会代表のローズマリー・フォックスだった。残念なことに、ジョニー・キンニアーと同じように、詳しく検証されるとスーザン・ラブデイの話もばらばらになりはじめた。これは驚くようなことではなかったかもしれない。事実、ローズマリー・フォックスはワクチン被害児を探すために質問票を集めたときに、ラブデイの話はあり得ないと考えて採用しなかったのだ。ワクチン原因説の強固な支持者のゴードン・スチュワートも「スーザンはワクチン被害児ではない。それ以前から障害児だったのだ」と言っていた。(42)

スチュアート＝スミスは最初の訴訟で教訓を得ていた。これは本当のワクチン被害なのか? とただラブデイの主張の理非を検証するのを避け、法廷を二部に分けたのだ。第一部では百日咳ワクチンは永続的な障害の原因となりうるのか否かを論じる。もし答えが是であれば、第二部では誰が補償に相応しいのかを決定する。キンニアー訴訟と同じようにウェルカム財団が自発的に被告として参加していた。ウェルカムはデイビッド・ミラーの結論の根拠である、百日咳ワクチンで被害を受けたと申し出ている子どもたちの話を聞きたかったのだ。

ラブデイ対レントントンとウエルカム財団株式会社の裁判は四ヶ月に及び、一九人の専門家証人を呼び、訴訟費用は一〇〇万ポンド以上かかった。判決文は一〇万ワード以上の長さで本文一四章と付録六章からなっていた。判決文があまりにも長いので、スチュアート＝スミスはよみあげるだけで二日をかけた。判決文は非常に詳細で異議を述べる余地もほとんどなかった。ラブデイ訴訟は極めて多数の問題を検討した裁判だったが、裁かれたのは一本の論文、デイビッド・ミラーの論文のみだった。スチュアート＝スミスの法廷の明るい光の下で、ミラーの研究は瓦解した。(43)

スチュアート＝スミスは裁判を始めるにあたって自分の子どもがＤＴＰによって健康を損ねたと信じている親たちに同情を示した。「多くの親御さんが答えは明白だと思われているでしょう」と彼は言った。「子どもがワクチンを注射してそれからさほどたたないうちに、数時間、数日で非常に具合が悪くなったのです。激しい発作が起こり、意識を失い、麻痺の徴候が現れ、場合によっては長時間叫び、嘔吐もあったでしょう。その後永続的な知的障害、失明、難聴、麻痺または運動障害、てんかん、重度の知的障害の徴候が現れます。一つの出来事が次の出来事を引き起こしたに違いありません。

特に予防接種と症状の発生との間隔が一日と置かずに数時間であれば特にです」。だがスチュアート＝スミスは時間的関連ではぐらつくつもりはなかった。サミュエル・ジョンソンを引用して「私が恐れるのは、他の人を差し置いても医者が、連続して起きただけのことを因果関係があると間違うことである」と述べ、そして詳しく論じた。「百日咳ワクチンを打った場合と打たない場合の両方で起きうる、深刻な神経疾患や永続的な脳の損傷などの所定の影響が、ワクチンが原因か否かという判断、もっと正確に言えばリスク要因かどうかかは、その病気の自然発生率を考慮してはじめて可能となります。ここで問うべきは、こうした影響は百日咳ワクチンの接種後に偶然起こるよりももっと頻繁に起こっているのかどうかです」

サミュエル・ジョンソンを引用することで、スチュアート＝スミスはこの裁判の中心となる課題を射貫いた。リチャード・ボンスローン、ジョニー・キンニアー、スーザン・ラブデイの親たちにとって問題は明らかだった。子どもたちは百日咳ワクチンを打つまで元気だったのだ。だが単にあることに続いて別のことが起こったからといって最初のことが次のことの原因になったとはいえない（残念なことだが、統計学の数字を使って個人の体験談と戦うのは難しい。デューク大学医学部の名誉教授がＤＴＰワクチンを接種させようと四ヶ月の息子を予防接種会場に連れて行った友人の話をしている。父親は一向に動かない列に並んで長時間待つうちに疲れてしまい、息子に予防接種を受けさせることなく家に帰った。その数時間後、父親が子どもを起こそうと見に行くと、息子は死亡していた。おそらくはＳＩＤＳ症候群だったろう。もしもこの時息子が予防接種を受けていたら、父親がどう感じたかは想像するしかないが、どのような研究結果を持ってしても予防接種以外に息子の死の原因になったものがあると、父親に納得させることはできないだろう）。

スチュアート＝スミスは、そもそも全てを始めた人物、ジョン・ウィルソンを追求することから始めた。まずウィルソンの論文が用意周到で、その「結論は試験的なもの」であったとの認識を示した後、判事は百日咳ワクチンを一度も打っていない子ども二人がこの報告に含まれていることに対して怒った。「ウィルソン博士はワクチンがごく稀に脳の損傷を引き起こすと完全に確信していたのです」。スチュアート＝スミスは言った。「ごく早い段階でこの考えが形成されていたため、彼は完全にこれに傾倒してしまっていました。一つの例として、その傾倒ぶりを見せているものは、それ自体は些細なことですが、（この論文の）ＤＴ症状例の中にあります。根拠となるデータを紹介する際、ウィルソン博士はこれがＤＴの症例でＤＴＰのものではないことを認識していたはずなのに、すっかり忘れてＤＴＰだと記述しています。私は博士の言う、これはさしたるものではないので論文の信頼性には影響しないという説明には納得できませんでした。博士にとって都合が悪いから忘れたのではないかと考えたのです」。やり込められたジョン・ウィルソンはそれ以降、二度と百日咳ワクチンが脳に損傷を引き起こすという批判運動の旗を振ることはなかった。

次にスチュアート＝スミスはその目をデイビッド・ミラーに向ける。ミラーは自分の研究を取り巻く騒動を認識していた。ローズマリー・フォックスがワクチン被害児親の会を立ち上げたことも認識していた。政治家たちがこの子どもたちの支援のために大衆の支持を呼びかけていたのも認識していた。ゴードン・スチュワートのような数人の医師が、原因についての代弁者になったのも認識していた。さらに自分の研究に出資しているのが政府であることをメディアと一般の人々が十分すぎるほど知っていることも認識していた。ミラーは自分たちが問題をきれいごとで取り繕ったように見えるのを避けたかった。そこで、ワクチンの問題についてわずかでも可能性があれば報告しようと懸命になった。裁判の証人台に立ったミラーの共同研究者は「この研究では、百日咳ワクチンが実際よりも安全に見えてはいけないというのが極めて重要でしたので、研究の全ての段階において、その結果が間違いなくリスクの過小評価にならないように、むしろ過大評価になるように手段が講じられていました」と述べていた。こうしたバイアスの例は、医師たちへの指示の中にも現れていた。「疑いがあれば、最悪の場合を想定して記録をつけること」となっていた。デイビッド・ミラーは衆目の中で研究をするとはどういうことだったかを説明している。「我々は過度に不安になっていました」と彼は言った。「研究が行われている背景を忘れるわけにはいきませんでした。ワクチンに伴う損傷が存在する可能性について非常に強い恐れがあったのです……我々の結論が、我々がワクチンに伴う神経損傷の可能性を証明することを避けようと試みていると言うであろう人々からの批判の対象とならないことが非常に重要でした……その手の非難を避けることが非常に重要だったのです」スチュアート＝スミスは同情しなかった。「これは私がワクチン被害ロビー活動とでもいうべきものに譲歩しようという過剰な不安意識の証拠であると考えます。そしてこれによって判断がワクチン不利へと偏向したのでしょう」

もっと大きな問題もあった。スチュアート＝スミスはミラーの研究が政治的な圧力によってあまりに早く発表されたことにも納得がいかなかった。「残念なことだが、ミラー教授が、政治的ではあるが政党政治の政治ではない政治的圧力と説明したものが原因で、研究結果報告はデータが完全に揃う前に発表された。結果として、この報告は全部で一一八二例ある症例のうち最初の一〇〇〇例のみを扱っている。さらに重要なのは、最終結果に関係するデータが不完全なのだ」データが完全に揃って、完全な追跡調査が終わり、全ての症例の詳細がようやく判明したとき、非常に異なった状況が浮かび上がってきたのである。

デイビッド・ミラーはこの研究でＤＴＰ接種後一週間以内に七人の子どもが脳損傷になったと主張していた。だが詳細に検討すると、これらの症例は主張どおりではないことが判明した。三人は間違って脳損傷であるとされていた。実際はワクチン接種前も後も正常だったのだ。その他の三人はウイルス感染による病気で、一人はライ症候群（重篤な神経の病気で、その後ウイルスが原因ではなくアスピリンが原因と判明した）だった。ミラーの結論は壊滅した。(44)

一九八八年三月一日、スチュアート＝スミスは判決を言い渡した。「原告は、すべての証拠において、状況から判断して、原告は英国で使用され、筋肉中に投与される通常量の百日咳ワクチンが乳幼児に永続的な脳損傷を引き起こす可能性があると立証することはできなかった」。現英国保健省予防接種局長ディビッド・ソールズベリーはスチュアート＝スミスの判決の衝撃を覚えている。「疫学の専門家ではない判事なのに、よく利用可能な証拠の全てを並外れた洞察力で分析したものだと思いました。この（判決は）百日咳のリスクと予防接種をしないリスクについてはっきりした権威付けを我々に疑いもなく与えてくれました[45]」

これ以降、この他の百日咳ワクチンに対する訴訟は英国の法廷に二度と現れることはなかった。スチュアート＝スミスが英国で百日咳ワクチンは永続的な脳損傷を引き起こしていないとの結論を出してすぐ、ジョン・オスラー判事がカナダの歴史的裁判でほぼ同じ判決を下した。オスラーは「数年前までは百日咳ワクチン後説が人気があった」が、その後の研究と技術の進歩がその主張の誤りを証明していると結論づけている[46]。

スチュアート＝スミスの判決は百日咳ワクチンがてんかんや知的障害を引き起こすという見解を終わらせるのに大いに役立った。だが、問題の本当の原因の指摘には至らなかった。当時の科学は何が発作の原因なのかという問題に答えられるほど発達していなかったのだ。これはその後二〇年たたないうちに明らかになった。答えを見つけたのは、百日咳ワクチンが脳損傷を引き起こすという主張が最初に世界的な注目を集めた英国の研究者でも、訴訟でワクチンが消えかけたアメリカの研究者でもなく、オーストラリア東海岸に住む、さほど有名ではない研究者だった。

けいれん発作は考えられているよりもずっと普通にあることで、特に一才になるまでの乳児にはよく見られる。実際、毎年アメリカでは五万人の子どもたちが熱によるけいれんを起こしている。ほとんどの子どもは一回きりで終わるが、毎年約三万人の子どもたちが、最初の発作が熱性けいれんであってもなくても、てんかんと診断される。[47] リア・トンプソンがメディア上で、あるいはポーラ・ホーキンスが議会で、またスチュアート＝スミスがイギリスの法廷で百日咳ワクチンを裁いている時点では、乳幼児の発作性疾患は十分理解されていなかった。だがその後の二〇年間で神経内科医たちは長足の進歩を遂げ、臨床症状、脳波パターン、発症年齢、治療への反応などに基づき異なったタイプの発作を選別できるようになった。さらに重要なのは遺伝子プローブ法が利用できるようになり、てんかん症候群の多くの原因となる特定の遺伝子が発見されたことだ。二〇〇九年現在、少なくとも一五の異なったてんかん症候群の原因となる遺伝的性質が判明している。

メルボルン大学医学部名誉教授で、てんかん研究センター長、脳研究所長のサミュエル・ベルコビッチは、こうした知識と遺伝子学のツールを使ってＤＴＰワクチン接種後の子どもたちにてんかんと知的障害を引き起こしたのは何だったのかという疑問を再検討してみようと決めた。

ベルコビッチは、遺伝子疾患の一つであるドラベ症候群というタイプのてんかんに特に興味を持っていた。一九七八年にシャーロット・ドラベがはじめて提唱したこの症候群に伴う発作と知的障害のある子どもたちは、リア・トンプソンの番組で紹介された子どもたちとそっくりだった。だがシャーロット・ドラベはこの症候群を子どもの疾患としていて、成人は対象にしていなかった。一方ベルコビッチが直接診察しているのは成人の患者だけだった。「クリニックで診療していた四〇代半ばの女性のことをとてもはっきりと覚えています」ベルコビッチは当時を思い出しつつ語っている。「一五年か二〇年診ていた患者です。母親がとても献身的で、娘さんをクリニックに連れてきていました。大人のドラベ症候群を判別するのは実はとても難しいのです。病気の臨床的特徴が進行するのが生まれてから二年ほどの間だからです。そして、あっと気がつきました。『これはドラベ症候群だ！』ワクチン被害児だとされた発作と知的障害のある成人は実はドラベ症候群の患者だったのではないかと仮定したのはベルコビッチが最初だった。ベルコビッチはこの女性患者の母親が四〇年以上抱き続けて来た心の重荷を覚えている。「なぜ娘に予防注射をしたのだろう？　予防注射さえしなければ、こんな恐ろしいことは起こらなかっただろうにと。そして（自分が予防接種に連れて行ったからと）罪悪感を持ち続け、悲嘆し続けてきたのです。それから私たちは積極的に症例を集め始めました」(49)

二〇〇六年、サミュエル・ベルコビッチは一四人の重度のてんかんと知的障害のある患者を評価した。全員が二ヶ月から一一ヶ月の間に最初の発作を起こしていた。そして、全員がその発作前四八時間以内に百日咳ワクチンを接種していた。何人かはワクチン被害であるとして補償を受け取っていた。ワクチン後に発熱した者もいたが、ほとんどは熱を出していなかった。ベルコビッチは全員がドラベ症候群の患者だと信じていた。そこで、問題を起こす遺伝子異常を持っているか否かを調べた。一四人中一一人が脳へのナトリウム輸送を制御する遺伝子に異常があった（この遺伝子は*SCN1A*と呼ばれ、この障害はナトリウムチャネル輸送障害と呼ばれる）〔訳注：日本ではドラベ症候群の8割の人に遺伝子異常が見られるが、遺伝子異常がなくても臨床症状から診断することもある。SCN1B、SCN2A、GABRG2遺伝子も原因になることがある〕。ワクチンは子どもの遺伝的体質を変えることはなく、*SCN1A*に異常がある子どもは予防接種の有無にかかわらず一〇〇%けいれん発作と知的障害を起こすことを認識すれば、「こうした子どもの脳症が遺伝子に原因があることが判明することによって、ワクチンが原因であるとされた症例がようやく解決されることになるだろう」とベルコビッチは書いている。論文の最後でサミュエル・ベルコビッチはてんかんの子どもたちに代わって主張している。「正しい診断は家族を真の原因で安心させ、子どもに予防接種をした罪悪感から解放し、適切な治療に導き、予後についての現実的な計画を可能にします[50]」

ベルコビッチは自分の論文への反響に驚いた。「私は（論文に）とても興奮していました」と彼は記憶をたどる。「自分が達成した中でも最も重要な、少なくとも最も重要な研究の一つだと考えていたのです」論文発表後、いくつか賞賛のコメントが寄せられ、二〇〇六年の最も傑出した論文だとしたものもあった。「実際に患者を診察している神経医学者仲間のほとんどは とても重要な論文だと思ったそうです。ですが、ワクチン界では全く支持されませんでした。我々は一緒にもっと大規模な研究を行ってこの時に集められなかった症例も集めようとしていたのですがだめでした。私は意気消沈して諦めてしまいました。なぜ支持されなかったのか？　わかりません。ひどく混乱しました。ひょっとするともう過去の話になってしまっていたのかもしれません[51]」

ベルコビッチの論文後、親たちが保健局に百日咳ワクチンが子どもに永続的な障害を起こしたと認めさせようと費やした時間も、製薬会社が被害者だという人々に補償として支払ったお金も、議員たちが製薬会社を訴訟から守る制度をつくるために払った労力も、メディアが子どもたちと親たちを支えようと使った報道の資源も、問題の本当の原因に対する壮大な回り道であったことがはっきりした。

てんかんと知的障害のある子どもたちの親が百日咳ワクチンのせいだと信じていたのは間違いだったが、親たちが正しかった事項もある。第一に、ワクチンを受けるまで子どもたちは完全に正常に見えたということだ。てんかんと知的障害の子どもたちの多くは、生後数ヶ月は全く症状がない。

第二に、多くの医師たちがＤＴＰ後の発作を熱性けいれんだと推測して、親たちに良くあることなので心配することはないと言って誤って安心させようとしたことである。ポーラ・ホーキンスの百日咳ワクチンの安全性に関する聴聞会に、『ワクチン・ルーレット』で息子のスコットが大きく取り上げられたマージ・グラントが証言書を提出している。「私たちが遭遇した最高裁も含む法廷システム全般のゆゆしい不正義について述べる前に」とマージは書いている。「スコットはどの注射の後も〝熱〟を出していないことを再度強調しておきたいです[52]」。グラントの証言とベルコビッチが研究した子どもたちのほとんどが熱をきっかけにした発作を起こしていないことは矛盾していない。

第三に、親たちが家族親戚の中の他の誰もてんかんではないと指摘したことも正しかった。『ワクチン・ルーレット』の中でマージ・グラントは食品医薬品局（FDA）に矛先を向け、カーター前大統領夫妻の支援を引き出し、データを歪めて伝え、隠し、切り刻んだことで、製薬会社を手厳しく批判した。だが、ホーキンスの聴聞会ではグラントは医師たちにも怒りを向けている。「この悪夢とスコットの損傷の重度さを振り返ると」とマージは書いている。「息子が早い時期にほとんど症状が現れなかったのに、重大な永続的損傷に苦しむことになるような、めったにない、目立たない症例だとは信じられません。スコットのケースのように重大なワクチンの問題に気がつくのと、親がずっと後になるまで気がつかないで子どもの発達の遅れは遺伝的なものに違いないと告げられてしまうのと、その差は紙一重なのだと確信しています。それが親をどれほど傷付けるのか想像できますか？　それが遺伝的なものだと感じたら親たちはもう子どもを持つことはないでしょう」。グラントは自分の家系にも夫の家系にもてんかんや知的障害の記録がないのを知っていた。だがマージが理解していなかったのは、すべての遺伝子病が代々遺伝するのではないということだ。後にサミュエル・ベルコビッチは論文の中でこの問題を指摘している。「*SCN1A*異常があり両親の遺伝子サンプルが入手できた一一人中九人の患者は両親のDNAには*SCN1A*異常はなかった。よってこれは新規に発生（*de novo*）したものだ」[53]。これは受胎中に偶発的に異常が起きたことを意味する。

サミュエル・ベルコビッチの論文発表後すぐ、イギリスとアメリカの研究者サイモン・ショーボンとアン・バーグがこの発見の重要性を論じる論説を書いた。「適切に伝えられるのであれば、オーストラリアでの発見は一般の人々のこのワクチンの本当のリスクと安全性についての理解を大いに改善する役に立つだろう」と彼らは書いている[54]。イギリスとアメリカの百日咳ワクチンパニックの間、パニックは事実上世界中の全ての先進国に広がり、何千というメディアが、百日咳ワクチンの引き起こす被害について親たちに誤って警告を発信した。だがサミュエル・ベルコビッチがようやく何が問題だったのかという疑問の答えを見つけ出したとき、誰もこれに気がつかなかった。どの新聞も雑誌もラジオもテレビもこのニュースを伝えたものはなかったのだ[55]。

第四章　ルーレット再び

テレビなんか見ているあんたよりジンをラッパ飲みしてるアル中のオッサンの方がよっぽど世界を知っている

ギャリソン・ケイラー

リア・トンプソンは一九八二年、『ＤＰＴ——ワクチン・ルーレット』の冒頭ではっきりと目的を述べた。「これからの一時間、私たちの仕事は、この重要な問題に関して情報に基づいた議論が可能になるように、十分な情報を提供することです。これはアメリカのすべての家族に例外なく影響することです[1]」。残念ながら『ワクチン・ルーレット』の全編を通して、トンプソンは視聴者に間違った情報を提供することに貢献した。

トンプソンはＵＣＬＡ医療センターのラリー・バラフに百日咳ワクチンの副作用に関する研究についてインタビューした。このときリアは「この研究は七〇〇人に一人がひきつけやショック症状を起こすと推測しています」と説明した。だが、バラフの研究論文には一度もショックという言葉は使われていない。そうではなく、九人の子どもが低張性反応性低下発作を起こしたと説明していたのだ。これは子どもが一時的にぐったりして、反応しなくなる状態だ[2]。逆に、ショックの特徴は血圧が低下して重要な臓器への血流が滞ることだ。バラフの研究ではそのような問題は言及されていないし、百日咳ワクチンでそうした症状が起きたこともない。

『ワクチン・ルーレット』の冒頭、トンプソンは一冊の本、ＰＤＲの略称で知られる『医師用添付文書集』を手に持ちカメラに向かって立っていた。ＰＤＲは医薬やワクチンの添付文書を要約したもので、毎年一回発行される。本を開いてマーカーで色をつけた部分をぱっと見せながら、トンプソンは「製造業者によって準備された医師用添付文書集にはＤＴＰの〝Ｐ〟の部分が乳幼児突然死症候群に関連している可能性があるとあります」と言う。視聴者が実際に何と書いてあるか読めるように、トンプソンはもっと本を長く画面で見せておくべきだった。そこには「ＤＴＰ接種後の乳幼児突然死症候群（ＳＩＤＳ）の発生が報告されている。これらの報告の重要性については明らかではない。ＤＴＰの最初の三回の接種が通常二ヶ月から六ヶ月の乳児に対して行われ、ＳＩＤＳの八五％が生後一ヶ月から六ヶ月の間に起きていることを心にとめておくべきである」と書いてあるのが読み取れたはずだ。つまり、関連性は偶然の結果である可能性が高いのだ。実際一九八二年に発表された論文で、百日咳ワクチンがＳＩＤＳの原因ではないことが明らかにされている[3]。こうしたエビデンスがあるにも関わらず、トンプソンは「いったい何人の子どもたちがＤＰＴワクチンによって重篤な健康被害を受けたり死んだりしているのかはっきりとした答えを見つけるのは難しいのです」と言って番組を終わらせている。

リア・トンプソンがスコット・グラントの話を紹介したとき、発作の一種である点頭てんかんがDTPで起こったとほのめかした。点頭てんかんは脳波図に特殊な脳波活動のパターンとして現れるので、診断は簡単だ。診断が簡単なので良く研究されている。『ワクチン・ルーレット』の五年前にデンマークの研究によって、DTPが点頭てんかんを引き起こしていないことがはっきりした。[4]この研究は数年の間、(最新の研究結果をまとめた)論文誌の「最新研究批評」に取り上げられ、本にも収録されていたので、有名だった。その後の研究でもデンマークの研究は正しいと確認されている。[5]残念なことに、スコットの症例を番組に入れたことで、トンプソンは視聴者にスコットのてんかんはDTPが原因だという誤った印象を残してしまった。

トンプソンは百日咳に感染した場合の深刻さも理解していた。ところがワクチン後に脳損傷を受けたという多数の子どもたちを見せた一方で、百日咳にかかった子どもはたったひとり見せただけだった。そして一九七〇年代後半のイギリスでの百日咳の大流行——数千人の子どもたちが入院し、数百人が死亡——は医師たちが言うほどひどいものではなかったと説明した。ゴードン・スチュワートは「いわゆる大流行と呼ばれているもの」と述べた。これは、もしアメリカ人が百日咳ワクチンを打つのをやめても、悪いことは起こらないという印象を与えた。全米疾病管理予防センター(CDC)と米国小児科学会が百日咳の破滅的な影響を指摘しなかったとトンプソンを批判したとき、トンプソンはアメリカでそれが問題であるという証拠を何も見つけられなかったと反論し「実際、この国では百日咳はほぼなくなりつつあります」と主張した。しかし『ワクチン・ルーレット』が放送された一九八二年には三〇〇〇人の子どもたちが百日咳で入院し、一〇人がこの病気で亡くなっていた[6]。

一番困るのは、トンプソンが出版物の情報を誤って紹介していることかもしれない。「一九七七年のレッドブックは高熱、卒倒、ショック状卒倒、泣き止まない、ひきつけ、脳損傷をＤＴＰの副作用としてあげています」とトンプソンは言っている。「これらの合併症は様々な度合いの知的障害を伴います」だが、小児科レッドブック〔訳注：日本では『最新感染症ガイド』（日本小児医事出版）の名称で発行されている〕一九七七年版のどこにも脳損傷と知的障害の原因として百日咳ワクチンがあげられている箇所はない。成功した天然痘撲滅キャンペーンの仕事をし、ＣＤＣのセンター長だったウィリアム・フォージは『ワクチン・ルーレット』について「もし、ジャーナリスティックな不正行為というものが実在するのであれば、私はこの番組が該当すると考える」と言っている[7]。

トンプソンは百日咳ワクチンが危険であるという自分の主張を支持してもらうために、数人の専門家を選んだ。それは適切とはいいがたい選択だった。

番組がスタートしてすぐ、トンプソンはロバート・メンデルソン博士を紹介している。「著者、講師、元イリノイ大学医学部およびシカゴマイケル・リース病院小児科学部長」。実は、ロバート・メンデルソンはイリノイ大学医学部でも、シカゴマイケル・リース病院でも小児科学部長であったことはない[8]。

メンデルソンは主流医学の権威に対抗する立場をとってきた。『医者が患者をだますとき』(草思社 一九九九年)や、『医者が患者をだますとき——女性篇』(草思社 二〇〇一年)、『それでも医者にお産をまかせますか?』(草思社 二〇〇〇年)の三冊の著作もそういうスタンスだ。番組中でメンデルソンは百日咳ワクチンについて「おそらく現在使われているワクチンのうちで最も粗末で最も危険なものでしょう」、「この国の統計は間違っている」、「医者が認めてきたよりも、危険ははるかに大きい」と言っている。だが、メンデルソンは「百日咳ワクチンを子どもに受けさせるべきではない」と考えているわけではない。すべてのワクチンを受けさせてはいけないと信じているのだ。さらにワクチンだけではなく、水道のフッ素添加、冠状動脈バイパス手術、栄養士の免許制、マンモグラフィーによる乳がん検診もすべて役に立たないと信じている[9]。

メンデルソンは自分の職業を甚だしく見下している。例えば一九七九年に「医者は不正直で腐敗して、不道徳で、むかついて、教養がなく、たいがい一般の社会人よりまったくもってバカなのだ。医者に会うときは心が狭く偏見だらけで論理的にじっくり考えられない人と会うのだと考えることにしている。この期待を裏切ってくれる医者は少ない」と述べた[10]。外科医については、一九八三年に「現代医学の病院という神殿は犠牲者の血に飢えている。外科医は聖なる祭壇で切断の儀式をするための犠牲者――主に女性を、処女であろうとなかろうと、誘惑する。最初は動物を生体解剖し、それから最後には人間を切断するにいたる野蛮な血への欲情は、現代医学に世界が経験した中でも最も原始的な武器との刻印を押すのだ」と書いている。[11]

現代医学への不信がメンデルソンをトンプソンの番組の完璧な引き立て役にした。メンデルソンは『ワクチン・ルーレット』をとても気に入って、これは「アップルパイの発明に匹敵するような傑作だ。アメリカ人ははじめて百日咳ワクチンについての真実を知ることになった」と言っていた。[12]

トンプソンはボビー・ヤングという名の微生物学者にもインタビューして、真実を隠すというあからさまな政府の陰謀についてコメントを求めている。「私は数年間、生物製剤局（ＦＤＡの一部門）に雇用されていましたが」とヤングが言う。「私のみたところ、政府機関は副作用については知りたくないと強く願っています」

「なぜです？」とトンプソンが聞く。

「それは、いろいろ面倒が増えるからです」とヤングが答える。

続いてトンプソンはヤングにラリー・バラフの研究について尋ねる。「ＵＣＬＡの研究が今までのどの研究よりも多くの副作用を見つけました」とトンプソン。さらに「この研究の推測では、一三人に一人が注射の後、長時間あるいは甲高い声で泣いているようです」と説明する。

ヤングはこれに答えて「これは注射を受けた子どもが脳に損傷を受けたことを示しているかも知れません」と述べる。

この会話には幾つかの問題がある。第一に、トンプソンはヤングがＦＤＡで百日咳ワクチンの研究をしていたと紹介しているが、実際はそうではなかった。[13] 第二に、ボビー・ヤングは神経学や小児科で特に専門の分野はなく、患者を診察したこともない。彼には泣き方と脳損傷の関係についてコメントするだけの十分な準備があったとは言えない。さらに、甲高かろうがどうだろうが、泣くことで永続的損傷が起こるわけではない。たとえひきつけであっても、熱を伴っていようといまいとそれで脳損傷が起こるわけではないのだ。[14] ボビー・ヤングが臨床家であったなら、それを知っていたはずだ。最後に、最も不穏なのはヤングがラリー・バラフの研究についての質問に答えているように見えることだ。ヤングがバラフの研究の発表前に死亡していて、インタビューも発表前だったことを考えれば、これはあり得ない。そうなると、トンプソンは質問と答えをアレンジして並べたのではないかという疑問が出てくる。トンプソンは疑惑を否定し、「人様の言葉を勝手に並べ替えることで自分の評価をリスクにさらすようなことはしません」と言っている。「ジャーナリストの良心に関わります[15]」

だが、疑惑が持ち上がったのはヤングのインタビューだけではなかった。米国小児科学会の感染症委員会元議長エド・モーティマーは、トンプソンにインタビューを受けている間、わずかに異なる言い回しで同じ質問を何度も受けたと話している。「番組の全体的な論調にあう答えを得ようとしているのは明白だった」。モーティマーは「文脈から切り出し、継ぎ合わせたコメントは私が話そうとしたしたこととも、私の信じることとも非常に異なった意味になっていた」と感じたという[16]。

ゴードン・スチュワートも実績に疑問がある専門家のひとりだ。

『ワクチン・ルーレット』の冒頭でトンプソンはスチュワートを英国医薬品安全委員会のメンバーとして紹介している。だがスチュワートはこのグループのメンバーだったことは一度もない[17]。スチュワートは「ワクチンによる被害のリスクは今や病気による被害のリスクよりも大きいと信じています」と言っている。トンプソンが番組で言わなかったのは、番組放映の五年前、一九七七年にスチュワートが百日咳ワクチンは危険なだけではなく、効かないと主張する記事を発表していたことだ[18]。メンデルソンのように、スチュワートは英国で百日咳が減ってきたのはワクチンとは何の関係もないと信じていた。ただ衛生環境が良くなったおかげなのだと。しかし、百日咳の発生はワクチンの利用と反比例するという豊富な証拠があり[19]、スチュワートの主張は、ひいき目にみても知識不足で、それどころか、危険だった。実際、一九七七年にイギリスの保健局が百日咳予防接種キャンペーンを呼びかけたとき、ゴードン・スチュワートは反対の声を上げた。「(医薬品安全)委員会のペテンを糾弾する」と彼は主張した。「大流行が起ころうとしているなどという根拠はないし、委員会の調査法には同意しがたい[20]」。その後二年間で一〇万人の子どもたちが百日咳で入院し、六〇〇人が死亡した[21]。

『ワクチン・ルーレット』の放映直後にゴードン・スチュワートは定年退職した。だが感染症について、メディアと一般の人々を教育しようとすることからは引退しなかった。

一九八一年、トンプソンの番組が放送される一年前、ロサンゼルスで五人の同性愛者男性がニューモシスチス・カリニ〔訳注：以前は原虫と見なされていたが、現在は真菌の一種とされる。現在の名前はニューモシスチス・イロベチイ (*Pneumocystis jirovecii*)〕という聞き慣れない有機体が原因で死亡した。全員が重度の免疫不全になっていた。ＣＤＣはやがてこの病気を後天性免疫不全症候群（ＡＩＤＳ）と呼ぶようになった。最初は全く原因不明の病気だった。だがフランスのリュック・モンタニエ率いる研究者グループが原因を突き止めてそれを一九八三年に発表した。のちにヒト免疫不全ウイルス（ＨＩＶ）と名付けられたウイルスだ[22]（モンタニエはこの発見でノーベル賞を受賞した）。

スチュワートはこれを受け入れようとしなかった。ある医師がＨＩＶはＡＩＤＳの原因だと信じ込まされていると見なすと、百日咳ワクチンは効くと主張している医師に対するのと同じように、激しく攻撃した。スチュワートは、ＡＩＤＳはＨＩＶではなく、ゲイのライフスタイルが原因だと信じていたのだ。ＨＩＶの発見とＡＩＤＳの原因特定から一〇年以上経った一九九五年、スチュワートは「ＡＩＤＳとＡＩＤＳ関連症候群はＨＩＶがあってもなくても、精子（の異種タンパク質）が直腸や血流に侵入することで……そして（白血球にとって）毒性のある抗体を誘導することで発現する」と書いている[23]。スチュワートはＨＩＶが免疫不全を起こすとは信じていなかった。直腸内の精子が起こすと信じていたのだ。またホモセクシュアルの男性の酵母感染も同じことを引き起こすと信じていた。[24]スチュワートは「ホモセクシュアルやバイセクシュアルを自認するロックスターや映画スターがこの病気で死ぬたびに殉教者や英雄のように祭り上げられる。だがＡＩＤＳで死ぬ者は喫煙者が肺炎や心臓病で死ぬように自業自得なのだというのは、ほとんど明言されない不快で不人気な事実だ」と書いて、ウイルスではなく犠牲者を責めた。[25]スチュワートは「ＡＩＤＳについて感傷的になるのをやめ、この病気はごくわずかな例外を除いて、犠牲者の行動が直接の原因だと認めなくてはならない。そうすることが関係者一同にとってよりよいことなのだ」と結論を述べている。[26]

一九九五年にスチュワートはＡＩＤＳの妊婦に抗ウイルス剤アジドチミジン（ＡＺＴ）を投与することに反論している。[27]彼の抗弁はＡＺＴが妊婦から胎児への感染を防ぐことがすでに実証されてから発表された。ＡＩＤＳの犠牲者への不当な罵倒、病気の原因についての情報不足、貴重な医薬品への執拗な反対運動で、ゴードン・スチュワートは嘲笑の的となった。リア・トンプソンはこうした人々を選んで、アメリカの人々に百日咳ワクチンについて教える役割を与えたのだった。

『ワクチン・ルーレット』の中でリア・トンプソンはアレン・マクドウェルという名の人身被害専門弁護士にインタビューしている。マクドウェルは百日咳ワクチンの真実を隠蔽する医師たちの陰謀を暴露したと主張している。「（イリノイ）州の複数の福祉施設で」と彼は言う。「ＤＴＰの結果ここへ来た子どもたちがいると管理職が言っているのを見ました。脳損傷のある子どもたちです」。マクドウェルはワクチンが原因の健康被害を隠しているのは医師だけではなく、ワクチン製造会社も隠蔽に加わっていると信じていた。そしてトンプソンは弁護士たちが「ワクチン製造会社はＤＴＰ訴訟で法廷への証拠提出を命じることができるようになる前にワクチンの記録を隠滅している」と告発していると説明する。続いて、トンプソンは人身被害専門弁護士にとって夢のようなホームラン級の絶好球を投げた。「ＤＰＴワクチンの被害を受けているのに親が気付いていないということはあると思いますか？」と聞いたのだ。番組で取り上げた患者は氷山の一角ではないか、アレン・マクドウェルに助けを求めるかもしれない被害児の親が氷山の本体ほどもいるのではないかというのだ。「もちろんです」マクドウェルは熱を込めて答える。「小児科医や一般の開業医が普通は教えない〝隠れワクチン被害〟に親は気付くことはないでしょう」その後トンプソンが「もう被害に遭ってしまった子どもたちはどうなるのでしょう？　訴え出ない限り、誰が助けてくれるのでしょうか？　そして、訴訟費用がない家庭も、訴訟などしたくない家族もいますが、脳に損傷がある子どもが必要とする巨額の医療費を支払う助けをしてくれる人は誰もいません」と締めくくっている。そして、まるでマクドウェルに答えるように、マージ・グラントが「スコッティーのような子どもは施設に入(はい)れて当然です」と言う。「そして補償がない限り、我が家ではそれは全く不可能なことです」もし人身被害専門弁護士が百日咳ワクチン被害だという健康被害についてテレビコマーシャル番組をつくったとしても『ワクチン・ルーレット』よりうまくはいかなかっただろう。

二〇〇七年ジョン・ストッテルが、ＡＢＣニュースの『震え上がる――アメリカの不安』という番組でアレン・マクドウェルにインタビューをした。番組中でストッテルは百日咳ワクチンパニックの最中にニュース・レポーターのロビン・ロバーツとマクドウェルが映ったニュースクリップを流した。「乳児突然死では、赤ちゃんをゆりかごに寝かせて次の朝起きると、赤ちゃんが死んでいるのです」とロバーツが説明する。「非常に危険です」とそれを受けてマクドウェルが言う。「もっと安全なワクチンを作ることができたのに」

リア・トンプソンの番組から二五年が過ぎていた。この間に疫学研究によって百日咳ワクチンで脳損傷も乳幼児突然死症候群（ＳＩＤＳ）も起こらないことがはっきりし、神経学と遺伝学の進歩でこれらの健康被害の本当の原因がつきとめられた。だがアレン・マクドウェルは意見を変えていなかった。「ワクチンは可能な限り安全だったはずですが、そうではなかったということですか？」とストッテルが聞いた。「議論の余地はありません」マクドウェルが答える。「古いワクチンで大儲けをしていたので、改良する気などまったくなかったのです」ストッテルがナレーションで付け加える。「マクドウェルも儲けた。今は自宅で開業しているが、弁護士として関わった多くの訴訟で勝った。どのくらい儲けました？」「結構な額を稼ぎましたよ」マクドウェルが答える。「一億ドル？」とストッテルが尋ねると「それは言えません」とマクドウェルは言葉を濁した。「機密保持事項ですから」[28]

ストッテルとのインタビューの間、マクドウェルは法律事務所の共同経営者であるアンソニー・コラントニのことは一言も言わなかった。コラントニは一九九〇年から一九九一年にかけてワクチン被害補償プログラムから百日咳ワクチンで被害を受けたという子どもたちの複数の家族のための補償金一五三万ドルの小切手を受け取った。だがコラントニは一二万四〇〇〇ドルだけをクライアントに渡し、残りの一四〇万ドルをマクドウェル・アンド・コラントニ法律事務所の口座に入れた。横領の手法は単純だった。「被害者の家族や原告団の管財人が電話すると」と連邦検事ジェイムズ・B・バーンズは言う。「小切手を受け取っていないと言うのです」。一九九三年三月、イリノイ州最高裁判所との合意によりアンソニー・コラントニは弁護士資格を剥奪された。[29] マクドウェルは共同経営者の犯罪に巻き込まれることはなかった。

『ワクチン・ルーレット』はアメリカで放映されたテレビ番組の中で間違いなく最も大きな影響力のあった番組の一つだろう。何千人という親が子どもに百日咳ワクチンを打つのをやめた。人身被害専門弁護士が製薬会社を打ちのめし、いくつもの会社がワクチン製造をやめた。議会がワクチンメーカーを守り、同時にワクチン被害を訴える人たちを補償するために法案を通過させた。

番組放映後一五年間で潮目が変わった。デイビッド・ミラーの研究は英国判事の手で解体され、研究に次ぐ研究がＤＴＰを接種した子どもの脳損傷のリスクが大きいわけではないことを証明した。その結果、世界中の政府保健局と医療界が百日咳ワクチンでまれに永続的な障害が残るとは考えなくなった。ワクチンで被害を受けたと感じる人々を補償するシステムであるワクチン被害補償プログラムも百日咳ワクチンの結果の可能性があるてんかんを補償対象からはずした。

膨大な量の証拠と、百日咳ワクチンがアメリカの子どもたちを傷付けているという誤った主張がもたらした損害の大きさにもかかわらず、リア・トンプソンは悔いていない。

一九九七年、かつて「納得できない親の集い（DPT）」という名のグループだった全米ワクチン情報センターが開いたリア・トンプソンを称える祝賀会で、リアは『ワクチン・ルーレット』の思い出を語った。「私たちはとても良い仕事をしましたが、私にとって重要である理由は、調査が素晴らしかったからではありません。あるいは素晴らしく良くできた番組だったからでもありません。『DPT——ワクチン・ルーレット』が私個人にとって重要なのは、一つの運動を産んだからです(30)」。それは、アメリカの子どものためのワクチンを消滅させかけた運動であり、多くの親たちにワクチンを拒否させつづけ、ワクチンが防ぐ病気に恩恵を与える原因となっている運動であり、繰り返し繰り返し間違いだと証明されている主張に基づいた運動だ。

過去を振り返れば、一九八〇年代にアメリカで反ワクチン運動が生まれたのは不思議ではない。もっと早く生まれなかった方が驚きなのだ。ワクチンの歴史には悲劇がちりばめられている。

一九四〇年代初頭、アメリカの兵士には黄熱病のワクチンを打つのが規定だった。全員が接種を受けた。ワクチンのウイルスが様々な温度下で確実に安定するように製造会社はヒト血清を加えた（血清は血液から赤血球や凝固因子を取り除いたものだ）。この判断が悲劇を招いた。これは製造会社も知らないことだったが、献血をした人の中に肝炎ウイルスのキャリアがいた。このころは科学者も肝炎の原因となる異なるタイプのウイルスについても、感染の仕組みについても知らなかった。

一九四二年三月、軍医総監のスタッフは新兵の間で肝炎が驚くほど増加していることに気が付いた。三〇万人以上の兵士が現在はB型肝炎ウイルスとして知られているものに感染し、六二人が肝炎で死亡した。[31]

一九五〇年代初頭、ジョナス・ソークがポリオ予防のワクチンを作った。元気だった子どもがあっという間に車椅子が必要になってしまうのに恐れおののいたアメリカ人はマーチ・オブ・ダイム財団〔訳注：ルーズベルト大統領が就任前の１９２１年にポリオに罹患したのを機会に作られた。10セント（Dime）募金活動がダイムの由来だが、高額寄付者にはポリオ十字軍の称号も用意された。現在では難病や先天性奇形の研究基金を集める組織になっている〕に募金し、財団はソークにこのお金を渡した。ソークはポリオウイルスを殺したもの（不活性化ウイルス）が病気を発病させることなく、防御免疫応答を誘発すると考えた。最初はマウスで、次にサルで実験し、ソークはポリオウイルスを実験室の細胞で増殖させ、分離して、ホルマリンで不活性化させて（殺して）ワクチンを作る方法を見つけ出した。一九五四年、マーチ・オブ・ダイム財団はソークのワクチンを二百万人近い子どもでテストした（これは現在まで行われた最大のワクチンの治験となっている）。研究の結果が発表されたとき、国中の教会の鐘が鳴らされ、工場は一時機械を止め、ユダヤ教の会堂では祈りのために人々が集まった。親と先生と生徒は涙を流した。「まるで戦争が終わったようだった」と目撃者が語っている。[32] しかし喜びは長く続かなかった。二週間後、保健局がすべてのポリオワクチンをリコールしたのだ。

マーチ・オブ・ダイム財団はソークワクチンのテストのためのワクチン製造を二つの熟練したワクチン製造会社に託した。イーライ・リリーとパークデービスだ。だが、ワクチンが許可されて販売のための製造がはじまると、他の製薬会社、ワイス、ピットマンムーア、そしてカッター研究所が新規参入した。ほどなくカリフォルニア州バークレーの小さな製薬会社だったカッターが製造に失敗して、完全に不活性化されていないワクチンを作ったことが明らかになった。結果として一二万人の子どもが知らぬ間に生きていて発病すれば死亡する可能性もある生きたポリオウイルスを含んだワクチンを接種されてしまったのだった。七万人が軽いポリオにかかり、二〇〇人が重度で永続的な麻痺を起こした。一〇人が死亡した。アメリカ史上最悪の生物学的災害の一つだった。カッター研究所は二度とポリオワクチンを作ることはなかった。[33]

おそらく史上最悪であろうワクチン災害はアメリカではなく、ドイツで起きている。一九二一年、二人のフランス人研究者アルベール・カルメット医師とカミーユ・ゲリン獣医師が牛の結核を起こすウシ型結核菌で人の結核を予防できるのではないかと考えた。彼らはその後ＢＣＧ（カルメット・ゲラン桿菌）と呼ばれるワクチンを開発した。現在もこのワクチンの改良型が使われている。だが一九二九年、リューベックで二五〇人の生後一〇日の子どもたちがＢＣＧワクチンとして致死的なヒト型結核菌から作られたものを経口投与され、七二人の赤ん坊がこのミスで死亡した。(34)

黄熱病、カッター研究所、ＢＣＧワクチンの災害は目立った反ワクチン運動を引き起こさなかった（ただしカッター研究所とＢＣＧワクチン災害はこのような悲劇が再び起こらないように予防するワクチン規制システムの創設につながった）。アメリカでは人々はそれでもワクチンを信頼していた。ワクチンを作り推奨する人々のことも信頼していた。百日咳ワクチンの恐怖が初めて流れを変えたのだ。百日咳ワクチンの悲劇が単なる空想であったことを考えると皮肉である。

第五章　天使も絶望の涙を流す

ダメな質問をさせることができれば、答えについて心配しなくて良くなる

トマス・ピンチョン『重力の虹』

一九八〇年代の終わり頃、バーバラ・ロー・フィッシャーは意気盛んだった。『闇の注射――なぜDTPのPがあなたの子どもの健康を脅かすかもしれないのか』（未訳）と題した本を書いて、『サンフランシスコ・クロニクル』紙の書評で「注意深く、信頼性があり、恐ろしく、許しがたいという要素をすべて兼ね備えている」と絶賛され[1]、より純粋な百日咳ワクチンを作るために大学の研究者、製薬会社、政府の公衆衛生部門職員が大変な努力をするように駆り立てた。さらに、許可済みワクチン監視システムを含む法制度を作る手助けをした。この監視システムは成立から一〇年後に、まれにおきる深刻な副作用を感知することになる。たとえその因果関係が科学的には認められていなかったとしても、百日咳ワクチンのせいで自分の息子は学習障害になったと信じるフィッシャーの行動力が、子どもたちのためになる多くの変化を起こすきっかけとなったのは間違いない。要するにフィッ

シャーはアメリカで最初の安全なワクチンを求める活動家だったのだ。メディアはフィッシャーを信じた。政治家たちはフィッシャーを信頼した。親たちはフィッシャーを頼みにした。バーバラ・ロー・フィッシャーは膨大な量の善行を始めようとしていた。

残念ながら、その後三〇年でフィッシャーが困難を乗り越えて勝ち取った活躍の機会は無駄になってしまった。

バーバラ・ロー・フィッシャーが表舞台に躍り出た頃、幾つかのワクチンには深刻な副作用があって、毎年のようにアレルギー反応や麻痺が起こり、死亡する例もあった。政府の公衆衛生部門職員と医師はこうした情報を隠してはいなかったが、周知のための努力もまったくしていなかった。そしてほとんどの親はこうしたことがあるのを知らなかった。

一九六〇年代初頭からアメリカの子どもたちが受けていたポリオのワクチンは注射ではなく、飲むもの（経口ワクチン）だった。このワクチンは高名なウイルス学者であり、ジョナス・ソークの最も手強いライバルであったアルバート・サビンが開発した〔訳注：日本では「セービン株のポリオワクチン」として有名〕。サビンの開発手法はソークと全く異なっていて、ソークがやったようにポリオウイルスを薬品で殺す代わりに、毒性を弱めるというものだった。人間のものではない細胞を使ってポリオウイルスの培養を繰り返すと、ウイルスは人間の細胞内で増殖する能力を失っていくだろうとサビンは考えたのだ。サビンは正しかった。角砂糖に染みこませたサビンのワクチンを数百万人のアメリカの子どもたちが飲んで、効果があった。一九七九年までにかつて何百何千という子どもを苦しめ殺したポリオはアメリカから消え去った。さらに一九九一年までには西半球でポリオは根絶された。驚くべき成果だ。

だが問題が一つあった。

アルバート・サビンが実験室でポリオウイルスを弱毒化しているとき、実験用のサルの脊髄と脳でもウイルスが増殖できなくなっていることを発見した。そこでサビンはこのウイルスは子どもの体内でも増殖できなくなっているだろうと考えた。だがサビンはごくまれにこのワクチンが原因となるポリオが起こりうることを予測していなかった。この問題は二五〇万回に一回と非常にまれだったが実際に起こった。それからの二〇年間、アメリカで毎年六人から八人の子どもが経口ポリオワクチンでポリオになった。中には死亡した子もいた。サビンのワクチンが起こす問題は避けうるものだった。このワクチンを一度も使わずにソークのワクチンだけでポリオの撲滅に成功した国も幾つかある。[2]

バーバラ・ロー・フィッシャーがワクチンの安全性を求める活動家になったとき、サビンのポリオワクチンを問題にすることもできたはずだ。当時の製薬会社は、麻痺を起こさない不活性化ポリオワクチンを開発する気がほとんどなかったし、政府の公衆衛生部門は、国民が求めてもいないポリオワクチンにさらに予算を割く気はなかった（不活性化ワクチンは注射器と注射針を使い、注射をする医療専門職も必要になる。ソークのワクチンはただ口に入れれば良いサビンのワクチンよりずっとお金がかかった)。消費者運動には絶好の舞台だった。ずっと後になってから一人のワクチン支持者がサビンのポリオワクチンのまれではあるが必ず起こる麻痺について認め、政策を変えるように政府に迫った。バーバラ・ロー・フィッシャーがこの役割を果たしても良かったのだ。だが、そうはならなかった。

問題だったのはサビンのポリオワクチンだけではなかった。

ジョナス・ソークがポリオワクチンを作る一〇年前、ソークの師であったトーマス・フランシスがインフルエンザワクチンを作った。フランシスはインフルエンザウイルスを卵に注射し、ウイルスを育て、分離して、ホルマリンで不活性化した（ソークはポリオウイルスをホルマリンで不活性化することをフランシスの実験室で研究していた間に学んだ）。インフルエンザワクチンは今も同じ方法で作られている。残念なことに重篤な卵アレルギーがある人はワクチンが打てない（アメリカでは一〇〇万人くらいが該当する）。アレルギー反応は恐ろしいことになる場合もある。発疹、血圧低下、呼吸困難、ショック。製薬会社がインフルエンザウイルスを鳥類の細胞ではなく、ほ乳動物の細胞で育てればこの全てを避けることができる。(3) 培養の手順は簡単ではないが、可能だ。だが大衆からの怒りの声がなければ製薬会社は変化を起こす動機がなく、政府の公衆衛生部門もそれを求めることはしない。これもまた市民リーダーの活躍には格好の舞台だった。

ワクチン成分で重篤なアレルギー反応を引き起こすのは卵のタンパク質だけではないし、卵はワクチンで起こるアレルギーの最大の原因でもない。最もよくあるアレルギー原因物質はゼラチンだ。ゼラチンは豚の骨や皮から抽出されたコラーゲンで作られ、ごく少量の生ウイルスワクチンを薬液の中に均等に行き渡らせる安定剤として使われている（何十年もの間、MMRワクチンには安定剤としてゼラチンが加えられていた。現在では水疱瘡とインフルエンザ経鼻ワクチンに使われている）〔訳注：現在、日本で使用されているワクチンにはゼラチンは使われていない〕。ほとんどの人にとってゼラチンによるアレルギーは問題とならないが、中には深刻なアレルギー反応を起こす人もいる。(4) また、宗教によっては、豚から作られた製品が入ったワクチンを受けたくないという信者もいる。ワクチンをより安全にする取り組みを始めようとするならば、最初にこのゼラチン問題を取り上げるのは非常に良いだろう。他の安定剤も使えるのだ。

こうした問題はすべて消費者運動のリーダーがターゲットにする価値があるものだ。だが、バーバラ・ロー・フィッシャーはワクチン安全活動を劇的に異なった方向へ持って行くことを選んだ。

一九八〇年代前半以降の三〇年間、新しいワクチンが推奨されるたびに、メディアはバーバラ・ロー・フィッシャーを尋ねては意見を聞いた。フィッシャーの監視下で最初に認可を受けたワクチンはヒブの予防をするものだった。

アメリカの年配の医師ならヒブ感染症の恐怖を目撃しているはずだ。ワクチンが開発される前、ヒブは最もありふれた髄膜炎の原因だった。子どもたちは後遺症として難聴、失明、重度の知的障害などになることが多かった。また菌血症（敗血症）と肺炎の原因となることも多かった。だがヒブが引き起こす症状でもっと恐ろしいのは、ほとんどの親たちが聞いたこともなく、若い医師は診たこともない病気、喉頭蓋炎だ。

喉頭蓋は喉の奥にある親指のような形をしたくさび形組織で、ものを飲み込むときには気管にぱたっと蓋をして食べ物や水が肺に行かないようにする。ヒブは細菌には珍しく、喉頭蓋に感染する能力がある。感染して（炎症が起こると）、喉頭蓋は気管をふさいでしまうことがある。ある意味、枕で窒息してしまうのと同じ状態になるわけだ。一九九〇年以前には大都市の救急病院ではどこでも「喉頭蓋炎チーム」を組織していた。チームは子どもを静かに速やかに手術室に運び込み命を救うために気管開口術（気管に穴を開ける手術）を施す。「静かに」の部分が特に重要だった。喉頭炎の子どもは、動揺するとその場で窒息してしまうことが多かったのだ。これほど悩ましい病気は他にない。

一九八七年、FDAが最初のヒブワクチンを認可した。[5] 全国の医師たちにとって、このワクチンは神の賜だった。ようやく毎年繰り返される深刻で永続的なヒブ後遺症の心身障害や死亡を予防することができるようになったのだ。しかし、バーバラ・ロー・フィッシャーは医師たちの熱意を共有しようとはしなかった。彼女は『ワールド・ニュース・トゥナイト』のキャスター、ピーター・ジェニングスに向かって「独自のワクチンリスク研究をもっとやって、ワクチンが糖尿病のような慢性疾患を引き起こすのかどうかを見極めなくてはなりません」と警告を投げかけた。[6] フィッシャーがこうした発言をするのは予想できた。何年も前にフィッシャーは、自分の本『闇の注射』の中でこう書いた。「アメリカの赤ちゃんたちが打たなくてはいけないワクチンが増えるにつれ、大きな子どもや若者が慢性の免疫病や神経障害になるという報告が増えてきている。喘息、慢性の中耳炎、自閉症、学習障害、注意欠陥障害、糖尿病、関節リウマチ、多発性硬化症、慢性疲労症候群、全身性エリテマトーデス（SLE）、ガンなどもそうだ。未解決の問題は複数のワクチンが、特に幼児期に様々な病気を押さえる反面、その後に慢性疾患を引き起こす主な原因になってはいないかという疑問である」。[7] フィッシャーによれば、ワクチンは単に感染症を慢性疾患に置き換えているだけで、人類の病の多くの原因になっているのだという。新しいワクチンが開発されるたびに、フィッシャーは自分の考えを支持してくれる医師をひとりは見つけてきた。ヒブワクチンの場合はバート・クラッセンだった。

クラッセンはクラッセン免疫療法という会社の会長及びCEOで、ここは独自のワクチンスケジュールとワクチン副作用判定法を親たちに提供している。[8] ヒブワクチンが糖尿病の原因だと説くために、クラッセンは幼児期に予防接種を三回受けた子どもは、二歳で一回だけ接種を受けた子どもよりも糖尿病になりやすいというフィンランドの研究例を挙げる。[9] バーバラ・ロー・フィッシャーと共に『ワールド・ニュース・トゥナイト』に出演したクラッセンは「事実、ワクチンスケジュールが糖尿病の発病に大きな影響を及ぼすのです」と発言している。

「大局的に見れば、五年、一〇年先を考えれば、これは理想的なスケジュールではないと言っているんです[10]」

これは大ニュースだ。偉大な救命医療の一つの手段だと思われたものが、クラッセンによれば、実は生涯にわたって子どもたちの身体を弱らせ、命を奪うことも多い病気の原因だというのだ。研究者たちはクラッセンの発見を確認しようと競って研究を始めた。ある研究グループはヒブワクチンを接種した二万一〇〇〇人のアメリカの子どもたちの糖尿病のリスクと、受けていない二万一〇〇〇人の子どものリスクを比較した[11]。糖尿病のリスクはどちらのグループでも一緒だった。他の調査グループは糖尿病の二五〇人の子どもについて、他の子どもより予防接種を受けているのかどうかを検証した[12]。ここでもまた、ヒブワクチンは糖尿病のリスクを高めていなかった。結局、どんなワクチンも糖尿病のリスクを高めているという結果は出なかった。クラッセンの発見を再現できなかった研究グループは、最初のフィンランドの事例を使ったクラッセンの研究を詳しく検証してみた。分析方法に深刻な不備があり、さらにワクチン接種一〇年後を見ると、ヒブワクチンを幼児期に受けたフィンランドの子どもたちは糖尿病を起こしやすくはなっていなかった。クラッセンが『ワールド・ニュース・トゥナイト』で言ったことと真逆だった[13]。

バーバラ・ロー・フィッシャーがヒブワクチンについて公の場でコメントしたのは、このバート・

クラッセンと一緒に全国放送に出たときだけではない。彼女の発言がある皮肉な結果を生んだケースもある。

ヘザー・ホワイトストーンは一九七三年にアラバマ州の小さな町ドーサンで生まれた。高校卒業後ジャクソンビル州立大学に進学し、美人コンテストに出場するようになった。一九九四年九月一七日、二一歳でミスアメリカの栄冠に輝いた。史上初の障害者のミスアメリカだった。「一八ヶ月で聴力を失いました」と彼女は言っている。[14] ホワイトストーンがミスアメリカになったあと、彼女の母が地元のニュースレポーターに娘の耳が不自由になったのはDTPワクチンのせいだと思うと話した。話題をさらったホワイトストーンの母の衝撃の告白にワクチン接種に迷っている親たちは震え上がった。バーバラ・ロー・フィッシャーは、さっそくそこに口を挟んできた。「親が子どもの高熱やひきつけやショックやそういうものを目撃するのはすごく良くあることなので、結局は医者が接種したばかりのワクチンのせいだと賛同するどうかです。(医療界は)こうした子どもたちのことをうやむやにしようとし続けています」[15]

ヘザーの母はこの話で重要な部分に触れていなかった。アラバマ州ドーサンでヘザーをずっと診てきた小児科医テッド・ウィリアムはヘザーが有名になっていくのを誇らしく見守ってきたが、ヘザーの母がDTPによって娘が障害者になったと主張したときに名乗り出た。[16] ウィリアムはヘザーの聴力を奪ったのはDTPではないことを知っていた。ヘザーの耳が聞こえなくなったのはヒブ髄膜炎で瀕死になったからだった。フィッシャーはウィリアムが明らかにした新事実に怒りを持って対応し、陰謀だと言った。「ミスアメリカの発表から数時間で、恐怖に駆られた医療界はヘザーの聴力とDTPワクチンの繋がりを公の場で否定し、細菌性の感染症のせいにするべく迅速に手を打った」フィッシャーはさらに「アメリカの医療界はDTPワクチンのリスクが広く知られるのを防ごうとヘザーと母親に公の場で戦いを挑んだ」と言った。[17]

現在まで、アメリカの子どもたちは二〇年以上ヒブワクチンを利用してきた。この間にヒブ髄膜炎、血液感染症、肺炎、喉頭蓋炎の数は毎年二万人から五〇人以下に減少した。悲しいのは『ワールド・ニュース・トゥナイト』でバーバラ・ロー・フィッシャーとバート・クラッセンがヒブワクチンで糖尿病になるかもしれないと警告を発したのを見て脅えた親たちの一部が子どもに予防接種しないという選択をしたかもしれないことだ。この選択のせいで子どもは避けられたかもしれない深刻な障害の原因となり、死亡する可能性も高い病気にかかるリスクにさらされたのだ。

乳幼児に次に推奨されたワクチンはB型肝炎を予防するものだった。これはすぐに論争を呼んだ。ほとんどの親はヒブのことは聞いたこともなかっただろうが、髄膜炎のことは知っていて、それを恐れていた。だからヒブワクチンを勧めるのは難しくなかった。一方、ほとんどの親は肝炎とは何かを知っていたが、子どもの病気だとは思っていなかったはずだ。実際は、子どもの肝炎は思われているよりずっと多い。

ワクチンが認可されるまでアメリカでは毎年二〇万人がB型肝炎ウイルスに感染していた。そのほとんどが一〇代や二〇代の若者だ。感染後の症状は軽くない。熱が出る。嘔吐する。むかつき、食欲不振、腹痛、頭痛、筋肉痛、関節痛、発疹、尿の色が濃くなり、さらに数日後に黄疸（肌と目が黄色くなる）が出て、肝臓が大きく柔らかくなる。中には頭が混乱したり、非常に眠くなったり、意識が低下したり、昏睡状態になる患者もいる。これはすべて重度の肝臓障害の症状だ。アメリカでB型肝炎ウイルスに感染した症状がある人の一〇人に四人は入院し、毎年五〇〇〇人が死亡している。助かったとしてもウイルスは長期にわたる慢性の肝炎を引き起こし、その結果、肝硬変やがんが起きる。さらに悪いことにB型肝炎ウイルスの慢性感染症の人は自覚症状がないことも多い。人に感染させてしまう感染力の高さを考えるとこれは問題だ。このためにB型肝炎ウイルス感染症は「沈黙の感染症」と呼ばれている。B型肝炎ワクチンの開発以前はアメリカで約一〇〇万人が慢性感染となっていた。[18]

バーバラ・ロー・フィッシャーが『ワクチン・ルーレット』を見る一年前の一九八一年、最初のB型肝炎ワクチンが認可された。子どもへの定期接種は推奨されなかった。政府公衆衛生部門の理屈は病気を押さえ込む最良の方法は、感染の可能性が高い人たちにワクチンを推奨することだというものだった。具体的には感染した人と性交渉を持つ人々、中でも男性間性交渉者（Men who have Sex with Men/MSM）、感染力を持った人と知らずに接する医療介護関係者、注射器を使う麻薬使用者、囚人、用具を十分に消毒せずに複数のお客に使う場所で入れ墨をする人などだ。一九八一年から一九九一年までワクチンが推奨されたのはこうしたリスクが特に高い人に対してだけだった。

残念ながらこの戦略は大失敗で、B型肝炎ウイルス感染の発生率は変わらなかった。そこで政府職員は計画の第二段階を開始した。B型肝炎のワクチンの三回接種を全ての乳児に推奨したのだ。一回目は生まれてすぐに接種される。(19)

新しいB型肝炎ワクチン政策に対する一般の反応は悪夢のようだった。ワクチンが当初囚人や注射器で麻薬を使う人、男性と性交渉を持つ男性に推奨されたため「穢らわしい」ものと見なされた。とても乳児に打つようなものではないと見られてしまったのだ。フィッシャーはこの認識をてこにワクチンが慢性疾患を引き起こすという自説を広めようとした。この時フィッシャーを支持した医師はボニー・ダンバーだった。

一九九九年一月二二日、ABCのニュースマガジン番組『20／20』がアメリカの人々を恐怖させた番組を放映した（この番組のプロデューサーに情報を提供したフィッシャーは、番組中ではコンピューターのスクリーンを指している姿が一瞬映っている）。

放送記者はシルビア・チェイスだった。番組はこんな予告から始まる。「これからお送りするのは、重要な医学論争について。ほとんどの児童がうけさせられるワクチン、毎年数百万の赤ちゃんが打つワクチンに新たに深刻な疑問が！」「他の予防注射と同じだと思っていたんです」とひとりの母親が言う。「子どもを守ろうとしたんです」「B型肝炎ワクチンの話です」とアナウンサーが警告する。「お子さんを守ると思っていたワクチンに、リスクがあるかも知れないとは誰も教えてくれませんでした」

「三回目の注射から一週間も経たないうちに視力を失いました」と語る女性。アナウンサーが番組の狙いを明らかにする。「これはスマートな予防薬でしょうか、それとも必要がないリスクでしょうか？　シルビア・チェイスが答えを求めます。B型肝炎の場合、注射を命じているのは誰？」

『20／20』はB型肝炎ワクチンを受けたあとに多発性硬化症を発症した医療関係者数人の話を流した。

チェイス：この医療関係者の人たちは、それまで健康だったと言います。そしてワクチンを打ちました。

関係者一：二ヶ月もしないうちに体調がとても悪くなりました。寝込んでしまいました。

関係者二：自分で食事を取ることもできません。

ダンバー：この人たちは全く健康だったのです。

チェイス：ボニー・ダンバー博士はベイラー医科大学の細胞生物学者ですが、特定の人において、遺伝成分が爆発的に一連の出来事を引き起こすという確信を持っています。

ダンバー：あった事といえばワクチンを接種したことだけです。そして一ヶ月もしないうちにほとんどの人に完全に身体が弱るような生活スタイルの変化が起こったのです。

影響ははっきりしていた。B型肝炎ワクチンが多発性硬化症を引き起こしたのだ。チェイスはそれからリア・トンプソンがDTPに関して説明したのと同じ問題を説明した。

チェイス：生後三日のベン・コンバースのてんかん発作は、最初の注射を受けてから二四時間たたないうちにはじまりました。ベンは今、発達に障害があります。ワクチン接種後三三時間で生後一三日のニッキー・セクストンの心臓が止まりました。検死医は乳幼児突然死症候群（SIDS）だと言いました。ライラ・ベルキンの死もSIDSのせいにされました。生後六日で最初の注射を受けて、一ヶ月後に二回目を受けました。

ベルキン（父）：どうやって赤ん坊がB型肝炎にかかると言うんです？　子どもにこのワクチンを打つなんてばかげている。ワクチンを打つ前に知っていれば良かった。

チェイス：お医者さんに言われたとおりにしたんですよね。

ベルキン（母）お医者さんに言われたとおりにしました。はい、その通りです。

チェイス：そして死亡例や重篤な副作用例があるとは言わなかったんですか？

ベルキン（母）いいえ。何も。

チェイス：一九九八年九月一六日、ベルキン夫人は朝五時半にライラに授乳しました。それからまもなく、ライラが冷たくなっているのに気がついたのです。

ベルキン（母）：（涙をこらえながら）あの子は注射から約一六時間後の早朝亡くなりました。

場面はニュースショーのホスト、ヒュー・ダウンズとバーバラ・ウォルターズに戻る。ウォルターズは信じられないようにカメラを見つめていた。「親がこんな選択をしなくてはならないとは」と彼女は言う「矛盾する情報が多すぎます！[20]」。残念ながら、この番組の問題は矛盾する情報が多すぎたことではない。間違った情報が多すぎたのだ。例えば赤ちゃんには感染のリスクはないというような間違った考えだ。マイケル・ベルキンは「どうやって赤ん坊がB型肝炎にかかると言うんです？」と尋ね、フィッシャーは後にベルキンの疑念を繰り返した。「一四（歳）以下の子どもがB型肝炎になるのは年に四〇〇例ほどしかありません」とフィッシャーは言った。「普通の健康な子どもが起こすような病気ではないのです[21]」。B型肝炎ウイルスによる病気と死は大人になってから起こるのは確かだが、B型肝炎ワクチン以前には、毎年約一万六〇〇〇人の一〇歳以下の子どもたちが性的交渉以外の経路で接触感染していた（B型肝炎ウイルスは歯ブラシの共有などでかなり簡単に広がってしまう[22]）。一番怖いのは、B型肝炎ウイルスに感染した乳幼児は、長期的にも高いリスクに直面することになることだ。多くが成長後に肝硬変や肝臓ガンになったりする。[23] アメリカでは子どもの頃に感染した感染者数がすべてのB型肝炎ウイルス感染者の一〇％以下なのに、すべての慢性肝臓病の病例では二〇％を占めている。[24] だから、政府の公衆衛生部門は新生児にワクチンを推奨したのだ。

『20／20』がもう一つミスリードしたのは、B型肝炎ワクチンがSIDSを起こしたというものだ。ライラ・ベルキンが二回目の接種のあとSIDSで死亡したという話は何よりも否定しがたい力を持っている。フィッシャーはマイケル・ベルキンに自分の団体である全米ワクチン情報センターのB型肝炎プロジェクトのリーダーになってくれるように頼んだ。ベルキンはウォール・ストリートのフィナンシャル・アドバイザーだったが、すぐにどこにでも現れるようになった。一九九九年二月、CDCの連邦ワクチン諮問グループの会議でベルキンは「新生児にワクチンを義務づけた政策の公布や永続化に関与した一人一人が個人としてうちの娘の死に責任があると、信念を持っています」と言った。[25] 数ヶ月後、ベルキンは議会の委員会でも「アメリカのほとんどすべての新生児は、今やこの世への誕生を赤ん坊がかかるリスクもない性感染症ワクチン接種で祝わされている。これは連中（政府公衆衛生部門）が、麻薬中毒者や売春婦、同性愛者や誰とでも寝る異性愛者にワクチンを打たせることができなかったからだ。親たちは自分の子どもの血管にワクチンを注射しているシステムが腐っていて科学的に誤りだと言うことを理解しなくてはならない[26]」と言った。

B型肝炎ワクチンが自分の娘のSIDSの原因だとベルキンは確信を抱いていたが、どの研究調査結果も彼の意見を支持しなかった。[27] 実際、一九九〇年代中に、さらに多くの赤ちゃんにワクチンが接種されるにつれ、ＳＩＤＳで死亡する子は減っていった。これは、ワクチンが原因ではなく、「仰向けに寝かせよう」という意欲的なプログラムのおかげだった。ＳＩＤＳの調査研究者はＳＩＤＳで死亡した子は死亡時に仰向けよりもうつぶせになっていることが多いことを見つけ出したのだ。親たちに子どもを仰向けに寝かせるように薦めたことでＳＩＤＳの発生は劇的に減った。

シルビア・チェイスの『20／20』のコーナーはまたB型肝炎ワクチンが多発性硬化症の原因だという考えも吹聴した。この告発はすぐに否定された。[28] 番組放映の二年後、ワクチンで多発性硬化症が起こるのか（否か）、すでに発病している人の症状を悪化させるのか（否か）を見極めるための大規模な研究調査の結果が二つ発表された。[29]

『20／20』放送時、B型肝炎ワクチンはアメリカで五千万人の乳幼児と子どもたち、七千万人のティーンエイジャーと成人に接種されていた。[30] すべての乳児に推奨されるようになった一九九一年からはワクチンは実質的に子どもたちの病気を消し去った。バーバラ・ロー・フィッシャーは、一九九〇年代に築いた自分の名声を足場に使って、アメリカの親たちにB型肝炎ワクチンは必要ない、ＳＩＤＳの原因だ、多発性硬化症の原因だと警告した。親たちを病苦と死を大きく避けられるワクチンを避ける方向にミスリードする可能性のある姿勢だった。

フィッシャーの新しく推奨されたワクチンへの攻撃はB型肝炎ワクチンで終わらなかった。次の標的は肺炎の最も多い原因であり、ヒブのように髄膜炎と血流感染の重要な原因である肺炎球菌の感染を防ぐワクチンだった。

一九九八年、カルフォルニア州北部の研究グループが画期的な研究をした。肺炎球菌ワクチンを三万八〇〇〇人の乳幼児で治験したのだ。半分が接種を受け、半分は受けなかった。結果は劇的だった。ワクチンを打たなかった子どものうち一七人が肺炎球菌による血流感染を起こしたが、ワクチンを打った子どもでは一人もいなかった。一七対ゼロ。[31] 興奮した研究グループは結果を発表した。

一九九八年九月二五日の夜、ピーター・ジェニングスの『ワールド・ニュース・トゥナイト』の放送記者ジョン・マッケンジーが肺炎球菌ワクチンの話題を取り上げた。番組にはバーバラ・ロー・フィッシャー、バート・クラッセン、米国小児科学会のワクチン専門家ニール・ハルシーが出演していた。

ジェニングス：カルフォルニアで、今日、研究グループが子どもたちを幾つかの病気から守るという新しいワクチンを発表しました。臨床試験で大変自信をつけたようです。ですがこのニュースで疑問も湧きます。子どもたちはもう一つワクチンを打つ必要があるんでしょうか？　ＡＢＣのジョン・マッケンジーがお伝えします。

マッケンジー：この国の子どもたちは少なくとも一〇種類のワクチンを注射されます。現在、一部の医者がもう一種類加えたがっているようです。

ニール・ハルシー：それは、この一〇年で開発されたもののうち、とても重要なというか、一番重要だと言っても良いくらいのワクチンです。

マッケンジー：このワクチンは肺炎球菌病のうちで最も危険な細菌性髄膜炎という病気を予防するものらしいです。肺炎と中耳炎を予防する役にも立つかもしれません。この新しいワクチンの効果に疑問を持つ人はまずいないでしょう。議論が起こっているのは実際問題として、国中の子どもが打つ必要があるのか、本当にリスクを超える利益があると言えるだけの知見があるのかについてです。幼い子どもたちは、重篤な肺炎球菌病に最もかかりやすく、毎年一万例が報告されています。けれども実際に命に関わるのは比較的少数、たったの約二〇〇例ほどです。抗生物質が大変良く効くので、ほとんどが良くなっています。

フィッシャー：もしこれからワクチンが必要になるなら、とても感染力が強い，死亡率が高い、大流行中の病気に対してでなくてはなりません。この病気はそれに該当しません。

マッケンジー：注意をしなければと言う人々がいるのは、どのワクチンであっても長期的な副作用については何もわかっていないからです。こうした点に注目して事例を探し始めた数少ない人々によれば、調査結果は衝撃的だと言います。

クラッセン：発表されている研究によると、子どもたちを追跡調査して、糖尿病や喘息などに注目すると……予防接種を受けた子どもの方が大きなリスクにさらされているようなのです。

フィッシャー：ワクチンはもちろん、傷ついた免疫システムを持つ、健康状態が悪い子どもが使えるようにしなくてはいけませんが、全ての子どもに必要なものとするべきではありません。

マッケンジー：ワクチンは何百万という人命を救ってきましたが、もう一つ増やす前にワクチンに関わるリスクをもっと良く知るべきだと警告する研究者もいるのです。[32]

『ワールド・ニュース・トゥナイト』の番組が放送された時点では、親たちは肺炎球菌ワクチンを受けるかどうか選択はできなかった。なぜならまだ認可されていなかったからだ。だがまもなく選択に直面するであろう親たちにとって『ワールド・ニュース・トゥナイト』は、ひどい誤誘導をした。ヒブワクチンのときと同じようにフィッシャーはバート・クラッセンとタッグを組んだ。クラッセンは根拠となるエビデンスもないまま肺炎球菌ワクチンが糖尿病を引き起こすと主張している。フィッシャーはまた肺炎球菌が原因の病気は特に多いわけではなく、健康状態が悪い人だけがかかると主張している。これは間違っている。ワクチン開発以前は肺炎球菌は毎年四〇〇万件の耳の炎症、一万二〇〇〇件の入院が必要な肺炎、三万件の敗血症、二五〇〇件の髄膜炎を起こしていた。こうした病気にかかるのは、多くがそれまで健康だった子どもたちだ。[33] そしてこの菌は麻疹やポリオほど子どもの死亡数が多いわけではないが、ジョン・マッケンジーの、この菌の感染で死亡したのは「比較的少数、たった約二〇〇例ほどです」というコメントは肺炎球菌で病気になり死亡した子どもの親に冷淡すぎるのではないだろうか。

『ワールド・ニュース・トゥナイト』の番組放映後一年たたないうちに合衆国政府はバーバラ・ロー・フィッシャーに政府で最も有力なワクチン諮問委員会――FDAに助言する委員会のメンバーとなるように依頼した。どんなワクチンもこの委員会での承認を経ることなく、認可されたことはない。政府の保健専門職たちは、バーバラがワクチンがいかに慎重にテストされているかを見れば、つまり一度舞台裏を見れば、ワクチンの安全性にもっと信頼を置くようになるだろうと考えて、フィッシャーにメンバーとなるように依頼したのだ。この目論見は外れた。

フィッシャーが最初に賛否を投票するように依頼されたワクチンは肺炎球菌ワクチンだった。一九九九年に安全性と効果に関するすべてのデータを受け取ったあとに、委員たちは票を投じた。結果は一一対一で、認可に賛成だった。唯一の反対票はバーバラ・ロー・フィッシャーだった。FDAは全会一致であることを必要条件としていなかったので、二〇〇〇年一月にワクチンを認可した。シカゴ大学小児病院の小児科教授ロバート・ダウムは「子どもたちの健康のための非常に大きな一歩だと思う」と言ったが[34]、フィッシャーは賛成しなかった。「このワクチンの安全性について十分なエビデンスがありません」と彼女は言い[35]、「ここで行われているのは、つまり市販後の実験に過ぎません」とも言った[36]。

二〇〇九年までに一億本近い肺炎球菌ワクチンがアメリカの子どもたちに接種された。その結果、肺炎球菌が起こす病気は劇的に減った[37]。今は肺炎球菌によって髄膜炎、肺炎、敗血症になる子も非常に少なくなった。そして、その子たちが誰かを知ることはないが、肺炎球菌ワクチンのおかげで死なずにすんだ子も何百人もいる。それだけではない。ワクチンのおかげで鼻や喉に肺炎球菌を常在させている子が減ったので、子どもたちの祖父母のような高齢者にも利益があった。最後にバーバラ・ロー・フィッシャーとバート・クラッセンが何百万人というテレビ視聴者の前で予言した慢性疾患も確認されることはなかった。

一九九八年、もう一つのワクチンが認可され、乳幼児に推奨された。ワクチン接種開始から一年ほどして、政府はワクチンの安全性に興味を持っているのかというバーバラ・ロー・フィッシャーの心配を打ち消すようなことが起きた。一九九八年八月三一日、ＦＤＡはロタウイルスという腸内によく見られるウイルス予防のワクチンを認可した。ロタウイルスは乳幼児の熱、おう吐、下痢の原因となり、このウイルスの感染症のため、毎年アメリカではのべ九〇万人が医師の診察を受け、七万人が入院し、六〇人が主に脱水症状で死亡している。

発展途上国ではロタウイルスは驚くほど多くの子どもたちを死亡させている。毎日二〇〇〇人がロタウイルスが原因で死亡しているのだ。[38] ロタウイルス感染症は良くある病気で、死亡原因となることもあるため、ＣＤＣはすべての乳児に対してワクチン接種を推奨している。

一九九九年七月、認可後一〇ヶ月でＣＤＣは予想外の出来事に気付いた。ワクチン有害事象報告システム（ＶＡＥＲＳ）にロタウイルスワクチンを受けた一五人の子どもたちの報告が上がっていたのだ。子どもたちにはいくつかの共通する特徴があった。全員が特殊な腸閉塞である腸重積（小腸が望遠鏡の筒のように折り込んで重なってしまい閉塞する）を起こしていたのだ。全員が最近ロタウイルスワクチンの接種を受けていて、ほとんどが生後二ヶ月だった（生後二ヶ月の乳児に腸重積は希だ）[39]。腸重積は医療的緊急事態だ。これを起こした子どもは小腸の深刻な出血や血流感染症を起こすことがある。どちらも命に関わる。

ＣＤＣは問題があることを知っていたので、一九九九年七月一六日に何が起こっているか調査が終わるまで、新しいロタウイルスワクチンの使用を一時的に見合わせた。調査には困難が予想された。ロタウイルスワクチンが利用できるようになる以前はアメリカでは毎年二〇〇〇人に一人の乳児が腸重積を起こしていた。そのほとんどが生後五ヶ月から九ヶ月の間だった。ＣＤＣセンター長のジェフ・コプランは、進行中のプロジェクトから人を引き抜き、数百ドルを費やして、二ヶ月の子で腸重積が見られる理由の解明がセンターの急務であることを示した。ＶＡＥＲＳにロタウイルスワクチンと腸重積に関連がある可能性が報告されてわずか数ヶ月後の一〇月にはコプランとＣＤＣの調査班は、両者に関連があることを突き止めた。新しいロタウイルスワクチンを受けた子どもたちは受けていない子どもよりも二五倍も腸重積になりやすかったのだ。ロタウイルスワクチンが腸重積を起こすことは明確だったが、病気になるリスクは一万回に一回と非常に低かった。[40] 同じ月にＣＤＣはワクチンの推奨を取り下げた。そして製造会社はワクチンの販売をやめた。もっと安全なロタウイルスワクチンが開発されるのはその後七年が過ぎてからだった。

最初に作られたロタウイルスワクチンが起こした重篤な副作用は、ＣＤＣのワクチン監視法にいくつかの見識を提供した。ＶＡＥＲＳへの報告が問題の徴候を素早く示し、ＣＤＣの職員が即座に動き、問題が実際に起こっているのかが判明するまでワクチン接種を中止して、問題が判明するやいなや推奨を取り下げた。これがワクチンに問題があるときに実際に起こることなのだ。バーバラ・ロー・フィッシャーはこれで安心できたはずだったが、そうはならなかった。

フィッシャーの監視下で認可され、そして大いなる怒りを買ったもう一つのワクチンは、子宮頸がんの原因だとわかっているヒトパピローマウイルス（ＨＰＶ）を予防するものだ。子宮頸がんは珍しくないガンで、毎年アメリカ人女性一万人がかかり、四〇〇〇人が死亡している。困ったことに約三〇の異なった系統のＨＰＶがガンの原因となっている。だが幸いワクチンに含まれている二系統で症例の七〇％を防ぐことができる。そしてＨＰＶは子宮頸がんの原因である唯一のウイルスで、他に子宮頸がんを引き起こすウイルスはない。だからHPVワクチンは人の命を救う目覚ましい進歩だった[41]。

HPVワクチンは新ワクチンだが、これを産みだした戦略は新しいものではない。これより二〇年前にB型肝炎ワクチンを作り出すのに使われた技術と同じもので作り出された。CDCが成人女性とティーンエイジの女子に推奨を始めた二〇〇六年までにHPVワクチンは七年間で三万人以上の女性でテストされた。注射部位の痛みと圧痛と、時折起こる失神の他にワクチンには深刻な副作用はみられなかった[42]。だが、HPVワクチンを打倒すると決意したバーバラ・ロー・フィッシャーは、またしてもこれは必要のないワクチンで製薬会社がデータをねじ曲げたと主張した。「メルクとFDAは認可前の治験について、人々に全てを公開していません」とフィッシャーは言った。「メルクの認可前と認可後の販売戦略はこのワクチンを一一、一二歳頃の子どもに大量に使用するのが良いのだというおとぎ話で、認可を受けるためのインチキ科学から話題をそらそうとするものでした[43]」

二ヶ月後、フィッシャーは主張の音量を上げた。「子宮頸がん予防など必要ないほとんどのアメリカ人に向けて、このワクチンを全員が使うべきだというのは、製薬会社の使った広報と販売戦略の中でも一番と言って良いくらい素晴らしいものです。これによって、メルクは医療史上最大と言っても良い利益を上げつつあります。かつてバイオックス（ロフェコキシブ）〔訳注：メルク社が販売していた非ステロイド性抗炎症薬（NSAIDs）。潰瘍を含む消化管障害リスクが少ない期待されたCOX-2阻害剤であったが、発売後心臓発作などのリスクが上昇することが知られ、二〇〇四年に発売中止となった。ロフェコキシブに関する一部の論文でゴーストライターが関与したことが知られている〕で私たちに死をもたらした大規模製薬業界の巨人は、ＦＤＡ、ＣＤＣ、公立学校担当職員、婦人科の教授、そしてヨーロッパ連合全部に、世界中の男女が生きていくためにはＨＰＶワクチンを購入して注射しなくてはならないと信じ込ませたのです[44]」。その後、フィッシャーは自分のブログでこのワクチンを「ふしだら注射[45]」、「浮気者のワクチン[46]」と呼んだ（七〇％の女性が最初の性交を経験してから五年以内にＨＰＶに感染しているので、バーバラ・ロー・フィッシャーは、アメリカの女性全体がふしだらで浮気者だと考えているのかもしれない[47]）。

ヒブ、肺炎球菌、Ｂ型肝炎のワクチンの時と同じように、フィッシャーはＨＰＶワクチンが慢性の重度障害を起こすと主張した。少女たちがワクチンのせいで麻痺し、死亡していると報告し、死亡原因は血栓による脳卒中や心臓麻痺だと言っていた。ＣＢＳの日曜午前中のワイドショー『サンデーモーニング』で、フィッシャーはコメンテーターのチャールズ・オズグッドと何百万というテレビ視聴者に「これは障害や死のリスクがある干渉です」と話した[48]。ＣＤＣの専門職は一般の人々に不安が広がるのに対応して、一万件以上のＶＡＥＲＳへの報告を分析してＨＰＶワクチンが問題を起こしているらしき（不運な最初のロタウイルスワクチンで見られたような）パターンがないかを検討した[49]。麻痺の報告を検討した結果「ＨＰＶワクチンによってギランバレー症候群（ＧＢＳは麻痺を起こす稀な病気）の発生率が少女や女性の間で人口あたりの一般的な自然発生率よりも増えているという徴候はない」との結論になった[50]。またワクチン接種後すぐに死亡した二七人のカルテを検証したが、ワクチンが原因だったと考えられるようなものは何もなかった。死亡原因は糖尿病の合併症や心臓病、ウイルス性感染症、細菌性髄膜炎、薬物過剰摂取、ピルが原因の血栓、てんかんがある人が発作を起こしたなどだった。HPVワクチン接種後の死亡数はワクチン使用開始前の人口あたりの死亡数と変わらなかった。フィッシャーは信じなかった。ブログに「ワクチン接種後の障害や死があるたびに医者や製薬会社の重役が〝偶然〟という弁明を演じるが、いいかげん古くさくて非科学的だ」「これほど長い間、この弁明で逃げ切ってきたのには驚嘆させられる」と書いている。[51]

フィッシャーのHPVワクチンについてのコメントで一番不誠実なものは、これでがんになるかもしれないというものだろう。「何人(の少女)が不妊やがん、遺伝子異常になるのだろう。メルクが製品の添付文書でこれらについては研究していないと認めているのだ[52]」。フィッシャーはHPV感染ががんに繋がることは知っていた。だからワクチンでもがんになるかもしれないと不安を煽ったのだ。だがHPVは、自らの遺伝子のうちの二つを子宮を覆う細胞の中に組み込むことでがんを起こす。HPVワクチンにはウイルスの遺伝子は含まれていないのでワクチンががんを引き起こすことは不可能だ。

二〇〇九年までにHPVワクチンは三〇〇〇万回以上接種され、深刻な影響は見られなかった。バーバラ・ロー・フィッシャーの警告を信じてHPVワクチンを打たない選択をした女性たちは接種した人たちよりも子宮頸がんになりやすいというリスクにさらされている。ありふれたこのウイルスに感染してから二〇年から二五年後にがんは始まる。

フィッシャーがメディアや親たちにワクチンの安全性についての現実的な問題を訴えるせっかくの機会を無駄にしたのは、このワクチンが慢性疾患を引き起こすという悪意ある主張でだけではない。残念ながら他にもたくさんあるのだ。

一九九五年、全ての子どもに水疱瘡ワクチンが推奨されたとき、フィッシャーは抗議した。「もちろん、子どもが白血病だったり、免疫システムが傷ついた状態だったりするなら、ワクチンを打つべきです。ですが、普通の子どもにとって、水疱瘡はたいした病気じゃありません[53]」。ワクチン開発以前、毎年、約一万人の子どもが水疱瘡で入院し七〇人が死亡していた。ほとんどの子どもはそれまで健康だった[54]。フィッシャーはまた「水疱瘡のワクチンで死亡率が高い大人の水疱瘡が増えることになる」と警告している[55]。二〇〇九年現在、水疱瘡ワクチンは一五年使われているが、大人でも子どもでも病気は九割減になっている[56]。

フィッシャーは集団免疫の考え方についてもけなしている。「もしワクチンが教えられるとおりに効果的なら」と彼女は言う「ワクチンを打った人はワクチンを打っていない人と一緒にいても何のリスクもないはず[57]」。これははっきり間違いで、一九九九年から二〇〇〇年にかけてのオランダの麻疹の流行についての研究で、麻疹ワクチンを全て終わっていてワクチン接種率が低いコミュニティに暮らしている子どもは、ワクチンを打たずにワクチン接種率が高いコミュニティで暮らしている子どもよりも高い感染のリスクにさらされていることがわかっている。[58] これはどんなワクチンも効果が一〇〇%ではないからで、病気にさらされることが多ければリスクも高まる。

フィッシャーはワクチンで予防できる病気は実際にはそんなに深刻なものではないと論じている。「私たちは病気がひどく恐ろしいと思い込んでしまっているのです。一九五〇年代、誰もが麻疹とおたふく風邪にかかっていました。普通の何でもない出来事でした」。[59] ワクチン開発以前は、アメリカでは毎年麻疹で一〇万人以上が入院し五〇〇人が死亡していた。[60] 麻疹にかかっても生きのびたバーバラ・ロー・フィッシャーと違って、病に倒れた人はここに出てきて体験談を話すことができないのだ。

フィッシャーは自然感染は予防接種より良いという自論も述べている。「インフルエンザを含む感染症を経験することは、人類の祖先が地球に登場して以来、人間の状態の一部でした」とブログにある。「なぜワクチン学者は人間の免疫システムがその経験を乗り越えられない、益を受けないと考えるべきだと言い張るのでしょう。一度もインフルエンザにかからない方が良いというエビデンスはどこにあるのでしょう?」。[61] インフルエンザワクチンが子どもたちに対して定期接種になる以前は、毎年一〇万人が入院し一〇〇人が死亡していた。二〇〇九年にH1N1（新型インフルエンザ）が流行したときには、死亡した子どもは一〇〇〇人以上にのぼった。[62]

バーバラ・ロー・フィッシャーの消し去ることがとても難しい遺産については、百日咳ワクチンの副作用で健康被害を受けたとされた子どもたちのてんかんと知的障害の本当の原因を突き止めたメルボルンの神経学者サミュエル・ベルコビッチのコメントが明らかにしてくれている。ベルコビッチは原因がわかったあとの親たちの反応を覚えている。「ほとんどの親はずっと罪の意識を感じていたので、もう感謝でいっぱいでした。親たちは医者や母子保健専門看護師のところへ行って、子どもを彼らに渡してワクチンを打ってもらっていました。自分たちのせいだと、近所の『ワクチンを打ったらダメよ』という女性の言うことを聞いていれば、子どもは健康だったのにと思っていたのです。そして、我々がそうじゃない、あなたのお子さんは妊娠中にナトリウムチャネルに異常が起きて、それを防ぐ手立てはなかった、こうなる運命だったのだというと、大きな大きな重荷を下ろしたように見えました。何十年も続いてきた罪悪感から解放されたのです(63)」

親たちに糖尿病、多発性硬化症、喘息、アレルギー、てんかん、知的障害、麻痺、自閉症がワクチンのせいで起こると話すことで、バーバラ・ロー・フィッシャーは、意図的にしろそうでないにしろ、子どもの病気の責任という重荷を親たちの肩の上に直接乗せていることになる。もしもワクチンさえ受けなかったら、こんな恐ろしいことは一つも起こらなかった。だがすでに遅い。できることは怒りをぶつけることだ。官僚主義の政府に、金が全ての製薬会社に、患者に冷たい医者に怒りをぶつけよう。ワクチンが慢性疾患の原因だと主張することで、フィッシャーは、罪悪感—怒り—非難のサイクルを作り出すことに一役買っている。

バーバラ・ロー・フィッシャーは、メディアにとっては避雷針であり、議会の聴聞会では圧倒的な声だ。ワクチンが子どもにとって危険ではないかと心配する親の声の代弁者といえばいつもバーバラだ。だが、どれだけ注目を集めようとも、どれだけ雑誌記事に登場し、どれだけテレビ・ラジオでインタビューを受けようとも、ワクチンが原因で慢性疾患になるというバーバラの心配を裏付ける研究は今もって登場していない。そしてフィッシャーの言動は真のワクチン問題と、地道な活動を続けるワクチン安全性運動のリーダーからメディアの関心をそらす結果も生んでいる。その大きな成果を産んだ男の名はジョン・サラモネという。(64)

サラモネは、ニューヨーク州北部のニューシティーで生まれた。最年少の議会法政管理官となったのはメリーランド大学で政治とジャーナリズムを学ぶ一九歳の学生だったときだ。その後、米国移民帰化局の議会問題を担当し、政府職員として一五年務めたあと、NPO全米イタリア系アメリカ人財団のトップとなった。

一九九〇年、ジョン・サラモネは妻キャシーと一緒に息子デイビッドを連れて予防接種を受けるために首都ワシントン郊外の小児科医院を訪れた。ワクチンの中にはアルバート・サビンの経口ポリオワクチンが含まれていた。二週間後、サラモネ夫妻は息子の様子がおかしいことに気がついた。「寝返りができなくなっていました」ジョンが言う。「頭を前後に動かすことしかできなくなっていたのです」[65]。デイビッド・サラモネは腰から下が完全に麻痺していたのだ。その後徐々に左足が動かせるようになったが、右足は不自由なままだった。医師たちが下肢装具を装着してくれたので、デイビッドは「酔っ払った船乗りのような」とジョンがいう足取りで歩くようになった[66]。デイビッドの症状の診断ははっきりしなかった。「お医者さんたちは当惑していました」とサラモネは話す。「正直な話、最近はポリオの専門家は非常に少ないので、誰もわからなかったのです。原因不明の神経障害というのが彼らの診断でした[67]」

デイビッドは重い下肢装具を装着して理学療法を始めた。「理学療法士がデイビッドが痛みを感じていることに気がつきました」サラモネは話している。「下肢麻痺ではあまりあることではありません。ですので、ジョージタウンのリューマチ専門医のところへ行くように言われて、(そこで)『幾つか検査をしましょう』と言われました。三歳になってはじめて、それまでずっと病気がちで、いつも抗生物質を飲んできて、ようやく(先天性免疫異常だと)診断されたのです(重度の免疫異常がある子どもたちは経口ポリオワクチンで麻痺を起こしやすい)。なぜいつもインフルエンザの症状のような状態で病気がちなのかが、ようやくわかりました。そして、点と点を繋げていって、ワクチンでポリオになったことが判明したのです」

サラモネはもっと安全なワクチンがあり（ジョナス・ソークのワクチン）アメリカでは使われていないが、スウェーデン、ノールウエイ、フィンランド、カナダの一部で使われてきて、ポリオの撲滅に成功していることを知った。なぜアメリカの保健衛生部門は副作用のないソークのワクチンではなく、ごくまれではあるが危険な副作用を起こすアルバート・サビンのワクチンを使うことにしたのか知りたいと、サラモネは考えた。そこでジョン・サラモネはワクチン安全性活動家になり、「ワクチン原因ポリオに反対する知識のある親たち」（ＩＰＡＶ）という組織を立ち上げた。

「最初に感じるのは罪の意識です」サラモネは記憶をたどる。「自分に向かって『私がこの子を医者に連れて行ってポリオにさせた』と言わなければならないからです。それから、もう一種類のポリオワクチンがあることを知って、怒りを感じ、取り乱しました。そこで自分に向かって言いました。『なぜあちらをみんなに接種しないのか？　試してみてもいいんじゃないか？』それから毎年少なくない数の子どもがワクチンでポリオになることを知って、そういった人たちを少しずつ探していき、家族と連絡を取りはじめました。そうする間にも自分の選挙区の議員やホワイトハウス、その他手紙を送れそうな人全員に手紙を書きましたが、全く反応がありませんでした。まるで毎年ワクチンでポリオになる子どもが一〇人ぐらいなら、全国民に予防接種をする代償としてしかたないと言われているようでした」

風向きが変わったのは一九九三年、サラモネが米国医学研究所（ＩＯＭ）で講演するように招かれたときだった。ジョンは事の次第を良く覚えている。「まず気がついたのは共同通信が私の話を記事にしてたことです。その記事を読む間もないうちに新聞各社から電話がかかってきました。あるとき、私はイタリアに行っていたのですが、知人が電話してきて、『ワシントンポスト』紙の（別刷りの）医療保健セクションの一面に私とデイビッドの写真が出ていて、全部がポリオの話だよと言いました」

サラモネは政策を変えようとするならＣＤＣの諮問機関である予防接種実施諮問委員会（ＡＣＩＰ）を説得しなければならないことを知っていた。「（その記事以降）政策を変革しようと思ったらＡＣＩＰとＣＤＣの担当者を説得しなければならないと決心しました」サラモネは記憶をたどって話す。ＡＣＩＰでポリオが議題になっているときにはジョン・サラモネは必ず出席した。米国小児医師会の総会にもサラモネは毎年ブースを出して、ワクチンで麻痺した子どもたちと一緒にブースに座った。統計上の数字が実際に生きている個人であることを訴えたのだ。いつも人に敬意をはらい、発言は明瞭で情熱を秘めたサラモネは説得力のある人物だった。一九九八年になるとＡＣＩＰは不活性ポリオワクチンを採用したので、弱毒化生ワクチンを原因とする麻痺は消え去った。ジョン・サラモネの活動がなければ、この変更はなかっただろう〔訳注：日本でも二〇一二年に生ワクチンから不活性ワクチンへ切り替えられている〕。

二〇〇八年、全米イタリア系アメリカ人財団での二五年間の仕事からジョン・サラモネは引退した。

現在は妻のキャシーとバージニア州マウント・ホーリーで暮らしている。「私はラッキーだったんですよ」とジョンは思い出を語る。「大学はジャーナリズム専攻で、議会の仕事をしていました。もし神様を信じているのなら、神様はワクチンでポリオになる息子を授かるのに最適の家庭を選ばれたんです。なぜなら私にはものを書く能力とワシントンでの人脈の両方があったのですから」サラモネはワクチンについての活動が成功したのには二つの要因があったと言う。「家族会を組織したことと、メディアを巻き込んだことです。もしもメディアが取り上げなかったら、委員会で訴える機会を持つことはできなかったでしょう」

ジョン・サラモネとバーバラ・ロー・フィッシャーにはいくつもの共通点がある。二人とも情熱的な活動家で、筆が立ち、弁舌は鋭い。メディアに強いコネが有り、議会の委員会で主張を述べる機会を得た。だが、サラモネの関心事には科学的な裏付けがあったが、フィッシャーの主張にはなかった。「(フィッシャーの団体が) 資料を送ってきましたが、ゴミ箱に放り込みました」とサラモネは言う。「科学的にダメなものを頼りに進むことはできないと私は思うのです。科学的な裏付けなしに特定の副作用をワクチンのせいにして公の場に出ていくのは無謀だといえるでしょう。ダメな科学とダメな情報を使ってワクチンを攻撃するのは無謀で無責任以外の何者でもありません」

皮肉なことに、サラモネはバーバラ・ロー・フィッシャーの団体が政策を変えようとする自分の努力を邪魔していることに気づいた。サラモネは米国小児医師会総会に出したブースで、しばしば怒った医師たちと対面することになった。「正直、医師たちの反応は褒められたものではありませんでした。一番の問題はワクチン被害について話そうとすると、即座に反ワクチンとレッテルを貼られてしまうことでした。（怒っている医師たちは）私をフィッシャーと同じカテゴリー、つまりワクチン安全性よりも大きな目的であるワクチン廃止ないしは縮小を目指している団体と同じように考えたのです。フィッシャーとは反対に、私はワクチン賛成派です。でも私はワクチン安全性賛成派です。ワクチンで死んだ人よりもずっと多くの大人と子どもがワクチンで救われたことを知っている程度には歴史の知識があります」

ジョン・サラモネとバーバラ・ロー・フィッシャーは二人ともワクチン安全性活動家だが、核心となる信条は異なっている。第一にバーバラ・ロー・フィッシャーは医師を信頼していない。この不信はバーバラが医者が百日咳ワクチンの危険な副作用についてウソをついた、――少なくとも無視した――と感じたときに生まれている。忘れることができない不信感だ。エリート詐欺師が医師のイメージになっている。『闇の注射』でフィッシャーは医者について、シェイクスピアの『尺には尺を』を引用している。

けれど人間は、傲慢な人間は
つかの間の小さな権威をかさに着て、
自分の本質がガラスのように脆いということも知らず、
まるで怒ったサルのように、
天に向かって奇怪な道化を演じ、
天使たちを泣かせています。[68]

（松岡和子訳『尺には尺を』ちくま文庫　二〇一六年）

時がたつにつれ、フィッシャーの医者と科学者、公衆衛生部門に対する怒りは大きくなるばかりで「政府公衆衛生部門と医師は母親と父親が子どもの脳にダメージを与え、命を奪う、危険なワクチンを黙って受け入れると本当に考えているのですか？　国民が自分たちがこんなにたくさんの罪もない子どもたちにやったことの真実を知ったとき、名前についている肩書きが自分たちを守ってくれると思っているのですか？」と専門家たちの欺瞞を追求した。[69]

また彼女は専門家が思いやりを持っていないと糾弾した。「医療の〝専門家〟も間違うし、権力、お金、名声への欲求に支配されます。こどもの何人かは他人のために犠牲になると決めつけて、ひとりひとりの子どもの価値を計らないという間違いが、高学歴の親たちの多くが集団予防接種システムとそれを運用する人と人へに対して持つ不信感の根っこのところにあるのです[70]」

そして彼らをナチスドイツの医師たちにたとえる。「第二次世界大戦前のドイツで何が起こったか思い出すのは簡単です。医師たちは公衆衛生と社会福祉を脅かすと考えられるものを殺すことを法的に許されていました。私たちは障害のある新生児だけではなく、ワクチンの副作用で生涯、長期的な介護を受けなければならない子どもたちを含む障害児や障害者も殺せるようになる時代に向けて準備しているのでしょうか?[71]」

ジョン・サラモネも、医師たちを糾弾したくなっても無理はなかった。息子が経口ポリオワクチンを飲んだとき、永続的な麻痺が起こる可能性があることは誰も話してくれなかった。だが、サラモネは医師を邪悪だと考えなかった。それよりもソークのワクチンではなく、サビンのワクチンを選ぶのは非論理的で危険だと医師たちを納得させられると確信していた。医師たちも人間で、人として考え行動するだろう、だから論理的に訴えかければ理性的な反応がかえってくるだろうと信じた。それは正しかった。医師も政治家もサラモネの理性的な主張を尊重するようになった。保健社会福祉省の長官はサラモネに小児ワクチン諮問委員会の委員となるように要請し、後に、かつてサラモネがワクチンの変更を懇願したACIPの委員となるようにも要請した。

これと対照的に、バーバラ・ロー・フィッシャーは、自分の疑問に答えようと数百万ドルを使って研究をした研究者に敬意をはらうどころか彼らを侮辱した。自分の主張を裏付けない研究は価値がないと、それどころか、捏造だとまで信じていた。「ワクチンによって引き起こされた身体の炎症の関連性を否定しようとする者は、通常、古い医療記録を検証する後ろ向き症例対照〝研究〟を使う」とバーバラはブログに書いている。「鉛筆と電卓を使ってワクチンと慢性疾患の因果関係を否定するのは、実際に生きている患者を診察するよりも簡単なのだ。それまで健康だった人々にワクチン接種後、免疫と脳の機能異常が始まることを、ただの偶然だと帳消しにしようとする事務屋の哀れな試みは消えることがない罪だ。被害が出たことを認めるにはプライドが高過ぎる医師たちに人生を台無しにされた人々は、医師たちが罰を逃れることを許さない[72]」。フィッシャーの怒りはブログ記事に限られていたわけではない。二〇〇二年七月、親たちと公衆衛生専門職員、医師製薬会社代表などとの会議でフィッシャーは出席者を非難した。ある出席者の記憶では「会議の最終日、イベントの企画責任者だったロジャー・ベルニエが出席者全員に向かって、ここに集まった我々全員がワクチンの安全性問題に取り組むための共同計画開発に参加していることがどれほど重要かと話していました。ロジャーが会議の重要さについて語り、出席者を賞賛し、我々は全員がこの計画を前に進めることに賛同し、取り組もうとしていると言うまでは無事に済んでいました。次の発言者はフィッシャーでした。バーバラは怒りまくっていました。ロジャーに反論して『私たちは危機に直面しています。この計画を推し進めなければ、流血の惨事になります。政府の聴聞会も増えます。掛けてもいい！　メディアの報道も激増します。間違いなく！』[73]と言いました」

一九八〇年代前半、バーバラ・ロー・フィッシャーは人身被害弁護士が百日咳ワクチン副作用の被害者だという人々を代理して数百万単位の和解金や補償金を勝ち取るのを見てきた。科学の場ではなく、法廷ではフィッシャーの主張に同情的な人々もいた。だが、一九八六年に連邦小児ワクチン障害法が成立すると親たちは特別法廷に申し立てをしなくてはならなくなった。二〇〇九年にこの特別法廷は真価を試されることになる。ワクチン活動家たちと弁護士たちは数百万ドル単位の補償金を求めた。次の大きな賭になるはずだった。今回の病気はてんかんや知的障害や学習障害ではなかった。自閉症だ。百日咳ワクチン訴訟の成功の再現になるのは間違いないと思われた。

第六章　正義

ヤツは作り話に次ぐ作り話を持ってきて、俺たちは全部紙面に載せちまった。なぜかって、ヤツがおもしろかったからだ。防ぐ術なんかない。わかってるだろ？

チャック・レーン『ニュースの天才』

二〇〇九年二月一二日、ワクチン健康被害補償制度（ＶＩＣＰ）が下したある評価は、世界的なニュースになった。ＶＩＣＰは、数年にわたって五〇〇〇件を越えるワクチンが子どもを自閉症にしたと主張する親たちの訴えを検討してきた。この総括的自閉症訴訟と命名された裁判は異例なものだった。ワクチン審判で集団訴訟に匹敵するほどの多数の訴訟を扱ったのはこれまでに一度しかない。勝訴なら、この訴訟が一度はワクチンを救った制度の息の根を止めかねなかった。この評決はきわめて重要で、それはこのプログラムの将来を決めてしまう瞬間だった。

そして誰もが驚く判決が下された。

プログラム開始以来二〇年間、ＶＩＣＰは補償金について寛大だった。原告が補償金を勝ち取る方法は幾つかある。まず訴えが妥当だと判断されれば良い。例えばアルバート・サビンの経口ポリオワクチンで麻痺が起こった子どもには、どの子にも即座に補償金が出た。（自閉症など）障害が妥当だと判断されなかった場合は、特別主事と呼ばれる連邦に任命された判事がワクチン法廷（連邦請求裁判所特別主事局の俗称）で審理する。却下となった場合もさらに三つの手段が残されている。まず原告は連邦請求裁判所に訴えることができる。そこで敗訴したら、連邦巡回控訴裁判所に控訴することができる。そこでも敗訴したら州裁判所にワクチン製造会社を上告することができる。

ＶＩＣＰが補償金にあてる予算はワクチン一回ごとの連邦消費税が財源となっていたが、何年にもわたって膨れあがる一方だった。二〇〇九年にはプログラムは二〇億ドルの財源を持ち、保証金額の平均は九〇万ドルだった。[1]

ワクチン法廷は特異な場所だ。一九八八年に補償金を払い始めた頃は、補償の交渉は比較的ゆるく、ワクチンが原因ではない障害にも補償金を支払っていた。例えば、一九九二年には実際には子どもが発作を起こすことが知られている遺伝子異常疾患のレット症候群であったにもかかわらず、ＤＴＰがてんかんを引き起こしたと認めている。[2] ここはまた乳幼児突然死症候群（ＳＩＤＳ）で子どもが死亡した親に対しても、ワクチンが原因ではないことが研究で明らかになっているにもかかわらず、機械的に補償金を支払っていた。[3] もっと奇妙な補償金もあった。ＤＴＰ接種後に子どもが泣いたり苛ついたり眠らなかったりしたのが注意集中障害に繋がる脳の傷害の証拠だと主張して補償金を勝ち取った原告もいた。[4]ある弁護士は後に少なくともDTPに対する主張の少なくとも一／三は妥当ではなかったと認めている。[5]ワクチン法廷のお祭り騒ぎのような雰囲気の一番良い例は狂犬病の注射後に飼い犬が前よりも馬鹿になってしまったと主張した原告かもしれない。[6]

一九九五年に全てが変わった。VICPのワクチン傷害補償交渉は厳しくなり、医療界は拍手喝采した。もう親たちはワクチンが原因の永続的な脳障害だと主張して、あるいは乳幼児突然死症候群、遺伝子異常とわかっているものについて補償金を勝ち取ることはできなくなった。[7]このプログラムの創設を支援したバーバラ・ロー・フィッシャーはこの変化に立腹した。「私たちが〝こどもたちのためのわかりやすい正義〟だと聞かされていた連邦補償制度は残酷な冗談のようになってしまった[8]」。フィッシャーは心配する必要はなかった。理解しがたい判決は、まだ始まったばかりだったのだ。

まずはマーガレット・アルゼンの奇妙な訴訟だ。風とA型肝炎ワクチンを受けた。二週間後、頭痛と目のかすみに悩まされるようになった。病院でのいくつもの検査の結果、アルゼンは多発性硬化症に似た病気だと診断された。[9]アルゼンの訴訟がVICPで審理に入るまでには症状がワクチンによるものではないという十分な証拠が揃っていた。[10]そのため特別主事はアルゼンの補償金請求を却下した。だが連邦巡回控訴裁判所の判事は賛同しなかった。

判事たちは、原告の弁護士がワクチンが病気を起こす仕組みについての仮説を提出し、原因と結果の論理的順序を提出し、二つの出来事が時間的に結びついていたことを示せば（補償を受けるに）十分だったはずだと反論した。原告の弁護士は疫学的、生物学的証拠を示す必要はなかったし、病気がワクチン接種の後に起こり、ワクチンが原因となり得るという仮説を示すだけで良いというのだ。なんという手抜き。

次はカピッツァーノについての判決だ。一九九八年五月三日、ローズ・カピッツァーノは二回目のB型肝炎ワクチンを接種した。その後発疹が出て、関節がこわばって痛むようになった。後に医者は関節リウマチと診断した。[11] またしてもB型肝炎ワクチンで関節リウマチになったという証拠はなかった。[12] そこで特別主事は訴えを却下した。だがマーガレット・アルゼンの訴訟と同じように、連邦巡回控訴裁判所がこの判決を覆した。控訴裁判所の判事は、カピッツァーノの主治医がワクチンのせいで関節炎になったと信じていることに注意を向けた。それだけで十分な証拠だとして「医療記録と医療専門家の意見証言はワクチン訴訟では優遇される。治療をする医師は論理的な原因と結果の時系列からワクチンが傷害の原因であったかを判断するのに最適の立場にある」と判決を下した。この判決によれば治療をする医師の意見は医学的なコンセンサスより強く、疫学的、生物学的証拠の重みをものともせず、数十年にわたって蓄積された臨床経験よりも重要だということになる。つまり、一人の医師の意見で全てをひっくり返すことも可能なのだ。

アルゼンとカピッツァーノの判決によって、数々の困惑させられるような判断への扉が開かれた。二〇〇一年から二〇〇八年の間にワクチン法廷はB型肝炎ワクチン[13]とヒブワクチン[14]で麻痺が起こったことを認め、MMR（麻疹・おたふく風邪・風疹混合ワクチン）がてんかん[15]と線維筋痛症[16]（原因不明の筋肉の痛みと疲労感を症状とする病気）を引き起こし、B型肝炎ワクチンがギランバレー症候群を起こし[17]、風疹ワクチンで慢性関節炎が起こることを認めた。[18] ワクチンが原因ではないことを示す大量の証拠があったにも関わらず、これらに補償金が支払われた。[19] だが、ドロシー・ワーダリッシュに関する判決ほど、非論理的で根拠薄弱でプログラムの実行可能性を懸念している人々にとってやっかいなものはないだろう。

一九九二年一一月一一日、三三才の看護師ワーダリッシュは第一回目のB型肝炎ワクチンを打った。一ヶ月後、二回目を打った直後に左半身の感覚が鈍くなり、片目の視力を失った。一九九三年二月二日、ドロシーはいくつもの検査の結果、多発性硬化症と診断された。二〇〇六年五月二六日、特別主事はドロシー・ワーダリッシュの多発性硬化症はB型肝炎ワクチンで起きたと認めた。[20] B型肝炎ワクチンが多発性硬化症を引き起こすという見解には科学的な裏付けはない。一つにはワクチンに含まれるウイルスのタンパク質（B型肝炎表面タンパク質）と自然感染時に血液中から検出されるウイルスのタンパク質が全く同じだということがある。ということは、ワクチンが原因で起こる病気は、自然感染でも起こるはずだ。だがB型肝炎ウイルスに感染した人の方が一般の人よりも多発性硬化症になる人が多い訳ではない。むしろ少ないのだ。[21]『ニューイングランド・ジャーナル・オブ・メディシン』に掲載されたハーバード大学公衆衛生大学院とモントリオールのマギル大学による数万人を対象とした二つの大規模な疫学調査でも関連は発見されていない。[22] 特別主事がドロシー・ワーダリッシュの多発性硬化症の原因はB型肝炎ワクチンだと判決を下したときにはこの二つの研究はすでに発表済みだった。

ワクチン—自閉症訴訟がどうなるかと心配している人たちはアルゼン、カッピツァーノ、ワーダリッシュを優遇した判断を見て恐怖を覚えた。

フィラデルフィア小児病院の病理学教授ルーシー・ローク゠アダムスはワクチン被害補償プログラムの舞台裏について話してくれる最適任者かもしれない。子どもの死因がワクチンに関連づけられるたびにローク゠アダムスはその脳を調べている。以下の注目すべき話に見られるように、ルーシーはVIPCで非常に変わった役目を果たしている。

ローク゠アダムスはトルコでの迫害を危うく逃れてきたアルメニア移民の子どもで五人兄弟の末娘だ。生まれ育ちはミネソタ州セントポールだが両親はアルメニア語しか話さない。「小学校付属の幼稚園に入園したとき、英語が話せなくて教室の外廊下にあるブランコに座って泣いた」記憶があるそうだ。

一九四七年から一九五七年の間に、ローク＝アダムスはミネソタ大学で文学士、心理学修士、医学理学士、医学博士を取得した。医学大学院修了後、フィラデルフィアで研修医になった。ここでルーシーは自分のキャリアコースを変えてしまう科学者に出会ったのだ。「フィラデルフィア総合病院の病理学部長はウィリアム・エーリックでした。エーリック先生はルドウィック・アショフの弟子で、アショフはフレデリック・ダニエル・フォン・レックリングハウゼンの弟子。レックリングハウゼンは病理学の父ルドルフ・ウィルヒョーの薫陶を受けました。だから私は自分は科学的にはウィルヒョーの玄孫弟子（やしゃごでし）だと言っているんです(23)」（ここに名が上がったドイツの伝説的な病理学者は全員が医学用語に名を残している）

ローク＝アダムスは以来四〇年間現場で研究を続け、世界でも第一級の小児神経病理学者であるとの評価を受け、世界中の研究者仲間から頼りにされている。アルバート・アインシュタインが死んだときには、研究用に脳の一部を受け取った。ワクチン法廷で被告側弁護団がローク＝アダムスをたびたび専門家証人として呼ぶのは、その徹底した専門的厳密さを買ってのことである。

ローク＝アダムスは今までにワクチン接種後、または説明不能のてんかん発作で死亡して脳生検が必要となった三三人の子どもの脳を調べている。ワクチンが原因だと言えるケースにはまだ遭遇していない。「私が見つけたのは様々な異常と子どもの症状を説明できる種々の病気です」ローク＝アダムスは子どもが奇形、動脈変性疾患、血管性障害、感染症などで死亡したことを見つけ出した。窒息事故や虐待もあった。「なので結論としては、科学的評価、そして病理学的評価においてワクチンに原因があるとみなせるような証拠はないのです」とローク＝アダムスは言う。[24] だがそうした専門家としての見解にも関わらず、しかもその見解を法廷で説得力のあるしっかりした考証で裏付けしながら述べたにも関わらず、原告が有利になることがたびたびあった。そして原告側の勝利の先頭に立つ専門家が神経病理学の専門家を自称する男、ジョン・シェーンだった。ローク＝アダムスによればシェーンはこの分野で特に専門的な訓練も受けていなければ業績もないという。

シェーンはフィラデルフィアの北方にあるリーハイ・バレー市民病院の病理部長だった。「ジョン・シェーンはリーハイ・バレー病院で四〇年か四五年間、すべての神経病理学関係の事項について責任を持つ立場だったので、神経病理学の専門家だということで裁判の証人になったのです」とローク＝アダムスは言う。「乳幼児の脳についての知識はひいき目にみても概略がわかっている程度です。例えば、彼は炎症性のリンパ球細胞と乳児の脳に存在するリンパ球に似ているものの実は未発達の神経細胞である細胞を見分けることができません。シェーンがワクチンで起こった脳炎だと証言した（症例）は、実際の脳は全く正常でした。残念なことに訴えを審理した特別主事はこのバカバカしい証言を信じてしまったのです」[25]。ジョン・シェーンが炎症性の細胞と混同した細胞は「原始神経系外胚葉細胞」というタイプの細胞で、ローク＝アダムスはシェーンと異なり、詳しい論文を書いている。[26]

ローク＝アダムスはシェーンが乳児の脳を査定する専門性があるかどうか疑わしいとして、もう一つの例を上げた「シェーンはワクチンのウイルスがミエリン（髄鞘）を傷付け、脱髄疾患を起こしたと主張していました」だが、これは不可能なことだった。「神経システムは出生時には発達途中で、ミエリン形成が終わっているとはとても言える状態ではありません」ローク＝アダムスは言う。「（だから）人間の新生児は仔牛や仔馬のように子宮から飛び出して産室を駆け回ったりしないのです。ミエリン形成が完了するのは幼児期に入ってからですが、生後一二ヶ月から一八ヶ月になるとかなり発達して赤ん坊は這ったり歩き始めたりできるようになります。ですが生後六ヶ月では脳のごく一部にしかミエリンがありません。ミエリンがほとんどないか、まったくなければ、脱髄疾患を起こすことはできません。一才以下の子どもに脱鞘疾患がほとんど認められないのはこのためです」（ローク＝アダムスは、画期的で良く引用される『新生児のミエリン形成』という本を執筆しているので、この問題を語るのにはうってつけだ）[27]

シェーンの問題は神経病理学の専門性を欠くことだけではなかった。シェーンの友人にジョン・カロリーという弁護士がいたが、彼はシェーンに自分の兄ピーターと妻が飛行機事故で亡くなったあとに作った遺言書に証人として署名するように頼んだ。カロリーは兄の数百万ドルはある遺産の一部が欲しかったのだ。そこでシェーンはピーターの偽造署名に連署した。あいにくピーター・カロリーはすでに遺言書を作って記録していた。二〇〇八年九月二五日、ジョン・カロリー・Ｊｒとジョン・

シェーンは連邦地裁で刑事告訴された。[28] ローリー・マギッド連邦検事によれば「被告はピーター・カロリーとローレン・アングスタットの悲劇的な死から違法に利益を得ようと共謀して遺言書を偽造する詐欺的な計画を立てた。彼らの行動は違法なだけではなく、被害者の真の意思を損なうものだった」。[29] 六ヶ月後、カロリーは五〇万ドルの脱税を計った罪に問われた。司法取引には亡き兄の遺産相続放棄が含まれていて、カロリーとシェーンへの起訴は取り下げになった。[30]

ジョン・シェーンのような専門性と良心が疑わしい専門家証人という物語は総括的自閉症訴訟でも繰り返されることになる。

ワクチンで自閉症が起こるのではないかと最初に主張したひとりがバーバラ・ロー・フィッシャーだった。『闇の注射』の中に「アメリカの赤ちゃんたちが打つように言われている予防接種の数が増えるにつれ、自閉症を含む慢性の免疫及び神経障害の報告が増えています」と書いている。[31] 当時はフィッシャーの主張はほとんど支持されず、賛同した親もいないに等しかった。だが、英国の医師がそう言ったとたんに全てが変わった。

一九八八年、ロンドンの権威あるロイヤル・フリー病院で働く外科医アンドリュー・ウェイクフィールドが定評のある医学論文誌『ランセット』に論文を発表した。論文は「小児における回腸リンパ節過形成、非特異性大腸炎、広汎性発達障害」(Ileal-lymphoid-nodular hyperplasia, non-specific colitis, and pervasive developmental disorder in children）という長い題名で、八名の自閉症の子どもの症例を報告していた[32]。ウェイクフィールドは全部の子どもがMMRの接種を受けていて、全部が腸に炎症を起こしていたと主張している。この論文でウェイクフィールドは自閉症が発症する一連の出来事を提示している。麻疹ワクチンが腸に達して炎症を起こす。一度炎症が起こると腸は漏れやすくなり、有害なタンパク質が血液中に入る（訳注：この炎症などで腸が漏れやすくなるという説はリーキーガット症候群と呼ばれ、代替医療関係者の間で体調不良や様々な疾患の原因とされるが、科学的な根拠はない）。それらが血流に乗って脳に届き、自閉症を起こすという。

ウェイクフィールドの論文の影響で、多くの親がMMRを放棄した。百日咳とMMR、二つのワクチン忌避がどちらも英国で始まったことは興味深い。「メディアの責任が大きいと考えています」と英国予防接種局の局長、ディビッド・ソールズベリーは言う。「（アメリカには）全国で読まれている新聞が三つあります。『ニューヨークタイムズ』、『ウォールストリート・ジャーナル』、『USAトゥデイ』。その他は地方紙です。しかし、イギリスには全国紙が少なくとも一五紙はあります。ですからジャーナリストは多数の新聞で細かく分割された読者を対象に売り上げを競うようになります。そのため読者を掴もうと芝居がかった過激な報道に走りがちになるのでしょう」。ソールズベリーは百日咳ワクチン忌避とMMR忌避にはもう一つ共通点があると見ている。「MMRを打ちましょうと言われている若い母親たちは、百日咳ワクチンを忌避した母親たちの娘なのです。なのでMMR問題では祖母たちも重要人物なんですよ[33]」

予想通り英国とアイルランド全域で麻疹の流行が起こり、数百人が入院し、四人が死亡した。[34] アメリカでは一〇万人の子どもの親がワクチンを受けないと決めた。[35] ウェイクフィールドの論文が引き起こした世界的なパニックで研究者たちは論文をさらに詳しく検討した。

自閉症の子どもの腸に麻疹ワクチンのウイルスが多いわけではなかった。[36] また、腸に炎症を起こしていることが多いわけでもなかった。[37] さらに、MMRの接種を受けた子どもの血流で脳に損傷を起こすタンパク質を確認したものは誰もいなかった。[38] 最後に、複数の国で研究をしている一二の異なる研究チームが多数のMMRを接種した子どもと接種していない子どもについて検証したところ、自閉症のリスクはどちらも同じだった。[39] 科学者にとってはMMRが自閉症を引き起こすのではないかという心配はこれらの研究によって終わりを告げた。

研究結果を追認できた者が誰もいなかったので、ウェイクフィールドは同僚たちからの信頼を失ってしまった。そして、さらなる辱めを体験することになった。ロンドンの『サンデータイムズ』の記者ブライアン・ディアーがウェイクフィールドの論文に取り上げられた八人の子どものうち五人の両親が、MMRが自閉症を起こしたと主張して製薬会社を訴えているところだったのだ。ディアーはさらに、この子どもたちを代表している人身被害弁護士であるリチャード・バーがウェイクフィールドに研究をする見返りとして四四万ポンド（約八〇万ドル）を渡していたことも見つけ出した。これは医学雑誌を使って法的な主張をロンダリングする行為だと言って良かった。[40] この金のことが判明すると、ウェイクフィールドの論文の共著者たちは一三人中一〇人が論文から正式に名前を削った。MMR自閉症原因説とは距離を置いたのである。[41]

最後にウェイクフィールドの元同僚だったニコラス・チャドウィックがウェイクフィールドは検査結果が間違っていることを知りながら、自閉症の子どもの脊髄液から麻疹ウイルスが検出されたと発表したと証言した。[42] ウェイクフィールドはその後英国を離れ、自閉症の子どもたちに様々な「治療」を提供するテキサス州オースチンのソートフルハウス（現在は改名してジョンソン小児健康発達センター）というクリニックに拠点を移した。

ウェイクフィールドの興亡の間、バーバラ・ロー・フィッシャーはずっと彼の支援を続けた。

二〇〇〇年に、生物学的、疫学的研究がウェイクフィールドの仮説を論破したあと、そして、イギリスとアイルランドの麻疹流行で、MMRを恐れた親が予防接種を受けさせなかったために四人の子どもが死亡したあとに、バーバラ・ロー・フィッシャーの全米ワクチン情報センターはアンドリュー・ウェイクフィールドに「科学の勇気賞」を授けたのだ。[43]

二〇〇二年、クリーステン・マドセンの研究チームがデンマークの子どもたちを対象にした大規模で入念な研究ではMMRと自閉症には関連が見られないという結果を医学論文誌『ニューイングランド・ジャーナル・オブ・メディシン』に発表したあとでもバーバラ・ロー・フィッシャーはこれを信じるのを拒絶した。「完璧に問題なく過ごしていたのにワクチンを打ったあとに退行し始めた子どもの親にとってこれですべてが解決じゃないわ。科学と医学の否定の壁に人々の体験が立ち向かうのです」[44]〔訳注：DTPワクチン接種時期がドラベ症候群の発症時期（生後六ヶ月）と重なるように、自閉スペクトラム障害の症状が明らかになる時期はMMR接種時期（一歳頃）と重なる〕

二〇〇四年にウェイクフィールドの仮説は科学的エビデンスによって、はっきりと論破されていると医学研究院（IOM）が結論を出したあと、フィッシャーはまたも不正があると発言した。「この報告は政治的な免疫学を本物の科学だと装ったものです」というのだ。「これでIOMは政府の政策と業界の利益に影響されない客観的な科学的分析ができる独立機関だという評価を無にする方向に一歩近づいたのです」[45]。糖尿病と多発性硬化症の時と同じように、バーバラ・ロー・フィッシャーはワクチンの無罪を証明する科学的研究を、真実を隠すための国際的な陰謀以外の何物でもないとして信じることを拒絶したのだった。

二〇一〇年一月、英国の医療総合評議会（GMC）はウェイクフィールドに対して、子どもたちへの脊椎穿刺、内視鏡検査、腸生検の時に「冷淡な無視」をもって行動したこと、また息子の誕生パーティで子どもたちの血液の対価として五ポンドを払い医療専門職の「評判を落とした」こと、研究論文について倫理審査委員会の承認を得なかったことで「責任ある顧問医師としての責務を果たさなかった」と評価したときにも、バーバラ・ロー・フィッシャーはウェイクフィールドの肩を持ち続けた[46]。「GMCの異端審問の真の目的は拷問台に掛けられ有罪とされた三人の医師に関することではないのです」とバーバラは書いている。「いつもどおりワクチン科学と政策がどの点から見ても無罪だと宣言することが、そして若い医師たちにワクチンリスクを調査したり、話したりするのを考え直して口を閉じ、賢く国家に敬礼をしろとの恐ろしい警告を生み出すことこそが、目的なのです[47]」

一週間後、『ランセット』が正式にウェイクフィールドの論文を取り下げたとき、フィッシャーは反撃に出た[48]。通常、ダメな科学はうやむやなって消えてしまい、正式の取り下げに至ることはまずない。学術論文誌の編集者は改竄や偽造があるか、事実を曲げて伝えたと考えられる研究論文だけを取り下げる。だが、フィッシャーの目に映ったのは陰謀だった。「(取り下げは)広く科学界に恐れ知らずにもワクチンと自閉症の繋がりを調査するときは自分の研究者生命をかけてやりなさいというシグナルを送っているのです[49]」バーバラ・ロー・フィッシャーはウェイクフィールド以前に多数の科学者が、専門家としてのキャリアを危険にさらすことなく、ワクチンによる稀だが悲劇的な結果であると証明する論文を発表していることには触れていない。例えば黄熱病ワクチンがB型肝炎ウイルスで汚染されていることを示したウイリアム・ソーヤー[50]。ポリオワクチンが正しく無毒化されていなかったために子どもが麻痺して死んでいることを示したメイル・ナサンソン[51]。初期のロタウイルスワクチンが腸重積を起こし、一人が死亡していることを指摘したトルード・マーフィー[52]。科学者と政府の公衆衛生専門職員はウェイクフィールドがワクチンは絶対安全であるという信仰に挑戦したから追放したのではない。ウェイクフィールドが間違っていたから、はっきりと疑いの余地なく間違っていたからなのだ。

二〇一〇年二月一八日、『ランセット』の論文取り下げで汚名を被ったアンドリュー・ウェイクフィールドはソートフルハウスの科学部長の職を辞任した。[53] 二ヶ月後、GMCがウェイクフィールドの名を医籍登録から消した。これでイギリスでの医師としての診療活動は不可能になった。[54]

ウェイクフィールドがMMRで自閉症になると仮説を提示してから一年後、ワクチン自閉症説の内容が変化した。一九九九年、米国小児科学会とCDCが小児用ワクチンに含まれる水銀が多すぎるかもしれないと心配し、製薬会社にチメロサールという水銀を含む防腐剤を入れないようにと呼びかけた。[55] これが恐怖にかられて早急に行われたように見えたため、ワクチンに含まれる水銀が原因で自閉症が起こると考える団体がいくつも現れた。「セイフマインズ」(SafeMinds)、「水銀に反対する母の会」(Moms Against Mercury)、「ジェネレーションレスキュー」(Generation Rescue)、「自閉症行動連合」(Autism Action Coalition) などだ。今や親たちはMMRに脅えるだけではなく、チメロサールが入ったワクチン全てを怖がるようになってしまった。

これを受けて、再び学界と政府の公衆衛生界隈がチメロサール入りワクチンを受けた子と受けなかった子の自閉症リスクを検証する六つの大規模な疫学研究を行った。その結果は再現性があり、しかも明白だった。チメロサールでは自閉症にならない[56]。これらの研究と矛盾せず、二〇〇一年の春に月齢の低い乳児向けのすべてのワクチンからチメロサールが除かれたあとも、自閉症の出現率は上がり続けている[57]。

MMRやチメロサールは自閉症を起こすのか？　という疑問に科学は答えを出した。だが、最終的な判断を示すのはワクチン法廷の特別主事だった。

個人の訴えを扱うべく作られたワクチン法廷は二〇〇二年までに三〇〇件以上のワクチンで自閉症になったという訴えを受理していた。しかし、これは始まりに過ぎず、その後も数は増えて五〇〇〇件を越えた。この膨大な作業量を扱うために、VICP発足時から主任特別主事を務めてきたゲーリー・ゴルケビッチは原告の弁護士たちにこの仮説を代表する訴訟を幾つか選ばせた。ゴルケビッチの決断で大量の訴訟を扱うことができるようになったものの、総括的自閉症訴訟が法廷のほとんどの時間を占めることになった。VICPの八人の特別主事、八人の裁判所調査官、二人の事務局職員のうち半数が自閉症訴訟専任となってしまったのだ。そして、ゴルケビッチはプレッシャーも感じていた。原告側、被告側双方の弁護士の「有効な根拠の不足を克服するための独創的な解決法」を見つけ出そうとする熱意は評価しつつも、補償プログラムが理屈に合わないまでの仕事を抱えてしまっていることを知っていたからだ。「献身的な激務には限界がある」とゴルケビッチは言う。「そして、事実、我々はその限界に達してしまったと実感している」[58]

総括的自閉症訴訟は二つの仮説を持っていた。一つはMMRとワクチンの中のチメロサールの組み合わせが自閉症を引き起こすというもの、二つ目はチメロサールだけが原因だというもの。二つの仮説は三つの代表訴訟で審議されることになった。第一の仮説を代表する子どもたちはミシェル・セディーロ、イエイツ・ヘーゼルハースト、コルテン・スナイダーだった。

検討される証拠の量は圧倒的だった。「私が判決を下すにあたって根拠とした証拠となる記録の量が膨大であったことを記しておきたい」と特別主事の一人が書いている。「本件の記録の量に較べたらこれまでのプログラムで審議されたどの証拠記録も多いとは言えなくなる。記録には、セディーロの医療記録だけで七七〇〇ページ、審問の書きおこしはセディーロについて二九一七ページ、スナイダーについて一〇四九ページ、ヘーゼルハーストについて五七〇ページ。加えて三件の資料として収集された医学論文の量も衝撃的だった。こうした資料の総ページ数を計算してはいないが、数万ページになるのは間違いない」[59]。資料の多さのせいで判決は遅れた。三件の審議があったのは二〇〇七年の六月、一〇月、一一月だったが、二〇〇九年二月になるまで結論には至らなかった。

他に気がかりな点もあった。もしも特別主事が五〇〇〇人の子どもたちに好意的な判決を下したら、補償金のコストは四五億ドルに達し、予備費は消えてしまう。科学的な研究はMMRかチメロサールが自閉症の原因だという主張には賛同していないが、特別主事が原告有利な判決を下すだろうと信じている人も多かった。なにしろＶＩＣＰは最近連続して科学的な裏付けのない判断を下していたからだ。最もおかしなものは、Ｂ型肝炎ワクチンで多発性硬化症が起こったというドロシー・ワーダリッシュの突拍子もない主張への好意的な判決だろう。また、ジョン・シェーンのような「専門家」が証人として意見を述べることが許されたのも相当ひどかった。しかも、特別主事はこの男を証人として認めただけでなく、敬意を示して従ったのだ。さらにプログラムは相反する目的の板挟みになっていた。ＶＩＣＰのするべきことは科学の側に立つことではないのか？　そうではなく、不満を持つ親が直接製薬会社を訴え、ワクチン製造から手を引く会社が増え、アメリカの子どもたちに打つワクチンを不足させることなのか？　ワクチン法廷はどちらの立場を取れば一九八〇年代の百日咳ワクチン訴訟を繰り返さずにすむのかと苦悩していた。ゲーリー・ゴルケビッチは議会が一度もプログラムの役割を明確に定義していないと感じていた。最初の総括的自閉症訴訟の最初の評決の一年前、ゴルケビッチは「二つの目的は相反していて、緊張状態にある。緊張は訴訟の評決、関係団体の議論に、そして最終的には誰が勝つかに劇的な影響を及ぼしている」と言っている。(60)

多くの人が不安に思っていたが、総括的自閉症訴訟では、特別主事ははっきりと科学の側に立った。(アルゼンの訴訟の時のような）まことしやかな仮説や、（カピッツァーノ訴訟の時のような）治療に当たった医師の科学的根拠のない意見で十分とはしなかった。コルテン・スナイダー訴訟では特別主事は「審議に出席、傍聴した者であれば、（両親の）コルテンへの献身とコルテンの状態は幼児期のワクチンが原因だと誠実に信じていることに疑問を差し挟むことはできなかっただろう。その意味でコルテンの両親は自閉症の子を持って苦闘する親たちの姿の実例だった。だが本法廷においては、他の法廷と同じように主観的な信念は因果関係の証拠としては不適当である」と述べている。[61] イエイツ・ヘーゼルハースト訴訟では、特別主事は「ヘーゼルハースト夫妻の自閉症児の親としての経験は……非常に困難なものだった。一人の人間として、親としてヘーゼルハーストの事例には心を打たれた。またヘーゼルハースト夫妻がイエイツとともに試練に立ち向かったことには心から同情する。だが私の責務は感情的な決定を下すことではなく、むしろ証拠の法的な分析を十分に行うことなのだ」[62]

二〇〇九年二月、特別主事はそれぞれの訴訟に対する評決を下した。全員一致だった。全員がMMR+チメロサールを含むワクチンが自閉症原因だという主張を退けた。この説の根拠となる証拠はかけらも見つからなかったのだ。原告の訴えるチメロサールが免疫機能を抑止し、麻疹ワクチンが腸に損傷を与え、そして麻疹ワクチンが脳に達して自閉症を起こすという仮説は却下された。[63] 判決は曖昧さがなく、今後勝訴にいたる可能性への扉をかたく閉ざすものだった。ある特別主事は「悲しいかな、この訴訟の原告らは、たちの悪い科学の犠牲者となっていた。(悪い科学とは)自閉スペクトラム症の医学的科学的理解の進歩よりも、訴訟での勝利をもたらすように誘導するものだ。原告側の仮説が根拠とする証拠は力が弱く、矛盾していて、説得力がなかった。中でも仮説と矛盾するような印象的な疫学的証拠を考える際にその弱さを露呈した」[64]。もう一人は原告側の仮説を『鏡の国のアリス』の一場面に例えている。「コルテン（スナイダー）の状態がMMRワクチンのせいだと結論づけるには、公平な観察者はルイス・キャロルの白の女王を見習って、朝食の前に六つの不可能を信じるか、あるいは少なくてもほとんど起こりえないことを信じるようにしなくてはならないだろう」[65]

特別主事はジョン・シェーンのような専門家であるかのように振る舞う非専門家は誰であれ許されないこと、少なくとも勝敗を決める場で好きなように振る舞うことはできないこともはっきりさせた。「原告側の専門家の適性は被告側が提供した世界水準の専門家に比べると見劣りした」と特別主事の一人が書いている。[66]

原告側の証人は容赦のない批判を受け続けた。

小児神経科学者のマルセル・キンズボーンは、かつて麻疹ワクチンのウイルスが脳に達して自閉症を起こすと主張していた。特別主事はキンズボーンが年がら年中人身被害裁判の弁護士側の証人として出廷していることに気付いた。「キンズボーン博士はワクチン法廷で証言することで結構な収入を得ている専門家証人につきものの汚名に苦しんでいた。ワクチンプログラムが始まってからの二〇年間、キンズボーン博士は専門家証人として少なくとも一八五の評決に出廷している」[67]。加えて特別主事はキンズボーンが学者仲間に言っていることと違うことを法廷で証言していることにも気がついた。「（共著の）彼が担当した章には自閉症の原因という表が掲載されていました。証言でも同じ表を使っていましたが麻疹が加えられていたのです。キンズボーン博士は学術書では麻疹が自閉症を起こすと書く意思はなかったのに、ワクチン訴訟では自らそう述べたのです[68]」

ベラ・バイヤーは博士号を持つ免疫学者だが、チメロサール入りワクチンが免疫システムを傷付けたと主張していた。特別主事はこう書いている。「バイヤー博士の履歴書には明らかな経歴のかさ増しがいくつかあったが、それによって信頼性が増加することはなかった。履歴書には、任期が二〇〇〇年に終了しているにもかかわらず、ノッティンガム大学の教員であると書かれていた。また免疫抑制剤であるエンブレルの開発チームでFDAへの許可申請の責任者である医学主事であったと記していたが、FDAに問い合わせたところ、エンブレルの申請にバイヤー博士が関与した記録はないということだった。バイヤーはこの情報は無意味だと述べている。履歴書ではバイヤーは『医療毒物学者で過去一五年間に三〇〇〇人以上の患者の医学的損傷を診断した実績がある』となっていたが、過去七年間、訴訟関係以外に患者を診察したことはなかった。バイヤー博士の履歴書の明らかな誤記をあえて問わなくても、博士が特別に良い専門家証人ではないことは見て取れた。乳幼児の免疫機能を測るのに成人の標準を使うのは問題ないという主張は、率直に言って、信じがたいものだった[59]」

アーサー・クリングスマン医師は小児胃腸病専門医で、麻疹ワクチンが腸を損傷したと主張していた。特別主事はこう書いている。「クリングスマン医師はニューヨークのレノックスヒル病院の受持医として二〇〇〇年から二〇〇四年まで勤務した後、不審な状況で病院を辞めた。病院側はクリングスマンが研究目的のために医学的に認められていない手段を使ったとして、リスクを伴う侵襲的手法である内視鏡使用の特権を制限している。クリングスマン医師はその後テキサス州ソートフルハウスでの診療でアンドリュー・ウェイクフィールド医師と合流した。二〇〇五年、クリングスマン医師はテキサス州医療審査医審議会から五〇〇〇ドルの罰金を科せられた。まだテキサス州での開業許可が下りていないのにウェブサイトで患者の診療ができるかのように書いていたからである。クリングスマン医師の履歴書にはニューヨーク大学医学部の臨床助教であったとあるが、クリングスマン医師は反対尋問でその大学で学生を教えたことは一度もないと認めた。履歴書には発表論文の題目で四つの著作名が記されていたが、反対尋問でクリングスマン医師は科学的な論文として発表されたのは一つだけであることを認めた」[70]（これを適切に理解するためには、ルーシー・ローク＝アダムスには二六六本の科学的論文があることが参考になるだろう）

特別主事はワクチン自閉症仮説のさらに邪悪な様相も明らかにしている。この説を支持するのは金のためだったのだ。論争のこの不適切な面を誰よりもよく体現している専門家は、コルテン・スナイダー訴訟の証人ジェフ・ブラッドストリートというフロリダの医師だろう。ブラッドストリートはセクレチン（腸の細胞によって作られ、膵液の分泌を刺激するホルモン）、キレーション（身体から水銀を取り除く）、免疫グロブリン（経口と静脈注射で投与）、プレドニゾロン（免疫システムを抑制する強力なステロイド）などを使った自閉症の「治療」をし、サプリメントを処方して診療所で売っていた。特別主事が「ブラッドストリート医師が処方する栄養サプリメントは、ブラッドストリート医師自身が販売するものだった」と記しているとおりだ。[71] ブラッドストリートは八年にわたってコルテン・スナイダーを「診療」してきたが、この間にコルテンは一六〇回診療所に行っている。ブラッドストリートはFDAの認可を受けていないものを多数含む検査をし、脊椎穿刺を数回行い、コルテンの胃と腸に内視鏡を挿入した。こうした検査と処置は高価で、危険を伴い、多数の専門家証人の意見によれば子どもにとって何の意味もないものだった。

第一の仮説に関する判決が公式に記録されてから一年後、二〇一〇年三月一二日、特別主事は原告が提唱した第二の仮説――チメロサール自閉症原因説に対する判決を下した。またしても評決は明解だった。仮説は「科学的に認めがたく」、証拠は「偏っている」と裁定したのだ。そして自閉症の子どもたちの周囲にわき出てきた偽りの希望を作る零細ビジネスへの特別主事の怒りは消えず「(多くの親たちが)科学や医学に基づかない希望を売って回る医者や研究者に頼っていた」と書いている。[72]

特別主事はワクチン自閉症原因仮説に致命的な一撃を与えた。だが、本当に負けたのは誰だったのだろう? それが原告側の証人ではなかったのは明らかだ。専門性と人格の高潔さがないにも関わらず選ばれていたような輩はこれからも法廷で証言し、高額な報酬を手にするだろう。負けたのは、特別主事が「私見ではあるが、ひどい誤診の罪を犯した医師ら」と評価した[73]アーサー・クリングスマンのような医師でもない。クリングスマンはこれからも自閉症の子どもたちの「治療」を続けるはずだ。ジェフ・ブラッドストリートのような医師もサプリを売り続け、自分を信じ、喜んで大金を払う親の子どもに内視鏡を挿入し、脊椎穿刺をし続けるだろう。もちろん負けたのは原告側の弁護士でもない。ワクチン法廷で訴訟をし続け、勝とうが負けようが報酬は受け取るのだから（コンウエイ、ホーマー、チン・カプラン法律事務所はワクチン法廷に二一六万一五六四ドル一〇セントの請求書を提出した[74]）。負けたのはテレサ・セディーロとマイケル・セディーロと夫妻の娘ミシェルであり、ロルフ・ヘイゼルハーストとアンジェラ・ヘイゼルハーストと夫妻の息子イエイツであり、キャスリン・スナイダーとジョセフ・スナイダーと夫妻の息子コルテンだった。負けたのは医師と弁護士に誤った道へ導かれ、自閉症の子どもを育てる経済的な負担から解放されたいとワクチン法廷にやってきた親たちだ。だが間違った場所へ来てしまった。ワクチンは自閉症の原因ではないという事実を置いておいても、ＶＩＣＰに自閉症の子を持つ親への支援を提供させるのは、子どもが必要としているものを届ける効率的な方法とは言いがたい。また、ワクチンを打っていない子どもを不当にも除外してしまうことになる。総括的自閉症訴訟の医師と弁護士が本当に原告となった子どもたちを大切に思っていたなら、時間とエネルギーと、そしてお金を必要な支援を提供する仕組みを探る方向に向けるべきだったろう。

　だが医師も弁護士もそうしなかった。それは反ワクチン運動が自閉症を人質にしたからだ。ワクチンについて親を脅えさせ、反ワクチン運動活動家と結んでいる人身被害弁護士に金づるを与え、多くの場合、直接自分の診療所で偽りの希望を売る医師の待ち構える腕の中に親を追い込むのだ。自閉症コミュニティには反ワクチン運動の活動家が自閉症の本当の原因から人々の注意をそらしてしまったことに怒っている人も多い。

総括的自閉症訴訟は、政府の公衆衛生専門職と学界が『DPT――ワクチン・ルーレット』の時代からどれほど進歩したかを見せてくれた。一九八二年にリア・トンプソンが百日咳ワクチンが脳に損傷を起こすと主張したとき、科学はその意見に挑戦できるほど発展していなかった。その後の二五年で百日咳ワクチンを打った子どもたちが脳に永続的な損傷を受ける可能性は高くないと研究が明らかにし、損傷の本当の原因は脳細胞がナトリウムのような特定の元素を細胞膜を通して運ぶ機能の不全であることもわかった。残念ながら、科学者がこうしたことを突き止めた時にはいくつもの会社がワクチン生産から完全に手を引いていた。ワクチンが自閉症の原因であるという不安は違った。今回は公衆衛生学界に準備ができていた。総括的自閉症訴訟が始まったとき、疫学的生物学的研究はワクチンの無罪証明に向けてずっと先まで進んでいた。科学も当事者の一人で、特別主事もそれを知っていた。「総括的自閉症訴訟は二〇〇三年に原告運営委員会の『科学を発達させよ』という申し立てで始まった。科学はその間に発達したが、原告に賛成する方向には行かなかった」と、特別主事の一人が書いている。[75]

一九八〇年代には反ワクチン運動家が、いくつもの手厳しい訴訟を通じて、多くのワクチン製造企業を廃業に追い込んだ。その結果、数社が残っただけとなった。これが全てのワクチンで、この二〇年間周期的にワクチン不足が起こる一因となっている。[76] だが、全米小児期ワクチン健康被害法のおかげで、製薬会社は訴えられる恐れからはほぼ解放された。そして、脆弱ではあるものの、ワクチン市場も安定した。反ワクチン活動のさらに大きく有害な影響は、ワクチン義務化に反対する熱心なキャンペーンだ。反ワクチン活動家はワクチンを任意接種にしたいのだ。そして、過去三〇年間に彼らはほぼその願いを叶えている。

第七章　始まりは過去

歴史は、どれほど苦しい痛みがあったとしても、やりなおせない。だが勇気を持って立ち向かえば、
繰り返さずにすむ。

マヤ・アンジェロウ

ある意味では、バーバラ・ロー・フィッシャーは一五〇年前から存在していた。つまり反ワクチン運動は一九七〇年代の百日咳ワクチンとともに始まったわけではないのだ。それは一八五〇年代に種痘と共に始まった。驚くべきことに、現代の反ワクチン運動の全ての特徴、全てのスローガン、メッセージ、恐れ、影響までもが過去の運動にルーツを持っている。だが現代の運動と大きく異なるのは、最初の反ワクチン運動の最終的な結果はすでにわかっているということだ。それは、いかに個人の権利が社会的な利益に勝利したのか、という痛みに満ちた顧みられることがない教訓として残っている。

人類初のワクチンはどの病気よりも多くの人々を殺してきた病気、天然痘を防ぐものだった。天然

痘は発熱、頭痛、むかつき、背中の痛みなどの多くの感染症に共通した軽い症状で始まる。だがこれに続く症状は間違えようがない。顔、胴体、四肢に肉が腐ったような匂いの膿が詰まった水ぶくれ(膿疱)が吹き出す。膿疱はひどく痛み、患者は皮膚が焼かれているように感じる。[1] さらに悪いことに天然痘は非常に伝染力が高く、咳、くしゃみ、それどころか患者と話しただけでも感染する。結果として、誰もが天然痘にかかった。妊婦は流産し、幼い子どもたちは正常に発育できなくなった。失明したものも多く、例外なくひどく醜い痕が残った。発病すると三人に一人は死亡した。[2]

「天然痘はいつも流行っている」と英国の歴史家が一八〇〇年に書いている。「教会の敷地は死体でいっぱいになり、まだ病に襲われていない者は常に恐怖にさいなまれ、命拾いした者にはその力を忌まわしく醜い痕として残し、赤ん坊を母親が身震いするほど醜い取り替え子に変え、婚約中の娘の目と頬を恋人が恐れおののく物体にしてしまう[3]」

天然痘で死んだ人の数は、黒死病の死者と二〇世紀の戦死者を合わせたよりも多い。五億人がこの病気で死亡しているのだ。[4] またこの病気は歴史を変えている。天然痘ウイルスは英国のメアリー二世、スペイン王ルイス一世、ロシア皇帝ピョートル二世、スウェーデン女王ウルリカ・エレオノーラ、フランス王ルイ一五世の命を奪った。オーストリアではハプスブルグ家のうち一一人が天然痘で死んでいる。日本、タイ、スリランカ、エチオピア、ミャンマーの王家も同様だ。[5] ヨーロッパ人入植者が北アメリカに天然痘を持ち込んだ結果、七千万人の先住民人口を六〇万人にまで減らした。[6] これほど恐れられ、これほど破壊的で、これほど忌まわしい病気は天然痘の他にはない。

一七九六年、エドワード・ジェンナーが地球上から天然痘を消すことになるワクチンを発明した。ただ、製造法自体はジェンナーが考えたものではなかった。

ジェンナーはイギリス南部のグロスタシャー州バークレー村で働く田舎の医者だった。一七七〇年、一人のミルクメイド（牧場で乳搾りをして働く女性）が乳搾りをするときに牛の乳房に膿疱ができているのに気がついたが、その後自分の手にうつって同じ水ぶくれができた。この女性はイギリスの田舎で定期的に流行していた天然痘が流行ったときにも病気にかからなかったので、自分の仮説をジェンナーに打ち明けた。ジェンナーは同じような出来事をいくつか観察した後、彼女の仮説を試してみようと決めた。一七九六年五月一四日、ジェンナーはサラ・ネルムズと言う名の別のミルクメイドにできた水ぶくれから液体を採取し、それを村の労働者の息子で八才のジェイムズ・フィップスの皮膚に注射した。数日後フィップスには小さな膿疱ができて、やがて剥がれ落ちた。ミルクメイドの仮説をテストするためにジェンナーは天然痘の患者から採取した膿をフィップスに注射した。フィップスは病気にならなかった。

友人への手紙にジェンナーは「さて聞きたまえ、一番喜ばしいのはここだ。男の子は予防をしてからずっと、私が予想したように、天然痘の影響を受けていない。私はこれからさらなる熱意をもって実験を遂行するつもりだ(7)」と書いている。二年後の一七九八年、同様の実験を繰り返した後、ジェンナーは自分の観察を「牛痘の原因および作用に関する研究（Inquiry into the Causes and Effects of the Variolae Vaccinae）」という題の論文にまとめた（ワクチン接種という意味の英語vaccinationはラテン語で「牛の」と言う意味の言葉vaccinaeが語源）。ジェンナーのワクチンである種痘は驚くべき速さでイギリス中に広がっていった。リーズ、ダーハム、チェスター、ヨーク、ハル、バーミンガム、ノッティンガム、リバプール、プリマス、ブラッドフォード、マンチェスター。それより小さな町も例外ではなかった。その後二年の間にジェンナーの論文は翻訳され、フランス、ドイツ、スペイン、オーストリア、ハンガリー、スカンジナビア、そしてアメリカに広がった。全世界で全ての社会階級に受け入れられ、一八一〇年から一八二〇年の間に種痘のおかげで天然痘の死者は半減した。(8)

そして、イングランド政府の役人が終わることのない運動を発生させる引き金を引いた。ワクチンの義務化だ。

最初に強制接種の嘆願をしたのはあまり知名度の高くない医学会だった。一八五〇年イングランドの有名な医師たちがロンドン疫学協会を設立した。(9) 協会のゴールは「近代科学の光の下」で感染症を評価することだった。(10)

すべての医学会所属の医師たちがそうであるように、疫学協会のメンバーも知的な関心が高かった。だが、他の学会と違い、メンバーは政治にも関心を持っており、もっと公衆衛生で大きな役割を果たせるように国家に影響を与えたいと考えていた。「感染症予防に関連した事柄について政府及び議会と意見を交換するために」[11]。そして最もメンバーの興味を引いた病気が天然痘だった。疫学協会の医師たちは公衆を天然痘の惨事から守る最良の方法は強制接種だと判断した。[12] そこで強制接種法の制定を求めてイングランド議会に陳情したのだ。

一八五三年二月一五日、「予防接種義務化法案」が貴族院に提出された。法案は全ての子どもが生後六ヶ月までに種痘を受けることを義務化するものだった。親が違反した場合、罰金や懲役を科すことができた。[13] 疫学協会員医師の立場からすれば絶好のタイミング起こった流行のおかげで、法案の通過は間違いなかった。一八一〇年から一八五〇年の間、天然痘の死者はゆっくりと、確実に減りつつあった。だが法案が提出される一年前の一八五二年、イングランドとウェールズの天然痘による死者は四千人から七千人に、ロンドンでは五〇〇人から一〇〇〇人に増加した。[14] それもあって法案はすんなりと通過し、親たちは子どもに種痘を受けさせようと列を作った。だが種痘ラッシュは長くは続かなかった。親たちが法定接種と言っても実際に強制されるわけではないと気がついたとき、接種率は下がった。その結果、ある歴史学者が「目算違い」と解説した[15]一八五三年の種痘法は大きな影響力は持たなかった。

一八五三年の教訓はより厳しい法律を生んだ。今度は、政府は子どもに種痘をしない親を見逃しはしなかった。一八六七年に議会を通過した新法は種痘が強制されることと誰が執行するのかを明記していた。
最初に接種済み証明書がない親に警告書が発行される。警告が無視されたら役人が親を裁判所に連れて行き、そこで厳しい罰金と裁判費用も請求される。[16] 法律が対象としていたのは貧困層だったので（「無知で偏見がある」が故に子どもに種痘をしないだろうと考えられていた）罰金を払えない親も多かった。[17]
親が罰金を払えなかったり払わなかったりすると、家財が差し押さえられて、公売にかけられる。それでも罰金額に足りないと親のどちらか一人（通常父親）が最長二週間牢屋に入れられる。一八六七年の法定予防接種法は、種痘を受けなかった罰則は、一つだけ科すことができるとした一八六三年の判決も覆した。罰金、公売、入牢のサイクルは何度でも発生するようになった。
この法定予防接種が最初の反ワクチン運動を発生させた。一八六六年、リチャード・バトラー・ギブスが弟ジョージと従兄弟のジョン・ギブスと共に反法定予防接種連盟を共同設立した。[18] 一八七九年までに連盟は一〇〇の支部と一万人の会員を持つようになっていた。[19] 一九〇〇年までにはイギリス国民はさらに二〇〇の反種痘連盟を作っていた。[20] ギブスは国民に愛国活動として種痘に抗議するように求めた。「種痘医の手を止めよ」とギブスは書いた。「これほどの病と死を伴う医療と戦う我らに参加せよ。この不当なる破壊，死を生み出す自然の法則への干渉を女神ブリタニア〔訳注：イギリスを擬人化した女神〕の御足にて踏みつぶさせるのだ[21]」

反種痘活動家は、種痘の恐怖とそれを強制する者の動機を非難する何百何千のチラシ、ポスター、小冊子、写真を製作した。一八八一年に作られた『種痘吸血鬼』と題したチラシでは吸血鬼に模された医者が「妊婦の上に浮かび、妊婦は吸血鬼の翼の影の中で襲われるのを待っている[22]」。そして医者を「妊娠したヒツジの上に止まり、子羊が生まれたら目をつついてむさぼり食おうと待ち構えるカラス」になぞらえたものもあった[23]。他の絵はさらにもっとドラマチックだった。反種痘活動家は種痘が「毎年想像上の悪魔をなだめるために何人もの人身御供を捧げている」と公に宣言し[24]、これを「野蛮なアフリカの部族が毎週奇怪な姿の神の像に二人の子どもを捧げて天然痘から守ってくれるように祈っている」様子と較べて見せた[25]。

ジェンナーの種痘の成分も非難を受けた。反種痘活動家は、種痘に「蛇の毒、血液、内臓、コウモリの糞、ヒキガエル、乳離れしていない獣の子」が入っていて、健康な子どもを「腺病質、愚劣なサル、ぞっとするような不快な皮膚病の不具者、病的な人間もどき」に変えると主張した[26]。怪奇小説のイメージを使い、種痘を受けた子どもがミノタウロス、ヒドラの頭を怪物、竜、夢魔、フランケンシュタインの怪物に変わってしまう絵もばらまかれた。

罰金を払えない／払わない者の家財が競売にかけられる公売は運動の結集点だった。様々な抵抗の手法がとられた。一八八九年、コッククロフトという人はドレッサーと洗濯物を絞るローラーに反種痘のチラシやポスターを一面に貼り付けて売り物にならないようにしてしまった。チャールベリーという町では、抵抗する住人がテーブルを床にねじで留めて「このテーブルはここに生えていて、自分たちはその周りに家を建てた」のだと主張した。[27] たいていいつも、地元の支持者が家財を購入して持ち主に返してやったので、公売は政府のお金で演じられる喜劇になった。

公売は暴力の場でもあった。一八八七年、興奮した群衆に向かって六〇人以上の制服、私服警察が突進し、無関係な住民の家になだれ込み、家財を強奪した。[28] 公売人には石や卵が投げつけられたので、警察の警護が必要になった。だんだん公売人を見つけるのは難しくなってきた。

反種痘運動の集会には他の形もあった。母親たちが子どもの死を象徴する小さな白い棺桶を使って、葬式のパフォーマンスをするのだ。一八八五年、ロンドンで女性のデモがあった。「ブラスバンドがその場にふさわしい葬送の音楽を演奏し、子どもの棺を乗せた霊柩車が一台。黒衣の女性たちで満杯の霊柩車が多数、そして『今年種痘のせいで死んだ一〇〇〇人の子どもたちを偲んで』と書かれた横断幕が掲げられた。デモ隊は下院の前も行進し、ショパンの葬送行進曲を演奏し、「法定予防接種によって殺された」と書かれた横断幕も掲げた。[29]

種痘に抵抗するために母親は子どもを隠した。一八七二年、リーズという町のある女性は「種痘調査官が近所に来ると、戸を閉じてブラインドを下ろし、調査官がいなくなるまで二階で身を潜めてやり過ごすのです」と説明している。ある父親は「種痘調査官が獲物を探して家々を回ってくるとその後ろから抗議の声や叫び声が上がる。恥知らずと叫ぼう。そいつが出て行くまで近所の人たちと一緒に嘲笑しよう。オオカミを戸口から追い払い、おえらい連中に母親はずっと母親で、母親の義務は子どもを守ることだと教えてやろう」とアドバイスしている。[30]

一五〇年という年月がこの最初の反ワクチン運動と現代の反ワクチン運動を隔てているにもかかわらず、二つの運動は驚くほど似通った信条と行動パターンを持っている。中にはまるで一九世紀のイギリスが二一世紀のアメリカにタイムスリップしたのではないかと思わせられてしまうようなものもある。

医師は邪悪であるという考え――一八五三年の予防接種法に応えてジョン・ギブス（後に反法定予防接種連盟を共同設立）は「我らが医療の自由」と題して「まるで強盗のように戸口で怒鳴る医者に対して誰であれ友愛と尊敬を授けられるだろうか」と書いている。「かさぶたとメスで武装し、犯罪的に患者を襲わんとするものが、さらに、どれほど大声で自分は慈悲の使命に心を傾けているのだと抗議しようとも、その真の目的は権力と利益であることを誰が疑わずにいられようか」[31]

二〇〇六年一一月五日、バーバラ・ロー・フィッシャーは「医者は障害のある赤ちゃんを殺したい」と題した記事の中で、ジョン・ギブスが書いたことを繰り返している。「社会の中で、医者や科学者になることを選んだ少数個人のグループに、他の人間のために生か死かの判断をさせる悲劇的な影響は、権力に溺れて最後に人々を搾取するようになることだ。エリートたちは人々に医療的なリスクを取るように、あるいは公衆の利益の名の元に人を殺すように強制するだろう。エリートたちは信用できないし、信頼すべきではない。もし、世界の産室と新生児室がキリングフィールドになり、科学と医学を実行する連中が死刑執行人になったのなら、老人ホームや診療所、保健所での命を絶つ注射が合法化される日も遠くないだろう[32]」

デモ行進と集会――一八〇〇年代後半の大部分の期間、イングランドの田園地域のあちこちで反種痘集会があった。最もドラマチックでどれよりも一番メディアの注目を集めた集会は、一八八五年のレスターで開催された。主催者は一〇万人が遠隔地から参加できるように手配したので、この手の集会の中で最大規模のものになった。役者が「医者が牛の背に後ろ向きに乗って尻尾を掴むさまと警官が下の階に合法的に押し入ろうとする間、母親たちが二階で赤ん坊を抱きしめるさま」を演じて参加者を楽しませた。劇のハイライトではエドワード・ジェンナーの人形が絞首刑にされ、断頭され、罪状認否のために地元の警察署に連れて行かれた[33]。

当時、「大衆の楽しみのためのケチのつけようのないカーニバル」と説明されたレスターの集会の精神は現代の反ワクチン運動の抗議集会でも見いだすことができる。二〇〇六年六月にアトランタの米国疾病管理予防センター（CDC）の前で集会が開かれた。参加者はプラカードを持ち、子どもたちは反ワクチンのスローガンがついたTシャツを着ていた。囚人服のようなコスプレをしていた参加者もたくさんいた。底流に怒りに満ちた険悪な雰囲気があることを除けば、まるでモンティ・ホール司会のテレビ番組『レッツ・メイク・ア・ディール』の一場面のようだった。参加者はメガホンで集会の人混みの中を通って出勤するCDC職員に向かって罵倒語を叫んでいた。CDCの全国予防接種プログラムの前所長ウォルター・オレンスタインと米国医学院のワクチン安全性評価委員会委員長マリー・マコーミックの写真を載せたプラカードを持った人々もいた。エドワード・ジェンナーの人形への落書きを真似して、二人の写真は赤色で丸く囲まれていて、その上に黒い太字で「テロリスト」の文字が書かれていた。(35)

パラノイア――一八五三年の予防接種法が議会を通過した後、反種痘活動家は議会開催期間に夜遅くまで打ち合わせをしている政府職員を破壊行為の準備をしている魔女の集会になぞらえた。「暗い真夜中、悪霊が自由に動き回るとき、ほとんどの人が眠りについているとき、数人の医者はわざわざ起きている。こいつらの意見とインチキ薬が闇をもたらしたのだ。この法律が通過し、悪事はなされた。悪事は夜に値し、夜のように暗い(36)」

二〇〇七年、バーバラ・ロー・フィッシャーはメリーランド州裁判所での反ワクチン集会について書いている。「私は裁判所の正面玄関から数百ヤードの場所で一人のお母さんと話をしていました。明らかにテロリストの攻撃に対する防御として大きなセメントの球体が並んでいて、その一二インチほど内側に入っていました。このお母さんと防御球の内側で話をするべきではないとは知らなかったのです。突然、目の端に武装して犬を連れた警備員が裁判所から現れて私の方へ歩いてくるのが見えました。みぞおちにイヤな感じ、武装して犬を連れた警備員がやってくるのを見たどの国のどの時代の国民であろうと感じる恐怖を感じました。まるで私たちが犯罪者やテロリストであるように警備員は叫び声を上げて石の後ろに動くように身振りで告げました。私とそのお母さんは言葉もなく動きました。みぞおちの恐怖は今、犬を連れた武装した警備員によって国家の力を見せつけられたのだと教えてくれました。ちょうど裁判所の中で親たちが医師と注射器によって国家の力を見せつけられているように(37)」

公衆衛生部門の役人が極端な強制をするというよくある主張はまた別の形も取る。一八六七年の予防接種法の後、親がなすすべもなく見ている前で子どもが連れ去られ、親の同意なく種痘されてしまうという目を引く記事が溢れた。実際はこうしたことは起こっていない。一八六七年の予防接種法は厳しい対応について記述してはいるが、実際には折々の家財の公売以外は実行されなかった。政府は種痘医が親の心配事を聞くことに対して報酬を支払った。種痘医の中には親にビール、焼き菓子、お金、薬などを手渡した者もいた。屈辱的な公衆種痘所ではなく、家で接種したいと望む親がいれば往診も厭わない医者もいた。それでも子どもが連れ去られて種痘をされるという噂は消えなかった。そして、その噂は今も消えていない。

一九九九年一〇月一四日、反ワクチンの代弁者として知られているアリゾナ州ツーソンの医師、ジェーン・オリエントがＡＢＣの深夜ニュース番組テッド・コッペルの『ナイトライン』に出演した。オリエントがワクチンをナチスの科学実験になぞらえて語り終わると、コッペルが応えて言った。「オリエント先生、自分の意思に反して医療処置を受けなくてはならないニュルンベルク法というずいぶん劇的な例えをなさいました。恐ろしい類似点の指摘です。もちろんその恐ろしさは自覚されているかと思います。本当にこの例えは適切だと考えられているのですか？」オリエントは引き下がらなかった。彼女は「はい。そう考えています」と答え、「なぜなら、ＣＤＣは国民から情報を隠していると私は考えているからです。ＣＤＣはワクチンは安全だ、世界をＢ型肝炎から救うために予防接種を受けましょうと言い続けています。親が同意を拒否しようとすれば、子どもを連れて行くぞと脅されるでしょう」と続けた。コッペルは言うべき言葉が見つけられずにデューク大学医学部の小児科教授で感染症の専門家のサム・カッツ博士に話を振った。「オリエント先生が親が拒否した場合についておっしゃったことについて何かご意見はありますでしょうか？」とコッペルは尋ねた。「（特に）子どもが連れて行かれるということについてなんですが、私は聞いたことがありません」とカッツが答えた。「私が知る限りそのような出来事の記録はありませんし、人から聞いたこともありません。事実ではないですよ」オリエントは防戦した。「私は聞いたことがあります」と言い「いや、親たちからそういう出来事について聞いたことがあります」と反撃に出て、詳しい説明をするのは拒否した。[38]

ワクチン被害の誤った主張――一八〇二年にジェイムズ・ギルレイが当時の風潮を捕らえた戯画を描

いた。題は「牛痘または新予防接種の素晴らしい効果」。エドワード・ジェンナーが針を手に立っているが、自分を取り巻く人々に起こっている恐怖は無視しているようだ。ジェンナーの種痘は人々を牛に変身させている。角が生え、牛のような鼻先になり、あるいは口から、腕から、顔から、耳から腫瘍のように小さな牛が生えてきている。[39]二〇〇年後にこの戯画を見ると、ギルレイはただジェンナーの種痘の原料とその精製法についての大衆の心配を描いただけだと思うかも知れない。だがそうではない。人々は本当に牛になってしまうのではないかと心配していたのだ。一八〇〇年代の初め、「新しく実施される種痘に反対する者は恐ろしい副作用が起こったと報告した。牛のような顔になった男の子、四つ足で走り回る子や、牛のように唸ったり、咳き込んだり、目つきが変わった子などだ」。[40]一八九〇年、英国医師会の例会で、ある講演者が、ある男の子の例を提示した。「種痘が原因で角のようなイボに覆われている」のだという。[41]一八九一年、ある父親が、種痘に抵抗したのは「雄牛は七年ごとに手が付けられないほど興奮する。それも雌牛のせいで興奮するのは誰もが知っている」からだと言った。この父親の理屈では種痘を作るのには雌牛が使われているので「精神病院は種痘を受けた子どもでいっぱい」だという。[42]一八九五年のグロスターでの天然痘流行中、「子どもに獣を入れられたくない」と種痘を拒否した親たちがいた。理由は「子どもが野原で屈んで草を食べるようになる」ことへの恐怖だった。[43]

他にも間違った主張は多かった。反法定予防接種連盟の共同設立者ジョージ・ギブスは「種痘が原因の死亡数は最悪時の天然痘による死者よりも多いことが統計的にわかった」と主張している。[44] 全国反法定予防接種連盟速報は子どもが「全身が黒い毛が生えた斑点で覆われてニグロのように」なってしまったとの報告を載せていて、[45] ワクチンで白人の子どもが黒人に変わってしまうと言う者もいた。ウエストミンスターでは一人の父親が自分の子どもの種痘を避けようとして、種痘でジフテリアになると言っている。[46] また一九一六年のニューヨーク市では住民が種痘でポリオになると主張した。[47] 皮肉なことにジフテリアの原因菌とポリオの原因ウイルスはこうした主張がされていたその当時にも、すでに判明していたのだ。

現代のワクチンへの不安は過去のものよりもはるかに洗練されている。だが依って立つ生物学的な根拠はだいたい同じだ。MMRワクチンで自閉症になるというのは、種痘で子どもが牛になるというのと変わらないくらいナンセンスな主張だ。違うのは現代の主張が科学的な専門用語を使っているので、マシに聞こえるというだけだろう。総括的自閉症訴訟の間、際物の医者と科学者たちはチメロサールが免疫システムを弱くし、麻疹ワクチンが腸を損傷するようになると主張していた。彼らは、腸が漏れやすくなるので、脳を損傷するタンパク質が血流に入って自閉症を起こすという説を唱えていたのだ。この仮説はその観点に正しいものが一つもないことを除けば、完璧にもっともに聞こえる。

どれほどばかげた説でももっともらしく見えるようにするのは簡単だ。もしも一九世紀の反種痘活動家が今でも生きていたら、「種痘で人が牛になる説」を、もっとはるかに洗練された理論で出してくることは間違いない。例えば、種痘は牛の嚢胞から液体を採取して作るので、当然ながら牛のDNAを含んでいると説くだろう。そうすると次はこのDNAを子どもに注射すると、遺伝的に感受性の高い少数の子どもでは牛のDNAが細胞核に入り込むことがあると説く。牛のDNAは牛を作り上げる全情報を運んでいるので、細胞の機能を乗っ取り、ごくわずかではあるものの、見てわかるような牛的な特徴を発生させる。こんなことがいったい可能だろうか？　我々が一年間に食べる牛肉に含まれる牛のDNAの量を考え、食べもののDNAの破片が身体に入って行く可能性を考えると、（これが起こりうるなら）人間は今頃全員牛に変わっているだろう。

ワクチンは反自然だ——一九世紀にワクチンに反対した人々がこだわったテーマは、「親、夫婦、家庭の権利」であり、純潔で汚染されずにいる権利も含まれていた。[48] ある米国中部の反種痘主義者によれば、「天然痘にかからない最良の方法は「血を純潔に、下痢や便秘をせずに、皮膚を清潔に保つこと」だという。[49] 純潔な血液こそが健康の要であり、牛の体液からとった種痘は血を汚す役割しかしない。

ワクチンが血を汚染するという考え方は二〇〇八年六月四日にも表明された。首都ワシントンでのセレブ反ワクチン活動家ジェニー・マッカーシーとジム・キャリーが主催した「私たちのワクチンをグリーンに」と銘打った集会でのことだった。「ワクチンの成分」とマッカーシーが言った。「あの、水銀とか、アルミニウムとか、不凍液とか、マジあり得ないものは、子どもたちにどんな影響（及ぼした）かを見たあとでは、今すぐ取り除かれるべきです[50]」

細菌説の拒絶――一七九六年、エドワード・ジェンナーが牛の嚢胞から採取した液体が天然痘を防ぐことを実験して見せたときには、信じない者も多かった。信じられなかったのも無理もない。ジェンナーの観察は純粋に現象学的なもので、細菌の発見はその八〇年後だったのだ。ジェンナー自身にもなぜそうなるのかの説明をする術がなかった。

細菌説を成功裏に発展させることができた一人がドイツの医師、ロベルト・コッホだった。一八七七年、コッホは現在は炭疽菌（バシラス－アンスラシス *Bacillus anthracis*）と名付けられているある細菌が炭疽病の原因であることを証明した。その後結核菌とコレラ菌も発見した。一九〇〇年になるまでに二〇種類以上の感染源が発見されていた。コッホの観察によって、ジェンナーの種痘がなぜ効くのかの説明ができるようになった。牛痘ウイルスに感染することで人間の天然痘ウイルスによって起こる病気から守られるのだ。反種痘活動家はこれを信じることを拒否した。当時の科学の進歩を退けた診療家グループも信じなかった。

一九世紀英国の医薬市場は広くて多様だった。科学的な原則に基づいたアロパシー医学（正統的医学）の他にヘテロパシー医学と呼ばれるものもあった。ヘテロパシー医学の診療術には水浴の治癒効果を信じる水療法、成分の一分子も残らないほどまで薄めた薬を出すホメオパシー、病気になっている部分を磁石で治療するというメスメリズム（磁力療法）などがあった。ヘテロパシー医学の施術者

（ヘテロパス）たちは、アロパシー医学の施術者に立腹していた。それはアロパシー医学が自分たちがやっていない治療を人々に強制するように政府を説得したからで、それを金のために権力者を繰って法定種痘をさせていると見なしたのだ。

反種痘活動家はヘテロパスと力を合わせて細菌説を激しく非難した。ある活動家は「我々は微生物のせいで死ぬほど脅えている。ばい菌、ばい菌、どこもばい菌だらけだ。握手もキスも食べるのも飲むのも諦めなくてはならないのか？　ずっとばい菌が存在してきたというなら我々が死なずに生きているのは驚異ではないか？」[51]。別の有名な反種痘活動家は「この感染症の不安はインチキだ。医者が自分たちの重要性を上げて、（国民の）のど元をもっと締め上げるために自ら作ったのか、利用しているかのどちらかだ」と言った[52]。もっとも厳しく細菌説を批判したのは全国反予防接種同盟の会長かも知れない。一八九三年、会長は「感染はただの理論だけの脅かしで、素人を脅えさせ、本当の人類の敵である汚れから注意をそらさせる役割なのかも知れない」と考えていた[53]。

驚くべきことに細菌説は根拠がないとする主張は今も存在する。これを未だに主張しているのはカイロプラクターだ。カイロプラクターは度々ワクチンの危険を説く文書を配布し、ワクチンを恐れる親のための避難所となることが多い。

カイロプラクティックのルーツはアイオワ州の磁力療法士だ。一八九五年ダニエル・D・パルマーは、驚くような発見をしたと主張した。パルマーの患者の一人、ハーベイ・リラードは一七年間耳が聞こえなかったが、パルマーの磁石に反応していた。そして、パルマーはリラードの首の後ろのこぶに気がついた。「検査をしてみると背骨が正常な位置からずれていました」とパルマーは記憶をたどっている。「私は背骨の位置が変化すれば、この男の聴力は戻るはずだと考えました。この目的を心に抱いて、半時間ほどかけて元に戻させてくれるようにリラードさんを説得しました。私は棘突起をてこに使ってその部分を押し込みました、そしてすぐに彼の耳は以前のように聞こえるようになったのです」。奇跡だった。もしも耳から脳へ情報を伝える役割を果たしている蝸牛神経が首を通っていたなら、実際にありうる奇跡だっただろう。いずれにしろ、パルマーは確信を抱いた。そして病気を治療する新しい手法、カイロプラクティックが生まれた。パルマーの観察に基づいて、カイロプラクターは、病気は脳から流れるエネルギーのアンバランスで起こり、背骨を調整することでこれを調整できると信じている。

パルマーが背骨の調整を考えついた頃、ロベルト・コッホと他の研究者は病気の細菌原因説を証明しているただ中だった。パルマーはそれを信じなかった。ダヴェンポートのダニエル・パルマー・カイロプラクティクス学校で訓練を受けたカイロプラクターたちの中でリーダーとなっていった息子のバーレット・ジョシュアも信じなかった。バーレット・ジョシュア・パルマーは「カイロプラクターは全ての伝染病と言われてきたもの背骨に原因があることを発見した。もし一〇〇人の天然痘患者がいたら、一人の患者のどこにサブトラクション（背骨のずれ）があるのかを見出し、他の九九人の状態も同じであることを証明しよう。背骨を調整し、身体の機能が正常になる。伝染病などない。感染もないのだ[54]」

カイロプラクターは病気の細菌感染説を信じなかったので、種痘も信じなかった。天然痘のような病気でも背骨の調整で治すことができるのに、わざわざ種痘？ 初期のカイロプラクターが細菌説を否定していたことは不思議ではない。不思議なのは、ワクチンと抗生物質のもたらしたものを知っている現代でも否定するものがいることだ。

二〇一〇年現在、アメリカでは一万人のカイロプラクターが開業して診療をしている。

代替医療の誘惑——一九世紀の英国では代替医療は魅力的だった。身体を切り刻むことも少なく、優しくて人間的で患者を気遣ってくれたからだ。手術もきつい薬も、残酷な予後もない。そしてなぜ代替治療が効くのかの説明もわかりやすい。代替医療は今日でも同じ理由で魅力的だ。ぴったりの例が自閉症だろう。主流医療はその原因も治療法も見つけていない。代替医療の治療者たちは両方わかるという。際物医者は自閉症の原因はワクチンであり、高圧酸素や抗真菌剤、水銀をキレートするクリームで治るという。まっとうな科学は理解するのが難しいという理由もあって脇へ追いやられてしまうことになる。例えば、二〇〇九年に研究者グループが世界でも最高峰の科学誌『ネイチャー』に論文を発表した。自閉症スペクトラムの子どもの中には脳の神経細胞表面のタンパク質を分子と結びつけている遺伝子に異常があることがあるのを発見したのだ。このタンパク質、カドヘリン9とカドヘリン10は、脳細胞がお互いに情報を交換するのに役立つ。[55] 残念ながら、カドヘリン9と10の問題がどのように自閉症を引き起こすのかという概念を理解するのはワクチンのせいだと言うよりもずっと難しい。もっと悪いのは、これはすぐには予防や治療への希望には繋がらないということだ。代替療法が栄えるのにはこうした背景がある。

医学の進歩への恐怖——細菌説はジェンナーの種痘が効く理由を説明したが、どのように効くのかを研究者が探り出すまでにはさらに一〇〇年の月日が必要だった。一八九一年、ロシアの微生物学者で疫学者のイリヤ・メチニコフが血流中のある種の細胞が細菌を殺すことを明らかにした。彼はこれを白血球あるいは食細胞と名付けた。反ワクチン活動家はメチニコフの発見を信じるのを拒絶した。製薬会社に勤める化学者で、反ワクチン運動一の雄弁家だったウォルター・ハドウィンはメチニコフの発見をあざ笑った。特異免疫説の確立から一五年以上、細菌説の証明から三〇年経った（そしてメチニコフのノーベル賞受賞の一年前）一九〇七年一一月一日、ハドウィンはメチニコフの白血球を、「大騒ぎをして病原菌を捕まえて回り、病気の空想上の原因を消して回っているテムズ川の警官」に例えた。[56]

科学の進歩を認めて受け入れることができず、時代遅れの間違っていると証明された仮説を守りたいと願い、新しい技術を拒絶するのは反ワクチン活動家だけではない。一九世紀英国での科学への恐怖の最も良い例は一八一八年に二一才のメアリー・シェリーが出版した小説『フランケンシュタイン』かもしれない。シェリーは死んだカエルの足の神経を電流で刺激すれば足が動くという実験をしたイタリアの物理学者ルイージ・ガルバーニの研究からヒントを得た。ビクター・フランケンシュタイン博士は死者を蘇らせるのに（稲妻の形で）電流を使う。だがフランケンシュタインの怪物はその後自由になり、人々を脅かす。シェリーのメッセージははっきりしている。科学は強力だが危険だ。

現代の新しい技術への恐怖も全く変わりがない。二〇〇六年六月にアメリカで最初にヒトパピローマウイルス（ＨＰＶ）ワクチンが入手可能になったとき、反ワクチン活動家はワクチンの抹殺を目指した。その理由の一つはワクチンの製造手法が遺伝子組み換えという比較的新しい技術を使っていたからだ。ＨＰＶワクチンを作るのに、研究者はウイルスの表面のタンパク質（Ｌ１タンパク質）の情報を持った遺伝子を取り出し、プラスミドという小さな環状の遺伝子片に挿入し、これを酵母菌細胞（具体的にはパン酵母）に入れる。酵母は増殖するときに、プラスミドに命じられるままに大量のＨＰＶＬ１タンパク質も作る。このＬ１タンパク質はウイルスと同じ構造を作るので、これをワクチンに使うのだ。ワクチンメーカーはこの手法を使ってそれぞれ異なった系統のＨＰＶを表す四種類のＬ１タンパクを作る。つまりこのワクチンは、四種類のウイルス起源のタンパク質だけを含んでいることになる（これに対して、ジェンナーの種痘は少なくとも二〇〇種類の異なったウイルス起源のタンパク質と牛のリンパ液中に混入したタンパク質を含んでいた）。

一種類の最も重要なタンパク質を非常に衛生的な環境でつくる技術を使うことでワクチン製造の科

学は牛の嚢胞を使っていた時代からは考えられないほど進歩した。反ワクチン活動家は、こうしたことには一向に感銘は受けずにＨＰＶワクチンで脳卒中、血栓、心臓発作、麻痺、痙攣発作、慢性疲労症候群を起こすと主張する。自然のウイルスでこうした症状が何一つ起こらないのに、たった一種類のウイルス起源のタンパク質でこれが全て起こるという説は非論理的だ。現代の我々は一八〇〇年代中頃に種痘で健康な子どもが牛に変わってしまって、草を食べたり、四つ足で走り回ったり、雄牛のように興奮すると主張する反ワクチン活動家を相手にしたりはしないだろうが、現代の反ワクチン活動家のＨＰＶワクチンに対する主張も同じくらい非論理的なのだ。

ワクチンは神に背く行為だ——反種痘活動家は、種痘は自然に反するだけでなく神に反するとみなした。反種痘主義者はよく聖書の言葉を引いた。「モーゼの母のように」ある反種痘活動家が言った。「私も小さき者を隠しました。モーゼの母は理不尽で殺人的な法による処罰から子どもを守るためでした。私も同じです。ですが、私にはパピルスの船はないし、助けてくれるファラオの娘もいません」[57]。ヘロデ王の赤ん坊殺しを引用して、法定種痘の子どもへ影響を「ヘロデ王の法令」で虐殺されるようなものと言ったりもしている[58]。

活動家は種痘を、子どもの安全を守り、危険な道に入れないようにしているキリスト教の「サクラメント」（恩寵）を逸脱させるものと説明した。種痘は「反キリスト教的」で「悪魔崇拝」の一種で、子どもを反キリストに変えるとも言った[59]。

『ジェンナーかキリストか？』と題された小冊子著者は、種痘は「神と自然に対する最も危険な冒涜」だと書いている。[60] 一八八〇年代の有名な反種痘活動家メリー・ヒューム＝ロザリーは、種痘は『黙示録』一六章二節にある、世の終わりに関する予言の条件を満たしていると論じている。それは「獣の刻印を持つ人々のからだに、ひどい悪性のでき物ができた」と警告する部分だという。[61] ヒューム＝ロザリーにとって、種痘の傷跡は黙示録の獣の印だったのだ。

今日、メリー・ヒューム＝ロザリーの精神を受け継ぐのはフロリダ州ラーゴで「生命のための神の子どもたち」(Children of God for Life) を設立したデビ・ビネッジだろう。ビネッジは一九六〇年代初頭に中絶した胎児から提供された二系統の人間の細胞（これは今後数世紀にわたってワクチンを作るのに使われる）が得られていることに怒っている。

この二系統の細胞は風疹、水疱瘡、A型肝炎、狂犬病のワクチンを作るのに使われた。ビネッジは中絶という破門に値する行為の結果を使った製品を使用するのを拒否している。「中絶した胎児の細胞を使った医療を気軽に容認してしまうのは露骨に人間性を貶めるものです」とデビは言う。「人間の生命の尊厳と価値を損なう軽蔑すべき行為です。そして、中絶された赤ちゃんのはなはだしい商業化に信頼性を与えるのに手を貸してしまっています。赤ちゃんは誰かに利益をもたらすために母の子宮から引き剥がされるのです。我々は死の文化の奴隷になるべきではありません。中絶された赤ちゃんを製品にして、幸いにも生まれる前に命を吹き消されなかった子どもを守るために使うというのは、考えられる限り最も不快な形態の人食いの習慣と同じようなものです。それなのにこれを容認するように求められています。聞かされるのは『殺された子どもの亡骸を使う以外に自分たちを守るもっとマシな方法がないなんて、いったいどんな文明を進歩させてきたの？』という疑問を生じさせないようなもっともらしい説明ばかりです[62]」。ビネッジはバチカンの教皇庁生命アカデミーに訴えたが、望んだような反応は得られなかった。バチカンは、中絶した胎児から得た細胞系統を使ったワクチンは生命を脅かす感染症を防ぐことでずっと大きな善をなしていると論じたのだ（皮肉なことに妊娠中に自然感染した風疹は毎年数千の偶発的流産を引き起こしていて、風疹ワクチンはカトリック教会が言うように、多くの流産を防いでいる[63]）。

マス・マーケティング——ヴィクトリア朝イングランドの反種痘活動家は、印刷物指向を強めていく社会を大いに利用した[64]。何百という様々なチラシと小冊子を作り、地元紙、全国紙に手紙を書くキャンペーンをはじめ、イングランドとウェールズ中にいくつかの定期刊行物を配布し、市民に種痘の危険性について話そうと呼びかけるポスターを店のショーウインドウに貼った。そしてグロテスクな生々しい種痘被害を受けたとする子どもたちの写真も作った。この中で最も見るに堪えないのは、目のがんになった子どもの写真かもしれない。『ブリティッシュ・メディカル・ジャーナル』の編集者アーネスト・ハートは、反種痘のメッセージの成功を残念がっている。「（反種痘活動家は）パンフレット、煽るようなはがき、グロテスクな絵柄がついた封筒など、自分たちの意見を配布するための非常にエネルギッシュな配布システムを持っている」。一方、種痘推進派は「こうした製品に使える解毒剤」を提供していない[65]。

現代のマスコミニケーションの手段には全国放送のテレビ番組、ブログ、ユーチューブやツイッターなどがある。こうした表現手段を使って、反ワクチン活動家は何百万人もの人たちに安く、早く、メッセージを届けることができる。そして、活動家は政府の公衆衛生機関の職員よりも医師や科学者よりもずっと上手なのだ。カリフォルニア州ウォルナットクリークの小児科医ラフル・パリクは、二〇〇八年に一五〇年前のアーネスト・ハートとそっくりなことを嘆いている。『ワクチンの評判の防衛戦』と題した論説で、パリクは「反ワクチングループは良く組織されていて、熱心だ。オプラやラリー・キング・ライブなどの人気がある舞台を使い、強く感情を揺さぶるアピールをして、親たちに子どもに予防接種をすることについて迷い躊躇させてしまう。論理的に考える人もそうではない人も、こうした感情的な手法は忘れない。一方、我々医療、科学専門家は正確な証拠と研究を引いて対抗するが、これは多くの親には響かない。感情的ではないメッセージは印象に残りにくいのだ。衝撃的な話や記事は印象に残る。我々が変わるべき時期に来ている[66]」

金持ちVS貧乏人――

一八〇〇年代半ばの反ワクチン運動は現代のものに似ているが、驚くような違いも幾つかはある。一九世紀、イングランドの種痘強制法は貧しい人々に向けてのものだった。権力者たちは労働者階級は教育がないので種痘を恐れて、受けない傾向があるに違いないと信じていたのだ。その結果、種痘への抵抗はイーストロンドン、サウスロンドンの労働者が住む地域から始まった。また工業都市だったマンチェスター、シェフィールド、リバプールでも起こった。[67] 最初に抵抗したのは日雇い職人、職人、工場労働者、中小の商店主などで、種痘所で人目にさらされることを恥だと考える人々のグループだった。

今日は対照的に、ワクチンに抵抗するのは上層中産階級で、大卒か大学院卒の親でインターネットを使い、自分の健康については自分で決め、情報化社会で自分たちも専門家になれると考えているような人々だ。[68] だが問題は、どうやって専門知識を得るかにある。雑誌や新聞の記事、インターネットの情報には人を惑わせ、不必要に怖がらせるものも多い。そして、どれほど少数派で風変わりな考えを持っていても、ネット上では容易く同好の士を見つけることができる。

弁護士たち――ヴィクトリア朝イングランドの反種痘抗議者とは違い、今日の反ワクチン運動家の中には、ワクチンによる副作用への補償という虹のたもとに金のツボが埋まっているのを見つける者がいる。一九八〇年代の百日咳ワクチン恐怖のときには、数百万ドルが補償金や和解金として支払われた。その結果、反ワクチン組織は人身被害弁護士と結託して活動するようになった。弁護士の多くは顧問委員会の一員となってワクチンの危険性を訴え、どう補償金を勝ち取るかを説明する小冊子を作る手助けをしている。例えば、バーバラ・ロー・フィッシャーの全米ワクチン情報センターのプレスリリースは、アメリカの最も強力な製造物責任法律事務所の一つに所属する弁護士マイケル・ケレンスキーの名を挙げている。このプレスリリースの最後には「全米ワクチン情報センターと提携してケレンスキーは全米ワクチン補償基金についての教育的な小冊子を製作しました。冊子のお申し込みは一―八〇〇―二四五―〇二四九まで」と記されているのだ。[69]フィッシャーのウェブサイトには一六カ所の人身被害弁護士事務所へのリンクが載っている。[70]

マーケティング戦略——一九世紀、イングランドの抗議者たちは堂々と自分たちは反種痘だと名乗った。実際、組織化された反対グループのほとんどは反種痘という言葉を名前に入れていた。だが現代では、反ワクチン活動家は自分たちは反ワクチンではないと主張する道を選んでいる。彼らはワクチン推進派なのだ。しかしもっと安全なワクチンを望んでいるのだ。ソフトで、過激ではなく、許容できそうなメッセージで、メディアにも乗りやすい。だが現代の反ワクチン運動家のいう安全は自閉症、学習障害、注意欠陥障害、多発性硬化症、糖尿病、脳卒中、心臓発作、血栓、麻痺などの副作用がないというものだ。これらはワクチンが原因ではないので、彼らのいう安全なワクチンは実現不可能なのだ。

一八九八年、イングランド政府はようやく降参した。良心的拒否法を通過させて、怒る市民をなだめにかかったのだ。[71]種痘を受けさせたくない親は受けさせなくてよくなった（イングランドの反種痘運動から生まれた良心的拒否者という言葉はやがて、第一次世界大戦とその後の戦争で戦うことを拒否した人に使われるようになった）。一年も経たないうちに政府は二〇万通以上の良心的拒否認証を発行した。一八九〇年代後半までには接種率が急落した。レスターでは赤ん坊の八〇％が未接種だった。ベッドフォードシャーでは七九％、ノーザンプトンシャーでは六九％、ノッチンガムシャーでは五〇％、ダービーシャーでは四八％。[72] イングランドの反種痘勢力は勝利を得たのだ。だが一方アイルランドとスコットランドでは運動自体が存在しなかった。反種痘運動グループは組織されず、市民はあっさりと種痘を受けた。イングランドの種痘接種率が下がるにつれ、スコットランドとアイルランドの接種率は上がった。[73] その結果、イングランドはヨーロッパの天然痘感染と死亡の中心点となった。イングランドの反種痘活動家にとって、選択の自由はその選択によって死ぬ自由となったのだ。一九世紀イングランドと同じように、二一世紀アメリカの予防接種の義務を消滅させようとする戦いは、議会と法廷で戦われることになる。そして結果もとても似たものになりそうだ。

第八章　共有地の悲劇

自由とは、必要性を認識することである

ゲオルク・ヴィルヘルム・フリードリヒ・ヘーゲル

一九世紀、イングランドの親たちは、種痘は純粋でも安全でもなく、自然や神に反するも行為だと論じた。だが親の怒りは医師よりは政府の役人に向かった。役人は自分たちに指図する権利もないし、子どもに何を接種すべきか指図する権利などないと考えたからだ。抗議運動の参加者にとって、法定予防接種は許容しがたい自由権の侵害だった。

アメリカでも州が義務づけた種痘への反応は同じだった。実際に一人の市民の訴えは最高裁判所まで争われた。その訴訟への判決は「アメリカ公衆衛生史上最も重要な最高裁判決」と呼ばれている。[1]それは七〇件の最高裁評決で引用され、一世紀以上に渡って、州は親に子どもに種痘を受けさせるように強制できるかどうかを決めてきた。[2]

ことをはじめたのはマサチューセッツ州のルター派牧師だった。

一八九九年五月、ボストンから一二マイル離れたスワンプスコット市で天然痘の流行が始まった。夏までにエバリットと川向こうのチャールズタウンでもいくつかの症例が出た。一九〇一年までに二〇〇人以上のボストン市民が病気の犠牲になった。[3] これに対応して、チャールズ川を隔ててボストンの対岸に位置するケンブリッジ市保健局は「我が市ケンブリッジでは天然痘が流行しており、しかも増加し続けている故に、病気の速やかな根絶が必要であり、故に、すべての住民に種痘を受けることを命じる」と宣言した。[4] 拒否した市民には五ドルの罰金が課された。一九〇二年初頭までに四八万五〇〇〇人が種痘を受けた。『ボストン・デイリーグローブ』紙は「(病気になるのも種痘を受けるのも)どちらも無料であるが、ボストンに必要なのは病人の救済よりも種痘である」と宣言した。[5] 一九〇三年中に流行が終焉したときには、天然痘に感染した患者は一六〇〇人となり、三〇〇人近くが死亡した。[6] 市の保健局の職員が行動に出ていなければ犠牲はもっと大きくなっていただろう。

市の命令を受け入れた者ばかりではなかった。一九〇二年三月一五日エドウィン・スペンサー医師は種痘をしようとヘニング・ジェイコブソンの家を訪れた。[7] ジェイコブソンは拒否した。そして罰金を払うのも拒否した。

ヘニング・ジェイコブソンは一八五六年スウェーデン生まれで、一三才でアメリカにやってきた。

一八八二年、まだミネソタ州のルーザラン・カレッジの学生だったジェイコブソンはハッティー・アレキサンダーと結婚し、その後五人の子どもを授かった。一八九三年スウェーデン国教会ミッション委員会からマサチューセッツ州ケンブリッジにルター派教会を開くように依頼された。敬虔な信者で、カリスマ的な雄弁家、地域活動家でもあったジェイコブソンは教会の信者のために尽くした。彼が種痘を拒否したとき、心の中にあったのは神が自分を守ってくれるという信仰だった。[8]

一九〇二年六月、ジェイコブソンはミドルセックス郡地区裁判所で裁判を受けた。陪審員が有罪を告げた後、ジェイコブソンは郡の上級裁判所に控訴した。ここでも一九〇三年二月に有罪判決となった。くじけずにジェイコブソンは州高等裁判所に控訴した。[9] この時は二人の有名な弁護士が弁護についた。バーモント州のヘンリー・バラードと、ハーバード卒の弁護士で、のちに第一次世界対戦で最高齢のアメリカ兵として有名になるジェイムズ・ピッカリングだ。[10] 弁護士費用とジェイコブソンの牧師としてのわずかな給料を考えると、二人を選んだのは驚きだ。だがピッカリングはボストンの反種痘同盟のリーダー、イマヌエル・ファイファーの家から数ブロック先に住んでいて、ファイファーが訴訟を引き受けるようにピッカリングを説得したのだった。

ピッカリングとバラードは州がジェイコブソンの基本的人権を侵害したと主張した。「マサチューセッツ州の自由市民で、異教信者でもなく、偶像崇拝者でもない者が、この新しい形の、いや、修正された聖なる雌牛崇拝の儀式に参列するように強制されてもいいのだろうか？[11]」

またしてもジェイコブソンは負けた。そこでこの国の最高裁判所へ上告した。一九〇三年六月二九日、アメリカ合衆国最高裁判所はジェイコブソンとマサチューセッツ州の訴訟を審理予定表に入れた。今回はジェイコブソンは弁護士として前マサチューセッツ州選出下院議員のジョージ・ウィリアムズを選んだ。[12]ウィリアムズはマサチューセッツ州が種痘を要求することで憲法修正第一四条、具体的には州は法によらず市民から生命、自由、財産を奪うことはできないという部分に違反していると主張した。ウィリアムズの弁論趣意書には「法定予防接種法は不合理で専横で圧政的であり、故にすべての自由人の自身の身体と健康を自分が最良だと考える方法で管理する生得権に敵対するものである」とある。[13]ウィリアムズはまた種痘は非良心的で危険であると述べた。「我々の法令全書に、人間に自分の身体を汚染と不浄と病気に捧げるように強要する、血を汚し、事実上病気の牛に『汝は我が救い主、汝を信頼する』と語りかけるという野蛮な儀式を強要する法律が載っているのです[14]」

一九〇五年二月二〇日、最高裁は賛成七対反対二で、種痘を拒否する権利は合衆国憲法で保証されていないとの判決を下した。多数派を代表して、ジョン・マーシャル・ハーラン判事は、公衆衛生界では社会的な善が個人の自由に優先されると論じた。「合衆国憲法でその司法権の中に住むすべての人間に保証された自由は、いかなる時、いかなる環境においても制限から全く自由であるという各個人の絶対的な権利を意味しない。公益のためにすべての個人が対象となる多様な制限が存在する。自分にとっては自分の信条が法であるというルールに基づいた社会はすぐに混乱と無政府状態に直面するであろう」[15]。ハーランはケンブリッジ市保健局が種痘を義務づけた法は「全市民が個々の市民と、個々の市民が全市民と結ぶ社会契約の基本原則」であると説明した[16]。

最高裁が、種痘を義務づける州の権利を考察したのはジェイコブソン対マサチューセッツ州の訴訟だけではない。一七年後の一九二二年、テキサス州サン・アントニオのブラッケンリッジ高校の事務局が、両親が種痘を拒否したという理由で一五歳のロザリン・ザクトを退学にした。一九〇〇年代初頭のボストンとは違い、サン・アントニオは天然痘流行中ではなかったが、それは問題ではなかった。裁判所は全員一致で退学は憲法に定められたロザリンの権利を侵害しないとの判決を下した[17]。

ジェイコブソンとザクトの判決は、州に種痘を強制する権利を与えた。だが政府の公衆衛生専門職がどこまで踏み込めるかの限界は示さなかった。例えば、いくつかの州では親は刑事罰で処罰されることもあった。だが一九〇六年にニューヨーク市で起こった出来事ほど反種痘活動家を心配させたものはなかっただろう。担当した保健局職員の一人が後に「公衆衛生を守るために、保健局が個人的な権利と個人財産の権利と干渉する場合、できないことはほとんどないです」と言っている。この職員が言っているのはメアリー・マローンの奇妙な事件のことである[18]。

メアリー・マローンは一八六九年九月二三日、アイルランド生まれ。一〇代で移民としてアメリカにやってきて、ニューヨークの裕福な家庭でコックとして働いた。一九〇六年、マローンは（ニューヨーク市郊外）ロングアイランドのオイスターポイントで、ニューヨークの銀行家チャールズ・ワーレンの家で働いていた。ワーレンはこのオイスターポイントの家を、ジョージ・トンプソンから借りていた。そして、その夏ワーレンの家族六人が腸チフスにかかった。

二〇世紀初頭、アメリカで毎年三万五千人が感染する腸チフスは、よく知られた問題だった。この病気の原因は腸チフス菌（サルモネラ・チフィ *Salmonella typhi*）で、当時は食品と水をしばしば汚染していた。典型的な症状は発熱、頭痛、寒気のあとの不快感、食欲減退で、胸と腹に発疹が出る。発疹が消えた後、症状は悪化して、激しい腹痛と体重の減少、時には血圧低下とショックが起きる。当時はこの病気にかかった一〇人に一人が死亡した。

トンプソンはワーレンの家族の半数が腸チフスになったと知り、公衆衛生技師のジョージ・ソーパーを雇い感染源を突き止めようとした。ソーパーは下調べとして、オイスターポイントに似た一連の感染症の発生を探し出した。一九〇〇年にロングアイランドで一件、一九〇一年にニューヨーク市でもう一件、一九〇二年にメイン州ダークハーバーで七件、一九〇四年にニューヨーク州サンドポイントの使用人の間で四件、一九〇六年ニューヨーク州タキシードパークで一件とニューヨーク市パークアベニューで二件。すべての感染症の発生には一つの共通点があった。メアリー・マローンがコックだったのだ。

その時点で二二人が感染して二人が死亡していた。ソーパーが感染症の発生を調査している当時、腸チフス菌は食品を汚染することが知られていた。だがコックが病気を広げている場合には、コック自身も病気になっていた。ところがマローンは病気の症状がまったくなかった。実はメアリー・マローンは北アメリカではじめて見つかった腸チフス菌の健康保菌者だったのだ。

他の場合と同じように、マローンがワーレン家の感染源だったと突き止めたあとで、ソーパーはそれを証明したいと考えた。「メアリーとは最初に台所で話した」とソーパーは記憶をたどる。「私はできるだけの気を配っていたのだが、彼女が人々を病気にしていると疑っている、尿と便と血液のサンプルが欲しいと言わなくてはならなかった。そう言うが早いか、メアリーは肉切りフォークを掴んで私の方へ向かってきた」。結局ソーパーは諦めた。サンプルの採取をニューヨーク市保険局の女性職員ジョセフィン・ベーカーに任せたのだ。

一九〇七年三月一九日、ベーカーは警官を同伴してメアリー・マローンを尋ねた。「彼女は、けんか腰で悪態をつきながら出てきました」とベーカーは回想している。「メアリーはけんかも悪態も恐ろしいほど上手く、しかも元気旺盛でした。もう連行する以外にありませんでした。警官がメアリーを救急車に担ぎ込み、私は病院につくまで文字通り彼女の上に座り込んでいました。まるで怒ったライオンと檻の中にいるようでした」。ベーカーはマローンをその当時ニューヨークの伝染病受け入れ施設だったウィラード・パーカー病院へ連れて行った。そこで微生物学者がメアリーの便に腸チフス菌がうじゃうじゃいるのを発見した。ベーカーはすぐにメアリーをイーストリバーのノースブラザー島に送った。メアリーはそこで小さな小屋に一人で暮らし、自炊だけをすることになる。マローンは自分がなぜ監禁されるのか理解できなかった。彼女は「今まで一度も腸チフスにかかったことはありません」と言っている。「ずっと健康でした。なぜ私はハンセン氏病患者のように追放され、犬だけを友として一人きり軟禁状態で暮らすことを強いられなくてはならないのですか?」。三年後、保健局の役人はメアリーがもうコックとしては働かないと約束した後で解放した。新聞は彼女に「チフスのメアリー」のあだ名を与えた。

一九一五年、ニューヨーク市のスローン産科病院で腸チフスが発生した。病院の医師、看護師スタッフ二五人が感染して二人が死亡した。調査官たちは流行の発生源が三ヶ月前に雇われたコックのブラウン夫人であることを突き止めた。保健局の職員たちはすぐにブラウン夫人がメアリー・マローンであることに気づいた。「過去にメアリーが感染騒ぎの悪意のない犠牲者として権利を持っていたとしても、今やすべてが失われた」ジョージ・ソーパーが言っている。「もう知らなかったとは言えない。彼女は自分の意思で故意に人の命について危険な賭に出たのだ。特権を誤用して仮釈放宣言を破った。危険な性格であり、それに相応しく扱われなくてはならない」。一九一五年三月二六日、州保健局は再びメアリー・マローンをノースブラザー島に送った。メアリーは一九三八年一一月一一日、脳卒中で死亡するまでそこで過ごすことになる。マローンは六九年の生涯のうち二六年を腸チフス菌のキャリアとして隔離されて過ごした。彼女が腸チフスの症状を見せたことは一度もなかった。

アメリカの反種痘活動家はメアリー・マローンに起こったことを見ていた。そして、これにおびえた。保健局の役人たちは子どもを探し出して種痘をするために、いったいどこまでやるだろうと心配したのだ。

最高裁のジェイコブソン対マサチューセッツ州訴訟の判決後、『ニューヨークタイムズ』紙に論説が載った。「法定予防接種が個人の自由の侵害であり、憲法に保障された個人が天然痘になりたければなれる、そして他人にうつす権利があるかどうかという論争は終わった。（これに）よって種痘に関連する法の施行に抵抗するために作られた変わり者協会の有効期限も終わるだろう。もう仕事はないのだ[19]」。この予想はこれ以上ないほど間違っていた。アメリカの反種痘活動は始まったばかりだったのだ。

一八九四年、ブルックリン市（一八九八年にニューヨーク市と合併）での天然痘の発生に際して保健局はチャールズ・マッコーリーと妻と息子に種痘をするように命じた。一家は拒否し、老マッコーリーは往診の医師をライフルで脅した。これに対してマッコーリー一家は隔離されることになった。二人の警官が戸口に立った[20]。『ニューヨークタイムズ』紙が事件を報じている。「一家はアパートを出ることを禁じられ、他の入居者は、罰として逮捕があることを警告され、いかなるメッセージも一家に伝えないようにと告げられた。地域の八百屋、肉屋、パン屋も物資の配達を禁じられた[21]」。次の日、警察はアパートのクローゼットに直径二フィートの穴を発見した。家族はここを通って逃亡し、その後ニュージャージー州ホーボーケンにたどり着いた。三日後、保健局の職員がマッコーリー一家に予防接種を恐れる必要などないと説得したあと、一家はブルックリン警察に出頭して種痘を受けた。

一八九〇年代後半、マッコーリー一家と同じような事件が、ブルックリン反法定予防接種連盟[22]やマサチューセッツ反法定予防接種協会[23]のような反種痘グループを産みだした。各地域の連盟はやがて全国組織になった。一九〇八年、二人の裕福な実業家、ジョン・ピトケアンとチャールズ・ヒギンズが小グループを連合したアメリカ反予防接種連盟を設立した[24]。ピトケアンは「我々はかつて（イギリスの）宗教的な暴政を拒絶し、政治的な暴政を拒絶した。では我々は今医療的な暴政に屈するのか？」と宣言した[25]。ピトケアンは弁士で、ヒギンスは小冊子の書き手だった。ヒギンスは『目を大きく開け！』（一九一二年）、『学童・生徒への犯罪』（一九一五年）、『種痘と破傷風——血液の暗殺者』（一九一六年）、『種痘の恐怖を暴くイラストつき』（一九二〇）などの小冊子を制作している[26]。

最も活発だった反種痘グループは「市民の医療参考文献相談所」だった。このグループは一九一九年にニューヨーク市で設立され、『法定予防接種に反する事実——公益なのは学校で子どもじゃない』という人気小冊子を作った[27]。だが二〇世紀初頭のすべての反種痘活動家のうち、誰よりも声高で、誰よりも情熱的で、誰よりも怒りに満ちていたのは「アメリカ医療の自由連盟」の創立者ローラ・リトルだろう。ローラは息子のケネスが種痘後に死んだことで活動をはじめた。子どもの死因は実際には麻疹とジフテリアだったが、リトルは種痘が原因だと確信していた。[28] バーバラ・ロー・フィッシャーのように、ローラ・リトルは医師と保健局の職員は全員種痘を売るための陰謀に荷担していると信じていた。

ローラは『牛痘一味の犯罪』という小冊子を作ったが、そこに書かれた言葉は、過去と未来の反ワクチン活動家のテーマといって良いだろう。「この国の保健局員の給料の総額は毎年一四〇〇万ドルにも達する。保健局の重要な機能は種痘である。天然痘の恐怖がなければ、彼らは商売あがったりになってしまう。何千という開業医も〝恐怖〟が起こるたびに利益を得る。最後に種痘〝百姓〟もその邪悪な商売に投資された二〇〇〇万ドルの資本を象徴している[29]」

アメリカの反種痘活動は人気者も産みだした。一九一五年、ニューヨーク市の漫画家でありイラストレーターのジョニー・グルエルは娘のマルセラが種痘を受けた後死ぬのを見ていた。死亡報告書には子どもの死亡原因は心臓病と書かれていたが、グルエルは種痘を責めた。娘の思い出として、彼は赤い毛糸の髪で手足がぶらぶらする人形を作った。人形は種痘に傷付けられた子どもたちのシンボルだった。グルエルは人形をラガディ・アンと名付けた。[30]

一九三〇年代になって種痘の必要性が減るに従って反種痘グループの情熱も減って行った。[31] チャールズ・ヒギンズが一九二九年に死亡すると、アメリカ反種痘連盟は発言者を失った。その二年後にローラ・リトルが死ぬと、「アメリカ医療の自由連盟」も同様に静かになった。一九三〇年代のジフテリアワクチンと一九五〇年代のポリオワクチンを推進する大規模なプログラムでは反ワクチン活動は燃え上がれなかった。州が強制する予防接種によって全国で怒りに拍車がかかり再び燃え上がるには『ＤＰＴ――ワクチン・ルーレット』の放送までもう五〇年を待たねばならなかった。だが法廷での法定予防接種との戦いは終わってなどいなかった。

一九六〇年代の終わり頃から一九七〇年代にかけて、米国疾病管理予防センター（ＣＤＣ）の公衆衛生部門の職員はアメリカから麻疹を排除しようと決めた。[32]その手法が一連の訴訟を呼んだ。二〇世紀の最初の五〇年間、麻疹は毎年、何千という入院と何百という死を引き起こしてきた。一九六三年のワクチンの発明と天然痘とポリオの事実上の排除に力づけられて、ＣＤＣは好機が到来したと考えたのだ。麻疹は基本的に学齢児童がかかるので、公衆衛生専門職たちは麻疹排除のためには入学条件として麻疹ワクチンを義務づければ良いと考えた。[33]『ワクチン・ルーレット』でも紹介されている当時の有名な写真がある。そこではＣＤＣのアラン・ヒンマンがサインを掲げていて、書かれた文字は「予防接種なしなら、登校なし（No Shorts - No School）」とある。

ＣＤＣはこの攻撃を始めるのに絶妙な時を選んだ。ワクチンによって麻疹は劇的に減少したが、接種率は停滞してしまっていた。そして麻疹の感染は増加に転じていた。一九七〇年には四万七〇〇〇例が報告された。一九七一年には報告数は七万五〇〇〇に増えていた。[34]

州の保健局職員とCDCの努力は二つの強力な政治グループを引き寄せた。一つはJ・P・ケネディ財団[35]、二つ目はベティ・バンパースの団体だった。ケネディはJ・F・ケネディ大統領とロバートとエドワード・ケネディ両上院議員の父親だ。またローズマリー・ケネディの父親でもある。重度の精神遅滞児として生まれたローズマリーは一九四一年にロボトミー手術を受け、一九四九年から施設に入所し、そこで二〇〇五年に亡くなっている。ローズマリーの苦闘が動機となってケネディ財団は知的障害者に対して支援をしていた。財団が麻疹に興味を持っていたのは、毎年アメリカで四〇〇〇人が麻疹ウイルスを原因とする脳炎を起こしていて、永続的な脳損傷を残すことも多かったからだ。[36] CDCイニシアチブ当時、エドワード・ケネディはマサチューセッツ州選出の上院議員で、姉のユーニス・ケネディ・シュライバーはリンドン・ジョンソンの偉大な社会政策の一環として設けられた経済機会局の局長だった。ケネディ姉弟は自分たちの大きな影響力を使い、知事と議員に手紙を書いて地元の入学前義務の法制化と施行を推進した。

ケネディ家が入学要件に感情的な推進力を提供する一方で、アーカンソー州選出の上院議員デール・バンパースの妻ベティ・バンパースは経済的な推進力を提供した。一九七〇年代初めに大統領夫人のロザリン・カーターを理想実現の同志に迎え、バンパースは、国が出資する子どもワクチン構想というプログラムの創出に力を貸した。これはワクチンを購入することができない親の子どもにワクチンを提供するものだった。この努力により、国のワクチンへの出資は一九七五年の五〇〇万ドルから一九七六年には一七〇〇万ドル、一九七七年には二三〇〇万ドルと増加した。[37] 加えて、一九九〇年代初頭に死者を多数を出した麻疹流行に対応してベティ・バンパースとロザリン・カーターは「どの子にも二才までに」(Every Child by Two/ECBT) というNPO団体を設立した。ECBTはワクチン接種率が低い都市で教育プログラムを組織し、アフリカの子どもへの予防接種を支援している。こうした尽力の結果として、入学に予防接種を必要とする州は一九六八年の二五から一九七四年には四〇まで増えた。この状況は、自然に入学要件としての予防接種が有効かどうかの検証となった。[38] 当初は有効ではないようにみえた。麻疹は流行し続けた。実は問題は入学要件とはしたが強制しなかったことにあった。だが風向きは変わりつつあった。

一九七六年、アラスカで大規模な麻疹流行が起こっていたとき、州の保健局は親に子どもは予防接種するまで登校できないと通知した。五〇日後、七四〇〇人以上の生徒が応じなかったため、保健局は生徒を学校から閉め出した。一ヶ月もしないうちに予防接種をしていない子どもは五〇人を割り、流行は終わった。[39]

一九七七年、麻疹の流行がロサンゼルス郡で起こった。数千人の子どもが感染し、麻疹肺炎になった者も多く、三人が脳炎になり二人が死亡した。三月三一日、郡の保健局長が五月二日までに麻疹ワクチンを打ち終わっていない子どもは登校できないと宣言した。期限の日が来たときには、まだ数万人の子どもが予防接種をしていなかった。
アラスカ州と同じようにロサンゼルス郡の親たちもすぐに保健局は本気だと悟ることになった。五万人の子どもが登校禁止となった。数日以内にほとんどが予防接種の接種証明を持って登校してきた。そしてまたこれで流行は終わった。[40]
アラスカとロサンゼルス郡の出来事には注目せざるを得ないが、学校でのワクチン義務化のもっとも劇的な例はテキサスとアーカンソーの二つの州にまたがる都市、テクサーカナで起こった〔訳注：都市の半分がテキサス州で半分がアーカンソー州となっている〕。
一九七〇年六月から一九七一年一月にかけて、テクサーカナでは六三三件の麻疹の感染が起こった。流行発生時、アーカンソー州は登校に予防接種を義務づけ、テキサス州は義務づけていなかった。感染例の六三三件のうち、六〇八件（九六％）はボウィー郡（テキサス側）で起こり、二五件（四％）がミラー郡（アーカンソー側）で起こった。[41]
一九八一年までに五〇州全てが入学に予防接種を義務づけた。[42] 続く二〇年間でさらに予防接種が推し進められ、麻疹の発生件数は劇的に減少した。一九九八年には全米で八九件だけになり、それらもほとんどが他国から持ち込まれたものとなった。[43]
ウォルター・オレンスタインは一九七七年のロサンゼルスでの流行時にＣＤＣで働く若い疫学者だった。「（ロサンゼルス郡の）学校義務化は本当にすべてを変えました」オレンスタインは記憶を語る。「あれが〝予防接種なしなら、登校なし〟の前例を作りました。学校義務化の素晴らしいところは警官が人々の意思に反して予防接種を強制したりしないところです。ただ、予防接種を受けたくないなら学校には行けませんと言っただけです[44]」。オレンスタインは拒否した人々が強制的に接種される法定予防接種と、拒否した人々が公立学校に行くという権利を否定される予防接種義務の法的な区別を説明しているのだ。

学校での義務化の目覚ましい成功にもかかわらず、保健局の強圧さは反発を呼んだ。予防接種をしていない自分の子が教育を受けられないのを認めることができない親もいたのだ。なので、彼らは修正第一条による保護を主張して州を訴えた。修正第一条には「連邦議会は、国教を樹立したり、宗教上の自由な行為を禁止したりする法律、または、言論や出版の自由を制約したり、または、国民が平穏に集会する権利や、苦痛の救済を求めるため政府に請願する権利を制約する法律を制定してはならない」とある。この修正第一条をめぐる裁判のバランスを変えたのはジェイコブソンやザクトに対する最高裁判決ではなかった。それは、表面上はワクチンとは何の関係もないものだった。

一九四一年一二月一八日、エホバの証人の信者サラ・プリンスは二人の息子と九才の姪ベティ・シモンズを「街頭での布教に参加させるために」連れて行った。プリンスはかねてから補導員に夜子どもたちを仕事に連れて行くのは州の労働法に触れると警告されてきたが、無視してきた。午後八時四五分、ベティは『物見の塔』と『目覚めよ！』という小冊子を、肩からかけた普通のキャンバス地のバックから取り出して、通りすがりの人々にみえるように手に持って掲げた。その姿を見た補導員が、いつものようにプリンスに子どもたちを路上で働かせないようにと警告した。「あなたでも誰でも私は止められない」プリンスは激した。「この子は神様が与えて下さった権利と憲法が保障する福音の教えを説く自由を実行してるのだし、神様のお命じになることを邪魔する権利など誰にもないわ」。プリンス対マサチューセッツ州のこの訴訟は一九四三年に最高裁まで行った。一九四四年一月の判決は宗教の自由は児童労働法に勝らないとして、プリンスの敗訴となった。ウィリー・B・ラトレッジ判事は法定の多数意見を代表して、そして、この訴訟を越えて意見を述べている。「宗教を自由に行う権利は共同体や子どもを感染症に曝す自由、あるいは子どもを不健康または死に曝す自由を含まない。親は自分たちが殉教者となるのは自由だが、だからといって、そのような状況において子どもを殉教者とする自由があるわけではない[45]」

この判決はワクチン訴訟に大きな影響を与えた。一九六五年、キリスト教原理主義のセクト「長子教会」に属するライト一家が、アーカンソー州アーカンソー郡デウィット高校が予防接種を義務づけたことで自分たちの宗教を行う権利を侵害したと訴えて敗訴した[46]。一九六八年、カトリック信者でカイロプラクターのトーマス・マッカートニーがニューヨーク州ブルーム郡の学校事務局が一〇才の息子にポリオワクチンを義務づけたことで宗教の自由を侵害したと訴えたが敗訴した[47]。一九七四年、ロナルド・アバードがニューハンプシャー州マンチェスター市の公立学校制度が予防接種をしていない六才の息子を小学校付属幼稚園に登園させなかったことで自分の宗教の自由を侵害したと訴えて敗訴した。[48] 一九七九年、カイロプラクターでチャーチ・オブ・クライスト（保守的なプロテスタント）の信者チャールズ・ブラウンがミシシッピ州ヒューストン市の教育委員会が予防接種をしていない六才の息子の一年生クラスへの登校を認めなかったことで自分の宗教の自由を侵害したと訴えたが敗訴した。[49] 一九八二年、チャーチ・オブ・ヒューマン・ライフ・サイエンス（人間生命科学教会）の信者のアービング・デイビスが予防接種をしていない八才の息子の入学を認めないことで、宗教の自由を侵害したとしてメリーランド州セシル郡の学校局を訴えたが敗訴した。[50]

それぞれの訴訟の判事は、予防接種は宗教に関係なく義務づけられているので、宗教の自由は侵害されていないと判決を下した。だが当時ほとんど知られていなかったニューヨーク州の法案が、すでに扉にちいさな隙間を開けていた。この隙間がアメリカの感染症の広がりに大きな影響を与えることになる。一九六六年六月二〇年、ニューヨーク州議会で入学にポリオワクチンの接種を必要とする法案が通過しようとしていた。法案には一つ落とし穴があった。親の宗教がワクチンを禁じている場合を免除していたのだ。これは当時のアメリカで最も有力な宗教グループの一つであったクリスチャン・サイエンスの陳情活動の結果だった。法案は一五〇対二で通過した。反対票を投じたジョセフ・マージオッタは後に反対の理由を説明して、「免除された子がポリオのキャリアだとしたら」と言っている。マージオッタの心配は先見の明があったことが証明された。[51]

メアリー・ベイカー・エディが一八七九年に設立したクリスチャン・サイエンスの信者は病気は身体の症状ではなく、精神によって起こると信じていた。エディーは著作『科学と健康』の中で、「我々が天然痘になるのは、他の人が天然痘になるからだが、それは物質ではなく精神が病気を取り込み運ぶのだ」と言っている。[52] 天然痘のような病気はワクチンではなく、祈りによって予防することができるというエディーの教えに従った人々はその代償を支払っている。

一九八二年、九才のデブラ・クプシュがコロラド州のクリスチャン・サイエンス・キャンプにおいてジフテリアで死亡した。[53] 一九八五年、イリノイ州エルサ村のクリスチャン・サイエンスの大学であるプリンシピア・カレッジで三人の学生が麻疹で死亡した。[54] この時、ＣＤＣのウォルター・オレンスタインは、プリンピシアでの麻疹の死亡率の高さは「第三世界で見るような死亡統計を思わせた」と記している。[55] 一九八五年の流行はこれで終わりではなかった。一九八五年から一九九四年の間にセントルイス地域のクリスチャン・サイエンス信者の学生の間でさらに四回麻疹が流行したのだ。

だが最も注目された出来事は一九七二年の秋に起こった。コネチカット州グリニッジ町にあるクリスチャン・サイエンスの高校でポリオの流行が起こったのだ。一一人の子どもが身体麻痺となった。[56] 流行発生時、コネチカット州では三年以上一度もポリオは発生していなかった。ある保健局員は衝撃を受けて『ニューイングランド・ジャーナル・オブ・メディシン』に論説を投稿した。「私は州政府が市民個人の生命を完全にコントロールすべきだと論じているわけではない。しかし、論文によって明らかにされている感染症予防の手段の恩恵が子どもの元に届くのを、その親が宗教的自由の名の下に差し止めていること、そして自分たちの子どもたちの健康と命だけでなく、地域社会のそれも危険に曝していることを深く憂慮している。我が国の法廷はずっと以前から親の無責任な行動から子どもを守る判決を下しているのだ[57]」

クリスチャン・サイエンスが陳情によってニューヨーク州で宗教的な免除を認めさせることに成功したことで、ワクチンを避けたい人々の戦略が変化した。二つの影響力の強い判決が水門を開いた。最初の一つはウィリアム・マイヤーの三人の子どもたちに関するものだった。全員がニューヨーク州オノンダガ郡のファビウス・セントラルスクール学区で登校できなくなっていた。マイヤーは、自分はクリスチャン・サイエンス信者ではないが、「人体の神聖さは注射によって侵害されてはならない」とクリスチャン・サイエンス信者と同じように信じており、自分の信仰もクリスチャン・サイエンス信者と同じく守られるべきだと論じた[58]。判事はこれに同意した。宗教的な免除を認める二つめの判決はマサチューセッツ州ロウェル市のベウラ・ダリが六歳の娘ベリンダが予防接種をしていないからと登校を認められないのは不当だと訴えたものだ。ダリはマイヤーと同じくクリスチャン・サイエンス信者ではなかったが、ベウラもワクチンを利用することは聖書とその教えの侵害、中でも「神に受け入れられるように身体をきれいに保ちなさいという訓戒に触れると信じていた。[59] 法廷はある宗教グループに免除を認め、他に認めないのは不当だとして、ベウラに好意的な判決を下した。二〇〇九年には四八州が予防接種の宗教的免除を認めるようになった。

宗教的免除は思想的免除への扉を開いた。それに重要な役割を果たしたのは、一九八〇年代後半のニューヨーク州ノースポートの二組の夫婦シェルとレビーに関係した判決だ。アラン・シェルはカイロプラクターで自分の宗教はフロリダ州サラソタにある通信制の教会ミッショナリーテンプル・アット・ラージ・オブ・ザ・ユニバーサル・レリジャス・ブラザーフッド株式会社で、ワクチンは身体への望まない侵入だと信じていると訴えた。だが、シェルは息子に割礼を施していて、歯医者で息子の虫歯の穴を埋めてもらっていたので、身体への侵入という論は通らなかった。

一方、レビーの主張はずっと否定し難かった。ルイス・レビーは州政府が自分の娘サンドラに予防接種をするように強制して良いはずはないと主張した。「なぜなら、私たちはどんなものでも正常な身体の働き以外の異質なものが導入されることは身体に悪い影響を与えると感じていて、それ故に、私たちの本質——身体的、精神的、宗教的本質への侵害だと感じています[60]」。判事は「宗教的な確信に匹敵する強さで信条を持っているなら」親が宗教団体の一員でなくても予防接種の免除は与えられるべきであるとして、レビーに有利な判決を下した。[61] 二〇一〇年までに、二一の州が予防接種の思想的な免除を許すことになった。

一八九〇年代後半には、イングランドの反種痘運動は、反法定予防接種法を産みだしていた。もしも市民が種痘をしたくなければ、良心的拒否証明を出せば良かった。受けないと決める人が増えるに従って、イングランドは英国の天然痘の流行中心地になっていった。二一世紀初頭には、アメリカの反ワクチン活動家が、宗教的、思想的免除という抜け道を使って公衆衛生に衝撃をもたらした。

一九九九年から二〇〇九年の間に、ワクチンを受けない自由とは、感染症にかかり、人に病気をうつす自由なのかどうかを検証する四つの研究がおこなわれた。

一九九九年、ジョンズ・ホプキンス大学公衆衛生大学院のダニエル・ソロモンの研究チームが、五才から九才までに親が予防接種をしない選択をした場合、麻疹になる確率が予防接種をしている場合よりも一七〇倍大きいという結果を出した。[62]

二〇〇〇年、CDCの呼吸器疾患部のダニエル・フェイキンの研究チームは、コロラド州の親が予防接種をしない選択をした三才から一〇才の子どもは麻疹になる確率が六二倍、百日咳になる確率が一六倍で、予防接種をしていない子が多い学校ほど麻疹の流行が起こりやすいという結果を得た。[63]

二〇〇六年にはジョンズ・ホプキンス大学公衆衛生大学院のサアド・オマールの研究チームが思想的免除の影響を検証した。一九九一年から二〇〇四年の間に思想的免除によって予防接種を打っていない子どもの数は二倍以上になった。免除を得やすい環境（定型書類にサインするだけでいい）の子どもは百日咳の流行で病気になる可能性が二倍になっていた[64]。

二〇〇九年、デンバー衛生研究所のジェイソン・グランツの研究チームは、それまでの研究結果を再確認し、コロラド州の予防接種をしていない子どもは二三倍百日咳にかかりやすいという結果を出した[65]。

反ワクチン活動の影響を受けているのはイングランドとアメリカだけではない。複数の研究で百日咳にかかる確率は反ワクチン運動で予防接種が中断した国（スウェーデン、日本、ロシア連邦、アイルランド、イタリア、オーストラリアなど）では中断していない国（ハンガリーとポーランド）に較べて一〇倍から一〇〇倍高くなっているのが明らかになっている[66]。

結論は出た。予防接種をしないという選択は感染症にかかるリスクを増やす。感染症にかかれば死亡する可能性もある。さらに悪いことに、近隣の人たちも危険にさらすことになる。ではなぜ、予防接種をしない選択をする親が増えているのだろう？　カルフォルニア大学サンタバーバラ校の生物学教授が、一定の条件下では予防接種を打たない選択の方が打つよりもずっと論理的だという説明をしている。

一九六八年、ギャレット・ハーディンは『サイエンス』誌に「共有地の悲劇」と題した評論を発表した。ハーディンは人口制御の問題を研究していたが、彼の知見はワクチン拒否の問題にも簡単に応用できたのだ。「誰でも使える共有の放牧場を思い描いて欲しい」とハーディンは書いている。「牛飼いはできるだけ多くの牛を共有地に入れようとするというのが前提だ。論理的に考えて、どの牛飼いも自分の収益が最大になるように考える。そこで『もう一匹牧草地に入れたら収益はどうなるだろう?』と考えてみる。〝収益〟には負の部分と正の部分がある[67]」

ハーディンは続ける「正の部分は家畜が一頭増えるということだ。この牛飼いはこの一頭を売った分の利益を全て受け取るので、収益はほぼプラス一となる。負の部分はもう一頭増えることで起こる草の損失だ。しかし、草の損失は利用者全てが負担することになるので、もう一頭入れると決めた牛飼いも人数分の一しか損をしない」

この牛飼いが予防接種をしないと決めた親だと想像してみよう。ワクチンについてほとんど言及されないのは、もし世界中の人が一人残らず予防接種をするのなら、親にとってはワクチンを打たない選択がずっと論理的だということだ。これが真実である理由は二つある。第一に、予防接種をする子どもが増えれば増えるほど、ウイルスや細菌が広がるのが難しくなるからだ。実際、十分な人数が予防接種を受けていれば感染症は広がらなくなる。例えば、ポリオワクチンがアメリカで使い始められた一九五五年に免疫を持っていたのは人口の四〇%だけだった。そして、感染して麻痺になる人の人数は減っていったが、病気は流行し続けた。だが、七〇%が予防接種を受けて免疫を持つようになると、ウイルスが広がらなくなり、アメリカから排除されたのだ。麻疹も同様だ。ただ、麻疹の感染力はポリオより遙かに強いので、ずっと多くの人が予防接種をしなくてはならない（およそ九五％）。十分な人数が予防接種をすれば、予防接種をしていない人は集団の中に隠れて周りの人から守ってもらうことができる（集団免疫）。第二の理由は、ワクチンは安全だが、完全に何も起こらないというわけではないからだ。すべてのワクチンに副作用がある。ほとんどが発熱と注射した場所が痛みを感じやすくなることだが、中にはアレルギー反応のように非常に深刻なものもある。ワクチンを打たないという選択をすれば、そうした希にある副作用のリスクを避けて集団の中に隠れて病気にかからないという利益を得ることができる（ただし、すべての予防接種で防げる病気（ＶＰＤ）のうち、土から感染して人から感染しない破傷風だけは違う。もし世界中の人が破傷風の予防接種を受けたとしても、もし一人だけ受けていない子どもがいれば、その子は破傷風になる可能性がある）。

ハーディンは続けてこの論理的な選択がいかに非論理的なものとなるかを説明している。

「論理的に考えた牛飼いは、もう一頭放牧するのが賢い選択だと結論を出す。そして、もう一頭、さらにもう一頭。だが、放牧地を共有するすべての牛飼いは同じように考える。そして悲劇が起こる。すべての牛飼いが無限に牛を増やすのが良いというシステムに組み込まれてしまう。だが世界は有限だ。そうなると放牧地は誰でも自由に使えると信じる社会で自分にとって一番の利益を追い求める結末は破滅しかない。共有地での自由は全員の破滅をもたらすのだ」

これはワクチンでも同じだ。より多くの人がワクチンを打たない選択をすれば、集団免疫が壊れる。

現在、ワクチンを打たない選択はまれな副作用を避けるメリットがあるが、集団免疫のメリットはない。ソロモン、フェイキン、グランツの研究によれば、麻疹や百日咳ワクチンを受けないという選択は感染症になる危険性を増す選択だ。十分な人数の人々が予防接種を受けていないからだ。

免疫の共有地では予防接種をすることができない子どもが誰よりも大変な目に遭う。二〇〇九年一〇月二〇日、バージニア州シャーロッツビル市の小学校で読書指導をしているステファニー・テーゼルはオンラインマガジン『スレート』の記事で息子の保育先を見つける苦労について書いている。「昨年、二歳半の息子の保育園を探していて、夫と私は完璧なところを見つけたと思いました。経験を積んだ自宅保育所で、良く動く幼児にぴったりの魅力的な部屋が用意されていました。園長は子どもの扱いが魔法のようにうまくて、子どもたちはおとなしくて機嫌良くシャボン玉遊びから妖精の庭、ウサギちゃんからトラックへと移動して遊んでいました。十分に準備されたユートピアみたいな保育所でした。でも私が『予防接種をしていない子どもはいますか？』と尋ねたときに、息子のための完璧な保育所の夢はたちまち崩れてしまいました。一人の子が思想的だったか宗教的だったかの免除を受けていたのです。親がそう言えば誰も疑問を口にしない、誰でも使える便利な免除です。私は未だにワクチンが原因だと証明もされていない危険が怖いというだけのことを宗教や思想のせいにすることを、州政府が許しているのが理解できません。私は普通他の親が何を選ぼうととやかく言いません。

ですが、この問題は文字通り生きるか死ぬかなのです。自分の子どもにワクチンを打たない選択をするときには立派な理屈を考えていると思いますが、他の子どもをリスクにさらしているのです。この場合、リスクにさらされている子どもは私の息子です。息子は白血病なのです[68]」

テーゼルは予防接種をしていない子どもは自分の息子にリスクをもたらすことを知っていた。「反ワクチンの感情が、ワクチンが登場したときからずっとあることを知っています」とテーゼルは書いている。「ですが、自分たちがうまく利用している集団免疫がワクチンを使えない子のためにあることをじっくり考えたことがあるのだろうかと考えてしまうのです。今、私と夫はベビーシッターを雇うことにしましたが、学校に行くときにはまた問題に向き合わなくてはなりません。息子には可能な限り〝普通の〟人生を送らせたいのです。あの黄色いスクールバスに乗せて、隣に座った子が週末に水疱瘡パーティー〔訳注：水疱瘡に罹った子どもの所へ集まり、子ども同士で水疱瘡をうつしてもらうために行うパーティー〕に行ってないように幸運を祈ることになるでしょう。その子にとっては〝ただの水疱瘡〟でも息子にとっては生死の問題になるのです」

テーゼルの息子のようにワクチンを打つことができない人はアメリカ中に何十万人もいて、周囲の人たちが予防接種をしていることに頼らざるを得ないのだ。

一九九八年にハーディンはさらに「続共有地の悲劇」と題した評論を書いた。この間にハーディンは空気、海、大地の汚染が、放牧しすぎる牛飼いたちによって進んできたのを見てきた。ハーディンのまとめは痛切だ。「個人主義は自由を生むので評価されてきた。だがその恵みは条件付だ[69]」

第九章　殺しの季節

ねえ、危険かもしれないからと、市販の薬を回収するでしょ？　なんでワクチンもそうしないの？
ジェニー・マッカーシー（二〇〇九年四月三日の『ラリー・キング・ライブ』にて）

二一世紀初頭、アメリカの集団免疫が崩壊しても、反ワクチン活動家は静かにならなかった。バーバラ・ロー・フィッシャーと全米ワクチン情報センターの名を聞くことは減ったが、代わりに他のグループが登場した。具体的に言うならば「ワクチン安全性連合」(Coalition for Vaccine Safety/CVS) だ。ワクチンで自閉症になると信じる複数のグループによる新しい種類の反ワクチン活動で、今までとは劇的に異なるスタイルを持っている。よりたちが悪く、より露骨で、ずっと執拗で、もっと素人臭い。

ジェニー・マッカーシーはイリノイ州シカゴで一九七二年一一月一日に生まれた。シカゴのサウスサイド地区のセント・トゥリビウス小中学校とマザー・マコーリー文科高校に通学した。その後、サウザン・イリノイ大学カーボンデール校に看護学を学ぶために入学したがジェニーは看護師になりたいとは思っていなかった。モデルになりたかったのだ。

夢はすぐにかなった。一九九三年一〇月マッカーシーは『プレイボーイ』誌の「今月のプレイメイト」に選ばれ、一九九四年には「今年のプレイメイト」に選ばれた。『プレイボーイ』誌との提携はそこで終わらなかった。マッカーシーは『プレイボーイ』のテレビショー、無検閲のミュージックビデオを流す『ホットロックス』、そしてデートショー『シングルドアウト（選ばれた人）』の司会者になった。一九九六年には映画『ステューピッド／おばかっち地球防衛大作戦』にカメオ出演し、同じ年、ピープル誌の世界で最も美しい五〇人の一人に選ばれた。

マッカーシーの映画出演は『ステューピッド』で終わりではなかった。一九九八年は『ベースケットボール／裸の球を持つ男』にちょい役で出演し、次の年には『ダイアモンズ』（日本未公開）に出演し、その後監督ジョン・アッシャーと一九九九年九月に結婚した。そして二〇〇二年五月一八日に一粒種のエヴァンがロサンゼルスで生まれた。だがすべてが上手くいったわけではない。偶然に出会った見知らぬ人からのお告げがあったあと、マッカーシーは息子が他の子とはどこか違っていることに気がついていくのだ。「ある夜、私は手を伸ばして、大天使オラクルカード〔訳注：タロットカードの一種〕を掴み、シャッフルし、一枚引きました」とジェニーは書いている。「それはここ数ヶ月、何度も何度も引いた同じカードでした。頭がおかしくなりそうでした。私がインディゴ・チルドレンとクリスタル・チルドレンを助け、教えることになるとありました。（その後）一人の女性が町中で私とエヴァンのところへやってきて、『あなたの息子さんはクリスタル・チャイルドね』と言って歩み去りました。『ああ、そう。頭のおかしな人ね』と思ったのを覚えています。そして、足が止まりました。なんてこと！　今、『クリスタル・チャイルド』って言った？　タロットカードと同じ！[1]」。マッカーシーはその女性がインディゴ・アダルトで、エヴァンがクリスタル・チャイルドであることを悟った。エヴァンはその後すぐに自閉症だと診断されることになるのだが、マッカーシーは、クリスタル・チルドレンは自閉的と誤解されることが多いという事実にすがった〔訳注：インディゴ・チルドレン、クリスタル・チルドレンはニューエイジ・スピリチュアルで特別なオーラと能力を持つ子どもたちの呼び名。発達障害の子どもたちを美化した言い換えだと批判する精神医学専門家もいる〕。『インディゴ・チルドレンの育て方と食事』という本を書いたドリーン・バーチュー〔訳注：スピリチュアル・ヒーラー〕によると「クリスタル・チルドレンは自閉症とラベルを貼られるのは許さないの！　自閉的じゃないの。畏敬されるべきなのよ[2]」

二〇〇五年、マッカーシーは考えを変えた。タロットカードの予言を捨てて、ワクチンによる自閉症説に帰依したのだ。二〇〇七年九月一八日、人気テレビ番組『オプラ』の数百万人の視聴者を前にマッカーシーは人生を変えた瞬間について説明した。「息子がMMRの注射を受ける直前、お医者に言ったのよ『この注射、すごく嫌な予感がするの。これってあの自閉症の注射でしょ？』。そしたらお医者は『違います！バカバカしい。母親はとにかく自閉症を何かのせいにしたいんですよ』って言って、そして悪態をついたの。そして看護師が息子に注射したの。『ああ神様。だめよ』って言ったのを覚えているわ。その後すぐに変化に気づいたわ。息子の瞳から魂が消えていたの」。二〇〇七年にはすでにMMRで自閉症は起こさないという研究結果が複数発表されていた。マッカーシーは納得しなかった。「私の科学はエヴァンなの。あの子は私の家にいるのよ。それが私の科学」(3)『プレイボーイ』と映画のキャリアのおかげで、マッカーシーはすぐにアメリカで最も定評のある反ワクチン運動の指導者となった。

ジェニー・マッカーシーとバーバラ・ロー・フィッシャーには共通点が多い。二人とも個人的な体験を鮮明な胸が痛くなるようなドラマとして語る。フィッシャーは息子の学習障害を脳損傷だと言い、マッカーシーは息子の自閉症の症状を死に例える。CNNのインタビューで、反ワクチンキャンペーンのせいで、予防できる感染症で子どもが死ぬことにならないか？ と尋ねられたとき、マッカーシーは「人はワクチンが原因で死んでもいるのよ。エヴァン、私のエヴァン、私の息子は私の目の前で二分間死んだわ」と言った。(4)マッカーシーはフィッシャーと同じように政府公衆衛生部門職員と製薬会社を見下している。「あの人たちは目を覚ますべきよ、そして私たちの子どもを傷付けるのをやめるべきだと思うの」(5)。最後に、フィッシャーもマッカーシーも自分のメッセージを時代に合わせて改変し続けている。フィッシャーは反百日咳ワクチンキャンペーンから慢性疾患の原因になるとして全てのワクチンに反対する立場に切り替えた。マッカーシーはロバート・F・ケネディ・ジュニアやドン・アイマス、デアドラ・アイマス夫妻のような環境活動家に支援を受けるようになってから息子の自閉症の原因はMMRワクチンではないと決めた。ワクチンに入っている毒物、具体的には水銀、アルミニウム、不凍液などが原因だという[6]（マッカーシーは後に「ボトックス大好き。文句なく好き。顔が動かせるように、一番少ない量をやるの。でも救い主だと心底思ってる」と発言して、自身の「身体に毒を入れないで」というメッセージの株を下げた。美容用にも使われるボツリヌス菌が作る毒素（ボトックス）は世界で最も強力な毒の一つだ[7]）。

ジェニー・マッカーシーとバーバラ・ロー・フィッシャーは似ている部分もあるが、違う部分については衝撃的なほどの差がある。

フィッシャーと違い、マッカーシーはよく罰当たりな罵りを言ってのける。二〇〇九年四月一日、ベテラン科学記者のジェフリー・クルーガーが『タイム』誌の記事のためにマッカーシーにインタビューした。ちょうどそのころ、ポリオワクチンについてポピュラーな本を書いたクルーガーは「ワクチンを打っていないアメリカのアーミッシュみたいなコミュニティのポリオはどうなんですか？二〇〇四年のアフリカ東南アジアの大流行は？　あれは北ナイジェリアのたった一つの地域がワクチンを禁止したあとに起こっていますが？」と聞いた。マッカーシーは「悲しいけれど、変わらなくちゃ、安全なワクチンを作らなくちゃと、みんなが気付くようになるためにはいくつかの病気が戻ってこないとダメだろうと確信してます。ワクチン会社が皆の声に耳を傾けないなら、病気がまた流行るようになるのは、連中の腐れ根性のせいよ。うんこたれな製品を作ってるんだから。安全なワクチンをくれたら使うわよ。ポリオ対自閉症の話にしたらダメ」と答えた。クルーガーはマッカーシーに麻疹ワクチンについて尋ねた「それでも多くの場合、ワクチンは効果的に病気を排除しています。麻疹は世界の五才以下の子どもの死因トップ五の一つです。でもアメリカでは実質的には麻疹で死ぬ子どもはいません。ワクチンに感謝ですね」。マッカーシーは答えた。「自閉症の子どもの親に麻疹と自閉症のどちらがいいかと聞いたら、みんな、うんこな麻疹の方に列を作るわよ」[8]

フィッシャーと違ってマッカーシーは抵抗なく医療的なアドバイスをする。親向けの一五分間のビデオで、マッカーシーは自閉症の原因と治療法について説明している。「自閉症は体に毒が貯まりすぎの状態なのです。そして、書き出して冷蔵庫に貼っておいて欲しいことはたった五つだけ。食物、サプリ、デトックス、薬、そしてポジティブシンキング」マッカーシーは食物からはじめる。子どもが避けなくてはならないのはグルテン（小麦、大麦、ライ麦）とカゼイン（乳製品）だ。「もし、それらを消化できないと」とマッカーシーは言う。「石化して子どもたちの機嫌を左右したり、ぼーっとしたり、物事にこだわったりするところの原因になります。私たちのママは、子どもは牛乳を毎日一、二杯飲んでいれば大丈夫、大好物のマカロニチーズグラタンを食べてれば良いのよって言いますけど、あのねー、バカ言っちゃいけません。私ね、大学行ってたときにはマリファナも大好きだったけど、子どもが牛乳を飲みたがったり、小麦を食べたがったりするのは、大麻中毒と同じなの」[9]

マッカーシーとフィッシャーは二人とも製薬会社への軽蔑を隠さないが、一方でマッカーシーはサプリを勧めている。自閉症の治し方のビデオでマッカーシーは言う。「作ってあげてるご飯から栄養を吸収できない子もいますから、サプリを飲ませる必要があります。マルチビタミン剤で私が好きなのはカークマンのスーパーニューセラ®です（画面にはスーパーニューセラ®の写真が出て、それからカークマンのウェブサイトが出る）。カルチュレル®はどこの薬局にもあります。店頭販売です。スリーラック®は私のお気に入りの一つで、なぜかというと、酵母菌も食べるプロバイオティクスなので、エヴァンはすごく良くなったからです。これもカークマンにあります。服用量が不安だったら小児科に聞いてください。でも小児科医はたいてい何も知りません。ですからカークマンで聞くのが良いでしょう」。ビデオの最後にマッカーシーは「ビタミンについて詳しいことはカートナーヘルスドットコムのウェブサイトで」と言いながら、もう一つ製薬会社を勧める。マッカーシーの論理によれば、ワクチンを勧める者は、年間売り上げ一七〇〇億ドルの製品を売っているから悪者で、年間売り上げ八〇〇億ドルの効果も証明されていないサプリメントを売っている者は高潔だということになる。[10]

ジェニー・マッカーシーと、バーバラ・ロー・フィッシャーの違いで一番重要なのは支援者かもしれない。二人ともワクチン補償プログラムの補償金から利益を上げている人身被害弁護士にはたっぷり支持されているが、マッカーシーには裕福な資本家の支援者がいて、フィッシャーにはいない。

二〇〇九年四月三日、マッカーシーは『ラリー・キング・ライブ』に出演した。ジェニーの出番の終わり頃、キングは「ジェニー、君はウェブサイトを持っているね。アドレスは?」と聞いた。マッカーシーは自分の(女優としての)個人ウェブサイトを持っているが、それには触れずにこう言った「ジェネレーション・レスキュー・ドット・オルグ(generationrescue.org)。アクセスしてくれたらもっと情報があるわ[11]」

ジェネレーション・レスキューは自分の息子の自閉症の原因はチメロサール入りのワクチンだと信じるベンチャー資本家J・B・ハンドレーが始めた。マッカーシーのようにハンドレーにはお薦めの治療法がある。キレーション療法だ。これは効果が実証されていない、危険性もある治療法で、体内の水銀や鉛のような重金属を排出させる(二〇〇五年にはピッツバーグ郊外でキレーション治療中に五才の自閉症の男の子が死亡している[12])。キレーションの奇跡に帰依させるために、ハンドレーは親を集めてレスキュー・エンジェルという布教グループを作った。ジェネレーション・レスキューの綱領には「現在も存在する水銀の毒性についての情報を集めてその真実を広く知らせ、親が自分の子どもの治療について最良の選択ができるようにする」とある[13]。ジェネレーション・レスキューの綱領のキーワードは「広く知らせる」だ。二〇〇五年六月八日、ハンドレーの組織は『ニューヨークタイムズ』紙に全面広告を掲載した。ページの最上段には真っ黒なボールド体で「水銀中毒と自閉症。単なる偶然ではない」とあった[14]。二〇〇六年四月六日、ハンドレーの組織は、今度は『USAトゥデイ』

紙に全面広告を掲載した。広告には縦二インチもある大きな文字で「もし自閉症が六〇〇〇％増加した原因を作ってしまったら、隠蔽しようとするだろうか？　ＣＤＣよ国民の前で真実を告白するときが来た」と怒りに満ちた言葉が並んでいた。[15] 二〇〇九年二月二五日、ジェネレーション・レスキューはまたＵＳＡトゥデイ紙に全面広告を掲載した。この時は、ハンドレーは親がワクチンで自閉症になったと主張しているベイリー・バンクスという少年について人々に警告しようとした。「小さな男の子が一人で全産業を相手にしなければならないはずがない。政府は小児用ワクチンの真実を告白するべきだ[16]」。全面広告の費用は一八万ドルはくだらない。ジェネレーション・レスキューは反ワクチン運動の広告部隊なのだ。

マッカーシーのワクチンに対する態度はハンドレーに感銘を与えたようだ。二〇〇九年、ジェネレーション・レスキューのウェブサイトに表示される名称は「ジェネレーション・レスキュー――ジェニー・マッカーシーの自閉症組織」になった。サイトにはマッカーシーの写真とメッセージも載っていて完璧だ。

ハンドレーは反ワクチン運動にそれまで存在しなかったものを持ち込んだ。個人への脅しだ。ジャーナリストや学会やワクチン推進派を罵るだけでなく、訴えたり、ヘイトでいっぱいのＥメールを送ったり、中傷するウェブサイトを運営したり、全国放送で罵声を浴びせたりした。ＣＢＳの昼間の番組『ザ・ドクターズ』に、マッカーシーと一緒に登場したハンドレーは番組司会のトラビス・ストーク医師を攻撃した。ストークは自閉症の原因からワクチンを外した研究論文を信じていたが、ハンドレーは信じていなかった。

ストーク：僕の意見としては、そして僕がオープンな議論をしたいからなんだけど、ワクチンは過去に自閉症の原因と考えられていただけなんだ。

ハンドレー：それは完全にウソだ。まるでインチキな発言だ！

ストーク：いや、それは……

ハンドレー：この研究でいったいいくつのワクチンを調べたんだ?!　いくつ?!　答えはなんだ?!　研究論文を読まない医者はもうたくさんだ。ここに書いてある詳しいことは知らないまま、親に何度もワクチンでは自閉症になりませんと話す医者にはうんざりなんだよ。無責任だろ。

ストークは、ハンドレーが医者とは思いやりがなくて間違ったことを信じさせようとする人々だと見なしたことに怒った。

ストーク：そしてこれは大問題だ。国中の医者がいらいらしたり、がっかりしたりしている理由なんだ。

ハンドレー：科学を勉強しろ！
ストーク：君がやっているのは、子どもたちを助けたいと考えている医療界を敵にまわすことなんだよ。わかる？
ハンドレー：お前がこの研究をしたわけじゃない。
ストーク：僕を敵に回そうとしているね。なぜそんなことをする？
ハンドレー：なぜかって、息子が……
ストーク：オーケー！　誰だって誰かを責めたくなる。だろ？　ここで話そうとしているのは、どうやって子どもたちを支援するかだ。だけど君がしてるのは、僕の番組で僕を怒鳴っているだけ。君がしてるのは僕を怒らせることだけだ。
ハンドレー：気持を傷付けたのは誤るよ。だけどあんたは詳しいことは知らないんだ。
ストーク：自分の意見を説明してくれって頼んだのに、君がやったのは僕個人を攻撃することだけだ。そういう態度を取られて、君の言うことを聞く気になると思うかい？[17]

ある反ワクチンウェブサイトでハンドレーは医者とやり合う自分の能力について自慢している。

「あのたわけた奴らに脅えたりはしません。あいつらの学位なんて私には何の意味もありません。私と一緒に大学に行って、それから医学大学院へ進学したうすのろをたくさん知ってますが、未だにうすのろのままですからね[18]」

その後、ストークはマッカーシーがどのようにスターのメディアへの影響力を使って番組を操作したかを暴露した。

マッカーシー：米国小児科学会に電話して、わたしたちと顔をつきあわせてじっくり話をするかどうか聞いてご覧なさい。「手紙を書くように伝えてください」って言うわよ。

ストーク：もうオープンにする。ご覧の皆さん聞いてください。実を言えば米国小児科学会からも誰かにスタジオに来てもらうようにしたかったんです。でもあなた（マッカーシー）は僕らが米国小児科学会から人を呼ぶのを拒否しましたよね。いいですか、本当に米国小児科学会の医師と議論をする気だったのなら、誰か来てたはずなんですよ。

番組放映後、ノースキャロライナの小児科医で米国小児科学会会長のデイビッド・タイローはドクターズのプロデューサー、リサ・ウィリアムズに手紙を書いた。

親愛なるウィリアムズ様

またしてもジェニー・マッカーシーが公衆衛生に一撃を加え、『ザ・ドクターズ』はジェニーに拡声器を与えてしまいました。私はマッカーシーさんと反ワクチングループのジェネレーション・レスキューのメンバーのお仲間が登場した五月六日の番組には大変がっかりしました。マッカーシーさんが、米国小児科学会は顔をつきあわせて話すことを拒否したと、根も葉もない主張をしていたときに、トラビス・ストーク医師が彼女の偽善を暴いた内容は真実です。実際、米国小児科学会が番組で正直な話し合いに加わることを拒否したのはマッカーシーさんなのです。そうなると、疑問しか出てきません。そもそもなぜ彼女に舞台を用意するのでしょう？　なぜセレブのマッカーシーさんに、非科学的な主張に反論すべく実際に準備していたゲストを拒否する権利を与えたのでしょう？　気軽に見ていた視聴者はその準備が整っていたことなど気がつきません。J・B・ハンドレーを含むゲストは全員ジェネレーション・レスキューの中核メンバーばかりです。この人々の声は現実には賛同者も少ない少数意見です。ですが番組を見ている若い親はこれがワクチンについてのコンセンサスなのだという間違った印象を持ちかねません。この誤った情報は高くつきます。我が国でも予防接種を受けていない子どもたちが、予防接種で防げる病気で死んでいるのです。

あなたがしっかりした医療アドバイスよりドラマ性や視聴率を優先しているのではないかと恐れております。

敬具

デイビッド・タイロー・ジュニア医師

米国小児学会会長[19]

ハンドレーは法曹界の格言「法が味方なら法で勝負、事実が味方なら事実で勝負、どちらも味方していないなら証人を攻めろ」を信奉しているようにみえる。科学的なエビデンスが自分に有利ではないので、ハンドレーは討論ではおそらく最低と評される個人攻撃を手段として選んでいるのだ。トラビス・ストークとの論争は一例に過ぎない。

二〇〇八年一月三一日、ピッツバーグ大学精神医学神経学教授で国立衛生研究所（NIH）の自閉症エクセレンスセンター（ACE）所長ナンシー・ミンシューが反ワクチン活動家に立ち向かった。地元紙『ピッツバーグ・ポスト・ガゼット』の「ピッツバーグの専門家、公に自閉症の誤謬に立ち向かう」と題した記事で、ミンシューは「証拠の信頼性が非常に高いので、もはや論争の余地はないと私は考えます。この問題はもう終了でしょう」と述べた[20]。ハンドレーは、ミンシューと自閉症の子を持つ親がメールのやりとりをしていたことに気がついて、これを反ワクチンウェブサイトに載せるぞと脅した。ミンショーは気分を害して「ハンドレーさん、個人として送ったメールを公開する許可など誰にも与えていません。公に発表した新聞の記事と違って、個人的に私信として送ったメールは誰もが読んだりするようなものではありません」と書いた。ハンドレーはすぐに反応した「そんなこと誰が決めた？　お気の毒だけどさあ、自業自得だよ[21]」

子育て雑誌の『クッキー』が二〇〇八年八月号に女優アマンダ・ピートへのインタビューを掲載した。アマンダは『二〇一二』、『最後に恋に勝つルール』、『マーシャンチャイルド』（日本未公開）、『恋愛適齢期』、『シリアナ』、『隣のヒットマンズ――全弾発射』、『Xファイル――真実を求めて』などに出演している。ピートはインタビューでワクチンの重要性について話した。南カリフォルニアで予防接種をしていない子どもが増えているのが心配だ、それが自分の娘にどんな影響を与えるか心配だという。「（ワクチンについての）間違った情報がどれほどの数出回っているか、ショックを受けました」とアマンダは言った。「中でもハリウッドでね[22]」。またしてもハンドレーが脅しにかかった。「ピートさん。急ぎのメッセージを送らせてもらうよ。あんた誰に楯突いてるかわかってるのか？[23]」

二〇〇八年八月四日、ハンドレーはベティー・バンパースとロザリン・カーターが設立したNPO団体「どの子にも二歳までに」（ECBT）を攻撃した。資金をどこから得ているのかと疑問を述べ、ハンドレーは「NPOという基準から見たら、ECBTはくそみたいな組織だ」と言った[24]。

二〇〇八年九月一〇日、MMRワクチンが自閉症を引き起こすという証拠はないとする研究論文がまた一つ発表され、支援団体オーティズム・スピークスの科学担当責任者ゲリ・ドーソンが親に向けてワクチンの安全性について安心していいのだと書いたプレスリリースを発表した。これに対するハンドレーの反応は個人を標的にしていた「ゲリ・ドーソンはどうしようもないバカか、金に汚い一味の下っ端だ。あの女は自閉症ワクチン原因説が消えれば、自分の自閉症遺伝子学的心理学的仮説を追いかける研究を続けられるので、主流派がバカバカしい研究をひねり出すのに喜んで付いていくんだ」[25]

二〇〇八年一〇月三〇日、NBCニュースの医療編集長ナンシー・スナイダーマン医師が『ザ・トゥデイ・ショー』に出演して、科学的に見てワクチンと自閉症には関係がないと意見を述べたとき、ハンドレーはスナイダーマンを「NBCの製薬会社に雇われた売春婦」と呼んだ。[26]

二〇〇八年一二月一五日には「ニューヨークのレポーターは物を知らない」と題したブログ記事で、ガーディナー・ハリスを攻撃した。ハリスは、ワクチンは自閉症の原因ではないという記事を書いたのだ。[27] ハンドレーは「ガーディナー・ハリスという『ニューヨークタイムズ』に記事を書いているレポーターがいる。私は今までに一〇〇人ほどのレポーターと話したことがあるが、こいつは間違いなく今まで出会った中でも一番のとんまだ」と書いた。[28]

二〇〇九年一一月、エイミー・ウォレスという名のフリーランスレポーターが『ワイヤード』誌に「恐怖の流行」という記事を書いた。ワイヤードの表誌は三インチの大きさの「恐怖」という文字の後ろからこちらを見つめている幼児の写真だった。副題は「ワクチンでは自閉症にならない。だがパニックした親たちの中には赤ちゃんに予防接種をしない者もいる。その決断が我々を脅かす理由」となっていた。[29] ナンシー・スナイダーマンの時と同じように、ハンドレーはウォレスをくさした。南カルフォルニアに暮らすシングルマザーのウォレスに対して、デートレイプ薬を使う知能犯にレイプされたことをほのめかす性的な発言を投げかけたのだ。[30] ウォレスがこのコメントについて公共放送ラジオ（NPR）で説明すると、ハンドレーは彼女を「泣き虫弱虫チクリッ子」と呼んだ。[31] ウォレスは「ハンドレーのような人たちは敵をいじめる武器としてジェンダーやセクシャリティーを使う」と嘆いた。[32] さらに「討論は礼儀正しく行われなくてはなりません。私はこの問題についての礼儀正しい討論に参加しようとしていたのです」と論じた。[33]

二〇一〇年一月一二日、ハンドレーは全ての小児科医を追及した。ハンドレーは小児科医こそ自閉症の最大発症原因だと信じていたのだ。「子どもが中耳炎の治療で抗生剤を飲んでいて、風邪をひいてタイレノルを服用しているのに、一度に六本も予防接種をする医者なんて医者じゃなくて犯罪者だ。その場で暴行殴打の罪で逮捕されて牢屋に放り込まれるべきだ。子どもが湿疹になって、ずっと下痢が続いて、大事なイベントに出られなかったら、殺人未遂の罪でも良いかもしれない」[34]

ハンドレーは『ザ・ドクターズ』の後もテレビのエンターテイメント番組に出演している。二〇〇九年四月三日、ハンドレーは『ラリー・キング・ライブ』に出演し、「あいつら（米国小児科学会）はどのワクチンだってめくら判押すんだ。（マーガレット）フィッシャー先生（米国小児科学会の代表として番組に主演している）は、水疱瘡、インフルエンザ、ロタウイルスのワクチンを作ってる会社があれだけしかないのはなぜか答えられない。一方で米国小児科学会は今ティーンエイジの女の子たちに被害を出していて、たぶんすぐに回収になるはずのガーダシル（ＨＰＶワクチン）みたいなワクチンにだってめくら判を押すんだ」と言った。(35) ハンドレーは、米国小児科学会について間違った性格付けをし、その感染症委員会がワクチンの推奨をする前に費やしている膨大な労力については説明しなかった。さらにハンドレーは水痘、インフルエンザ、ロタウイルスを予防するワクチンがごく少数の会社でしか製造されないのは、安全ではないから、あるいは効果がないからだとほのめかしたが、実際にはそういう理由ではなく、ワクチンは薬に較べて試験と製造にはるかに多い、莫大と言って良い費用がかかるからなのだ。ペンシルバニア大学ワートンビジネススクール（経営学大学院）の経済学教授パトリシア・ダンゾンは一社以上の製薬会社がワクチンを作っているとしたら驚きだと述べている。ワクチンは一生に一回ないし数回しか使わないものだからだ。(36) だがハンドレーの一番ひどいコメントはガーダシルが危険なだけでなく（慎重な研究でこれは否定されている）、まもなく回収されるというものだ。これはまったくのウソだった。ガーダシルは子宮頸がんの唯一判明している原因を防ぐものだ。ＣＮＮの視聴者の中にはガーダシルはまもなく回収されると信じてしまい、娘へは接種させないと決める人もいるだろうことを考えると、ハンドレーの発言は言論の自由の限界を試しているようなものだった。アメリカでは混雑した映画館で「火事だ！」と叫ぶのは禁止されている。人々の命を危険に曝すからだ。ハンドレーのガーダシルの回収についての悪質でいいかげんな発言のせいで娘にワクチンを打つのをやめる親が出て、必要のない子宮頸がんのリスクにさらされる人が出るかもしれないのだ。

ハンドレーの科学の成果への軽視はガーダシルについての発言だけではない。二〇〇九年五月六日、『ザ・ドクターズ』のエピソードについて、ハンドレーは「私たちは怒っていて、耳を傾けてもらえないことに苛立っているのだが、それと同じくらい共通点を見つけたいと思っている。私たちだって死亡数が多い子どもの感染症に戻ってきて欲しいわけじゃない。私たちがしているアドバイスの一つに、一九八九年の予防接種スケジュールに戻ろうというのがある。私たちが見るところの、過剰に商業主義になる前の時代にね」と言っている。[37] ハンドレーは毎年肺炎球菌で数万人が肺炎を起こし、数千人が髄膜炎を起こし二〇〇人ほどの子どもが死に、一万六千人の幼い子どもがB型肝炎に感染し、ロタウイルスで七万人の赤ちゃんが脱水症状で入院することになり、ヒブが原因で二万人の子どもが血流感染、肺炎、急性咽頭蓋炎と髄膜炎で苦しんでいた時代に戻ろうと言っているのだ。数十年前の数万人の子どもたちが今は予防できるようになった病気に傷付けられていた時代に戻ろうというハンドレーのアドバイスは反ワクチン活動家の発言の中でも無責任さと誤情報性においてトップランクに位置づけられるだろう。

ワクチン以前の時代は優しくて良かったというハンドレーの意見は目新しいものではない。その一ヶ月前にも彼は同じようなことを言っている。二〇〇九年四月に『ラリー・キング・ライブ』に出演したとき、ハンドレーは赤ん坊が受ける予防接種が多すぎて早すぎるという意見に触れて、「ラリー、今のワクチンスケジュールでは、あの組み合わせがどんなリスクになってしまうのか親はわからない。二ヶ月検診で子どもは一五分ほどの間に六本の予防接種を受けるんだ。安全性をテストする唯一の方法は、子どもを二つのグループに分けて、一方に六本打って、もう一方には一本も打たずに何が起こるか見ることだろう。その検証をしていないから誰もわからないんだ」と言った(38)。ハンドレーが求めているのは予防接種を打った子どもと打っていない子どもの比較研究だ。最近のヒブ、麻疹、おたふく風邪、百日咳の流行から見て、一つの起こりうる結果として、予防接種をしていない子どもは予防可能な病気にかかる可能性があり、悪くすると死亡するかもしれない。これは、もちろん、まったく非倫理的な実験だ。命を救ってくれる可能性がある医薬品を使うことを否定された子どもたちを喜んで研究できる研究者はいない。大学あるいは病院のちゃんとした治験審査委員会ならどれであろうとこのような研究を許可することはあり得ないだろう。一九三二年から一九七二年の間、アラバマ州の最も低所得者が多い郡のアフリカ系アメリカ人男性四〇〇人を対象に、梅毒を治療せずに放置するとどうなるかの前向き研究が行われた。タスキギー研究だ。治療できたはずの抗生物質を使わせなかったこの研究はアメリカの最も非倫理的な医学研究だろう〔訳注：一九九七年、当時のビル・クリントン大統領が正式に謝罪している〕。ハンドレーの提案が実現したら、我々はアメリカ医療史上最悪の暗黒の時代に戻ってしまう。

ジェニー・マッカーシーとバーバラ・ロー・フィッシャーのもう一つの明らかな違いは、マッカーシーがセレブだということだ。有名人だから『オプラ』や『ラリー・キング・ライブ』のようなテレビ番組に出演できた。そしてセレブだからゲストにケチをつけることができた。有名人がワクチンに関して一般に影響力を使ったのはマッカーシーが最初ではない。一九五〇年代、ポリオワクチンを推進したマーチ・オブ・ダイム財団はエルビス・プレスリー、ビング・クロスビー、ジュディー・ガーランド、フランク・シナトラなどの歌手とコメディアンのジャック・ベニー、ルシール・ボール、腹話術師のエドガー・バーゲンと人形のチャーリー・マッカーシー、俳優のクレイトン・ムーア（『ローンレンジャー』）、『アメリカの恋人』のメアリー・ピックフォード、ミッキー・ルーニーを使った。ミッキーマウスまで「ハイホー、ハイホー、ポリオをやっつけるぞ」とキャンペーンに参加していた。[39]この伝統は今も生きている。アマンダ・ピートに加えて、ケリー・ラッセル（『ウェイトレス――おいしい人生のつくりかた』、『奇跡のシンフォニー』）、ジェニファー・ガーナー（『ジュノ』、『13ラブ30――サーティン・ラブ・サーティ』）がワクチン側に立って話をしている。（フットボールの）ハイズマン賞を受賞したアーチー・グリフィンもだ。[40]

だが一九五〇年代とは異なり、現代のセレブの多くは一般人を脅かすために自分の名声を使っている。マッカーシーの他、ジェシカ・アルバ、シンディー・クロフォード、マシュー・マコノヒー、ダグ・フルーティー、エイダン・クインがワクチンは安全ではないと言っている。[41] だが、この論争に加わっている俳優と言えば誰を置いてもジム・キャリーだ。マッカーシーと違い、キャリーは『ライアーライアー』、『エース・ベンチュラ』、『ジム・キャリーはMｒダマー』などのコメディ映画作品や『トゥルーマン・ショー』、『マジェスティック』などの作品でのシリアスな演技でアメリカ人に広く知られている。温かな人柄のコミカルな俳優というのがジム・キャリーの印象で、人々に好感を持たれていた。だからキャリーがジェニー・マッカーシーとデートしはじめ、一緒に反ワクチン活動をはじめたことで、マッカーシーのスター性とメッセージの力は劇的に増加した。

マッカーシーとキャリーは反ワクチンのおしどりカップルで、ワクチンは製薬会社の陰謀だという見解も共有している。二〇〇九年四月三日、『ラリー・キング・ライブ』で、キャリーは「米国小児科学会は製薬会社から資金提供を受けている。医学部も製薬会社の資金提供を受けている」と言っている。キャリーは政府公衆衛生部門も信用していない。「政府公衆衛生部門の任を受けた人たちは、もはや国民の最善の利益を心に留めていないんじゃないかと思う」と言っている。「親は自分で決断しなくちゃならない。勉強して根拠のある判断を下さないとね」。[42] 残念ながら、マッカーシーとJ・B・ハンドレーのように、キャリーも親の勉強の役には立っていない。『ラリー・キング・ライブ』

の同じセクションで、ハンドレーは「二七カ国が水疱瘡ワクチンを打たない選択をしている」と言った[43]。キャリーはそのわけを知っていた。「あのワクチンは効かないんだ」と言ったのだ。

ハンドレーの水疱瘡は重要ではないというほのめかしとキャリーのワクチンが効かないという発言は事実と一致しない。水疱瘡ワクチンはアメリカでは一九九五年に認可され使われはじめた。水疱瘡は軽い病気で、子どもなら誰でもかかるものだと考えている人が多いが、そうではない。毎年、水疱瘡は子どもが入院する原因となっているし、死亡する子もいる。さらに皮膚に痛い水疱を作るウイルスは化膿性連鎖球菌（溶連菌、ストレプトコッカスピオジネス *Streptococcus pyogenesp*）のような細菌の侵入場所を作ってしまう。メディアが「人食いバクテリア」と呼ぶ化膿性連鎖球菌は、深刻で死亡率も高い壊死性筋膜炎（深在性の感染症で筋肉を急速に破壊し、緊急手術を必要とする）や化膿性筋炎（激しい炎症で筋肉が溶けてしまう）の原因となる。水疱瘡ウイルスが肺に達すれば肺炎が起こるし、脳に達すれば脳炎になる。最悪なのは、一度感染した水疱瘡ウイルスが消えることがないというところだ。病気が治ってもウイルスは神経根で密かに生きていて、後になって再活性化すると帯状疱疹を起こす。帯状疱疹は人を衰弱させる代表的な病気として知られている。帯状疱疹は非常に痛みが強く、時に自殺する人もいるほどだ。皮膚に影響するだけではない。再度活性化したウイルスが原因で脳梗塞が起き、身体に麻痺が残ってしまうこともある。水疱瘡は予防する価値がある病気なのだ。ワクチンのおかげでアメリカでは水疱瘡にかかる子どもはずっと少なくなっている。ワクチンが使われ出してから二〇の研究が一九九七年から二〇〇六年の間にワクチンの効果を検証した。どれも効果が出ているという結論になった。年に四〇〇万人だった患児は劇的に減少した[44]。だがジム・キャリーはこのデータについて話すことはなかった。そればかりか全国放送の数百万人の視聴者にワクチンは効かなかったと言ったのだ。これは完全に間違っていて、そして番組では誰もそれを指摘しなかった。

二〇〇九年一〇月、新型インフルエンザ（H1N1）の流行中にもう一人セレブが論争参加を表明した。ケーブルテレビ局HBOの『リアル・タイム・ウィズ・ビル・マー』の人気司会者ビル・マーだ。ツイッターのフォロワーに新型インフルを予防しようとワクチンを打つのは「愚か者」のすることだとアドバイスしたのだ。自分の番組では心臓外科医でテネシー選出の元上院議員、共和党のリーダーであるビル・フリストと討論した。

マー：なぜ、連中（医師）に腕に病気を突っ込ませるんです？　私は新型インフルワクチンだろうがどんなワクチンだろうが絶対打たない。政府は信用していないんですよ。特に自分の健康についてはね。

フリスト：新型インフルについては、本当に信念を持っていらっしゃるのは知っています。それでちょっとだけ話を……

マー：私が頭がおかしいというような口ぶりだね。

フリストは自分の病院で健康な三〇才の男性がH1N1型インフルエンザで死んだ話をしたが、マーは信じなかった。

マー：これはたいした風邪じゃない。隠し事はやめだ。これには裏があるに違いない。完全に健康な男が新型インフルで死んだなんて信じられない。実は病気だったんじゃないか？　西洋医学は誤診が多いんだよ。

フリストはマーに最近『ニューイングランド・ジャーナル・オブ・メディシン』誌に掲載された死亡率の高いインフルエンザが妊婦にとってハイリスクであることを示した二つの記事について話した。

フリスト：信じないのはわかっていますが、事実を話しています。もし、あなたが妊婦にワクチンを打たないようにとメッセージを送ってしまっていると……

マー：送っています。

フリスト：えーと、あなたは間違っています。真面目な話です。(45)

一ヶ月後マーはハフィントンポストに「予防接種――する価値のある会話」と題した記事を載せた。記事は古典的な反ワクチンのテーマソングでいっぱいだった。例えば、危険な添加物（ホルマリン、殺虫剤、水銀）、ワクチンで防げる病気はどのみち消えつつある（ポリオはワクチンの三〇年前に半分以下になっていた）、俗信迷信は知恵の宝庫（フランス人の六五％はインフルエンザワクチンを打ちたくないという。彼らも頭おかしいの？）

その後、マーは読者に向けて自分の情報のソースを示している。「この問題について説得力のある意見を述べているのは全米ワクチン情報センターの設立者バーバラ・ロー・フィッシャーだ。彼女は素晴らしく信頼できると思った。ラッセル・ブレイロック医師やジェイ・ゴードン医師や他のたくさんの人たちと同じように。だがこうした人たちのことを書いてはいけなかったかもしれない。私は『ワクチンの人!!』になりたくないからだ。私に聞かずに自分で調べて欲しい。私はすでに『宗教の人』なのでそれだけでも大変なんだ[46]」

マーが自分のことを「宗教の人」と呼ぶのは、二〇〇八年の主演映画『レリギュラス――世界宗教おちょくりツアー』（おそらくレリジョン（宗教）とリディキュラス（ばかばかしい）をまとめたもの）について言っているのだろう。マーは宗教を題材にして、信仰には科学的根拠がないと言っている。映画の冒頭でマーは「なぜ証拠もないものを信じるのが良いことなんだ？」と疑問を投げかけた。[47]科学者の多くは無神論者か不可知論者だとコメントしていて、自分を科学者たちになぞらえている。だが似ているのはそれだけだ。

マーはインフルエンザワクチンは「腕に病気を突っ込む」のと同じだと言っている。この批判をした後で、マーは複数の医者からインフルエンザワクチンの製造法とそれが効く仕組み、「腕に病気を突っ込む」とはなぜ違うかを説明した手紙を受け取った。だがマーはそんなことを教えてもらう必要はなかった。「私は八歳の時に『微生物の狩人』を読んだ」とマーは書いている[48]（『微生物の狩人』は最初のインフルエンザワクチンが開発される二〇年以上前に書かれた本だ）。

マーのハフィントンポストの記事は幾つか不正確な記述も含んでいる。マーはポリオはワクチン開発前から減っていたと言っているが事実は違う。一九四三年には、一万人のアメリカ人がポリオにかかった。一九四八年は二万七千人、サークのワクチンの三年前の一九五二年は五万九千人だった。[49]マーは新型インフル流行は騒がれすぎだと主張しているが、これも事実と異なる。アメリカで流行が始まった二〇〇九年四月からマーがこう書いた二〇〇九年一一月までの間に四七〇〇万人のアメリカ人が感染し、二〇万人以上が入院し、一万人が死亡した。そのうち一〇〇〇人が子どもだった。[50]最後にマーは妊婦にインフルエンザワクチンは必要はないと書いたが、これは最も危険なアドバイスだ。H1N1インフルエンザ流行時に妊婦は同じ年齢で妊娠していない女性の七倍も多く入院したのだ。[51]

マーはフランス国民の多くがH1N1インフルエンザワクチンが必要ではないと考えているとしたらそれはきっと必要じゃないのだと論じているが、『レリギュラス』では、神を信仰している人たちに対して同じような親切な見方はしていない。「例え一〇億人が何かを信じていたとしても」とマーは言っている。「それがバカバカしいことはありうる」

最後に、マーがワクチンについて学ぼうというときに参考にしたのがバーバラ・ロー・フィッシャー（メディア向け広報専門家）、ラッセル・ブレイロック（神経外科医）とジェイ・ゴードン（反ワクチン小児科医）だ。免疫学、ウイルス学、細菌学、疫学、毒物学の専門家は一人もいないし、ワクチンの科学的論文を発表したことがある者も一人もいない。マーは一方で聖書の教えの多くを科学が否認したと論じながら、ワクチンについて話すときには科学を捨ててしまっている。

ジェニー・マッカーシー、ジム・キャリー、そしてビル・マーは自分が有名人であることを利用して一般の人々にワクチンについて間違った情報を提供し、子どもたちをいたずらにリスクにさらした。残念なことだが、こういうことは昔からある。一九五〇年代に疫学研究で紙巻きタバコで肺ガンになることがはっきりわかったとき、エドワード・R・マーロウ（CBSニュースの報道記者）とアーサー・ゴッドフリー（ラジオ、テレビのパーソナリティー）は自分がセレブであることを利用して、科学はいつも正しいわけではないと論じた。(52) マーロウとゴッドフリーは二人とも肺がんで死んだ。

バーバラ・ロー・フィッシャーは医学や生物学の専門教育は受けていなかったし、ワクチンが慢性病をひき起こすという自分の説の生物学的な裏付けを示すことはできなかったが、メディアはバーバラを信頼できる情報源と見なした。フィッシャーは議会の委員会に出席して意見を述べ、FDAのワクチン諮問委員会の委員を務め、ABCの『ワールドニューストゥナイト』のような高い評価を受けている番組に出演した。ジェニー・マッカーシー、ジム・キャリー。J・B・ハンドレーとビル・マーはそれほどは頼りにできない、それほどは物を知らない、それほどは信頼できないとメディアに見なされている。ジェニー・マッカーシーたちは反ワクチンブログとエンターテイメント系テレビ番組を活動の舞台にしていて、議会の聴聞会や国の諮問委員会に呼ばれることはない。新しい反ワクチン活動家は娯楽の一種か滑稽なもののように考えられていて、主流にはなっていない。もしも思いがけない場所からもう二人の人間が参加してこなかったら、状況はそのままだったろう。あちら側に行ってしまうとは誰も予想もしていなかった専門家二人だ。

バーナディン・ヒーリー博士はジョージ・H・W・ブッシュ政権時に、アメリカで最も敬意を払われている最高レベルの研究所、国立衛生研究所（NIH）の所長だった。ヒーリー博士の名を知らない人が多いだろうが、誰でもNIHについては知っているだろう。そしてヒーリーがワクチンに反対する話をするときは、いつでも「元NIH所長」という肩書きがついて回る。二〇〇八年五月一二日、シャリル・アトキンソンは『CBSイブニングニュース』でヒーリーをインタビューした。落ちついて、分別があり、理路整然としているようにみえるヒーリーは、以前一緒に働いていた人々の信用を傷付けた。「今こそ自閉症になりやすい子どもがいるのかどうなのかを理解する機会なのです」ヒーリーは話し始めた。「遺伝的なものなのか、あるいは代謝異常、ミトコンドリア障害、免疫系の問題があり、ワクチンに対して脆弱なのかもしれません。今日、私たちは一〇年前二〇年前には使えなかった技術と道具を持っているのですから、こうしたことをあぶり出す努力をするべきだと考えています」[53]。過去一〇年で技術が爆発的に進歩して、自閉症の原因を探れるようになってきたというのは、ヒーリーの言うとおりだった。だが、こうした技術を使っていないというヒーリーの主張は間違っていた。真逆だ。過去一〇年の間に、ヒーリーが挙げた最新技術を使って何人かの研究者が自閉症の子どもたちに幾つかの遺伝子障害があることを見つけている[54]。他の研究者たちは自閉症の子どもの脳に構造的な違いがあることを発見している。こうした違いは子宮内で起こるもので、ワクチン接種後には起こらない[55]。

シャリル・アトキンソンのインタビューで、ヒーリーはワクチンへの攻撃を続け、子どもたちが影響を受けやすいのは「水銀のようなワクチンの成分に対してかもしれません」と論じた。「政府または政府の公衆衛生部門職員の誰かが病気になった人たちについて十分な研究をせずに（被害者）家族の心配をあまりにも早く否定してしまったのではないかと私は考えています。科学を敬遠してはならないのです」。公衆衛生部門職員に対するヒーリーの暴言はいくつかの事実を無視している。第一に『CBSイブニングニュース』のインタビューの時点で、すべての乳児用ワクチンは水銀を含む防腐剤（チメロサール）無添加となっていた。さらに、親たちが心配する水銀の影響を検証する気がないどころか、政府の保健専門公衆衛生部門職員と大学の調査研究者はワクチンに含まれる水銀が自閉症やその他の問題を起こしていないか何度も調査研究している。[56] 影響は見られないというのがその結論だった。さらにこうした研究を実行するには数千万ドルのコストがかかるのだ。

ヒーリーはインタビューを最近の出来事を無視することで締めくくった。「ワクチンにいくつかのリスクファクターがあることを見つけたとしても、国民がワクチンへの信頼を失うようなことはないと信じています。人々はポリオの流行のことを理解していると思います。麻疹の流行のことを理解していると思います。先天性風疹症候群のことを理解していると思います。ジフテリアについても理解していると思います。予防接種に背を向ける人はいないでしょう。真実が人々を脅えさせるとは信じていません」。だが予防接種に背を向けた人はいる。麻疹と風疹の流行が起こるほどMMRワクチンに背を向けた人々がいたのだ。さらにヒブワクチンに背を向けた人々もいて、その結果子どもの命が失われた。問題は政府の公衆衛生部門職員が研究をしなかったことでも、メディアを教育しなかったことでもない。問題はメディアの中のシャリル・アトキンソンやオプラ・ウィンフリーやラリー・キングのような人々がこうした研究を否定してその代わりに、恐らくは自分の番組の娯楽的価値を増そうとして、一般の人々を脅すことを選んだことなのだ。

バーナディン・ヒーリーの『CBSイブニングニュース』への出演と、彼女が編集者をしている『USニューズ・アンド・ワールドレポート』の記事と新聞や雑誌に載った発言はそれなりの影響を及ぼした。だが、もう一人のあちら側へ行ってしまった人間である南カリフォルニアの小児科医の影響力と較べたらヒーリーの影響力は霞んでしまう。この小児科医は全国的な影響を及ぼしたワクチンの本を書いたのだ。

第一〇章　ボブ先生

魅力的にみえて、良い人で、役に立って、偉大なる神を恐れる国に影響を与える仕事を得て、邪悪なことは絶対にしない。そして少しずつちょっとずつ大切なことの基準を下げていくだろう。

アーロン・アルトマン、ブロードキャストニュース

ロバート・シアーズはウィリアム・シアーズとマーサ・シアーズの息子だ。ウィリアムはハーバード大学卒の小児科医でマーサは正看護師で母乳コンサルタント。二人で妊娠、出産、スキンシップ、母乳、栄養、寝かしつけ、しつけなどに関する本をシアーズ子育てシリーズとして四〇冊以上書いてきた〔訳注：日本でも『シアーズ博士夫妻のベビーブック』など数冊が翻訳出版され、ロングセラーとなっている〕。ある時期、シアーズのアドバイスは、子育て雑誌よりもラジオ・テレビよりも強い影響力を持っていた。夫婦は『20／20』、『ドナヒュー』、『グッドモーニングアメリカ』、『オプラ』、『CBSディスモーニング』、CNN、『ザ・トゥデイ・ショー』、『デイトラインNBC』に出演している。彼らの八人の子どものうち三人も医者になった。ジムはテレビ番組の『ザ・ドクターズ』の司会の一人だ。ロバートは小児科医になり南カルフォルニアで開業してい

る。

二〇〇七年一〇月、ロバート・シアーズも本を出版した。『ワクチンブック――子どものために正しい判断をする』(未訳)と題された本だ。[1] シアーズの目的は明らかで、子どものためにもっと優しくより安全だと自分が信じる予防接種法を示したかったのだ。これは子どもを守りたいが予防接種の数がとても多いことに脅えている親のための折衷案だった。シアーズはジョージタウン大学医学大学院を出て、研修はロサンゼルス小児病院。経歴としては申し分ない。父親のウィリアムズはビル先生と呼ばれたが、ロバート・シアーズはボブ先生と呼ばれるのを好む。本の巻末には米国疾病管理予防センター(CDC)と米国小児科学会が推奨するのものよりも安全だとシアーズが信じる改訂版ワクチン・スケジュール「ボブ先生の新ワクチン・スケジュール」が掲載されている。予防接種を遅らせたい、保留したい、同時接種をしたくない、間隔を開けたい親はボブ先生のスケジュールに飛びついた。小児科にこれを持ってきて「これでやって欲しい」という親も多い。[2] シアーズの本はとても人気があり、影響力があってあちこちで引用されているので、もっと詳しく検討したほうが良いだろう。

「(新スケジュールでは)赤ちゃんの免疫システムがそれぞれの病気に別々に対応できるように生ウイルスワクチンを一度に一つずつ接種するようにしています」とシアーズは書いている。乳児の免疫システムは簡単に圧倒されてしまうとほのめかすことで、シアーズはよくある恐怖に訴えかけている。

ジェニー・マッカーシーとジム・キャリーが国会議事堂前で「ワクチンをグリーンに」集会を開いたとき、親たちはスローガンとして、「トゥーメニートゥースーン（多すぎる早すぎる）」と繰り返しリズミカルに唱えて行進した。これは理解できる。子どもが一度に五本も注射を打たれるのを見れば、普通の親なら多すぎるのではないかと心配しないわけがない。だが、科学は恐怖を鎮めてくれる。

今は、かつてないほど多くのワクチンが幼い子どもに接種されるが、ワクチンが免疫系に与える影響はむしろ低くなっている。一〇〇年前、幼い子どもが受ける予防接種は一つだけだった。種痘だ。だが予防接種の数は実は問題ではない。ワクチンに含まれる免疫成分の数が問題なのだ。天然痘ウイルスはほ乳類に感染するウイルスの中では最大サイズで、二〇〇種類のウイルスタンパク質を含んでいる。このタンパク質はすべて免疫反応を引き起こす。今日の一四種類のワクチンはウイルスタンパク質、細菌タンパク質、細菌の表面を覆う多糖体（ポリサッカライド）を使って作られている。こうした成分は、種痘のウイルスタンパク質のように一つに付き一つの免疫反応を呼び起こす。現代の一四種類のワクチンの免疫成分の総数は約一六〇で、一〇〇年前の一種類だけのワクチンだった種痘の二〇〇種類よりも少ない(3)。

さらにシアーズは、赤ちゃんの免疫系への負荷はワクチンを打っても大きく増えないことも考慮していない。赤ちゃんの免疫系は毎日膨大な量の微生物に対応している。生まれる前の子宮の中はほぼ無菌状態だ。だが産道を通ってくる間にも子どもは何百万という細菌と向き合うことになる。しかもそれで終わりではない。赤ちゃんの食べ物も無菌ではないし、呼吸で吸い込むチリも無菌ではない。生後数日で何兆という細菌が、腸や、鼻や喉や皮膚に住み着くことになる。実際、人の皮膚に住み着いている細菌の数（一〇〇兆）は体内の細胞数（一〇兆）より多いのだ。そして一つ一つの細菌は二〇〇〇から六〇〇〇の免疫成分を持っている。こうした細菌の中には身体の中に入り込んで害をなす能力があるものもある。これを防ぐために赤ちゃんは毎日大量の異なる種類の抗体を作る。血液中に流れ込むものもあり（免疫グロブリンG）、粘膜の表面に行くものもある（分泌型免疫グロブリンA）。問題なのは細菌だけではない。

赤ちゃんはワクチンでは防げない様々なウイルスにも遭遇する。例えばライノウイルス（普通の風邪の原因）、パラインフルエンザウイルス、ＲＳウイルス（呼吸器合抱体ウイルス）、アデノウイルス、ノロウイルス、アストロウイルス、エコーウイルス、コクサッキーウイルス、ヒトメタニューモウイルス、パルボウイルス、エンテロウイルス。そしてほとんど増殖しないか、全く増殖しないワクチン中のウイルス成分と異なり、自然のウイルスは何千倍にも増えて激しい免疫反応を起こす。おそらくは普通の風邪のウイルスに一回感染するだけで免疫系には現在の全てのワクチンを合計したよりも大きな負荷がかかる。そして普通のウイルスによる感染は良く起こることだ。健康な子どもは、生後数年は毎年六回から八回のウイルス感染を経験する。[4]

シアーズは生ウイルスワクチンを別々に接種した方が良いとアドバイスすることで、子どもはワクチンに対して限られた反応能力しかないとほのめかしている。ではいくつまでなら反応できるのか？

乳幼児が受ける一四のワクチンは子どもの免疫能力を超えてしまっているのか？　この疑問に最も親切に答えてくれるのは、カリフォルニア大学サンディエゴ校の二人の免疫学者だろう。メル・コーンとロッド・ラングマンは免疫系の構成要素のうち、感染に対して最も防衛能力が高いものである抗体を研究している。[5] 抗体は身体の中のB細胞という細胞で作られる。それぞれのB細胞はエピトープ（抗原決定基）という免疫単位の一種類だけに対する抗体を作る。血液中のB細胞の数とワクチンに含まれるエピトープの平均数、それから有効な量の抗体が作られる速さから計算すれば、赤ちゃんは理論的には一度に一〇万本のワクチンに対応できることになる。

このモデルは完璧ではない。動的な免疫反応を静的なものとしているからだ。毎分、新しいB細胞が骨髄で作られて血液中に放出される。よって、どの時点であっても理論的には子どもは一〇万本のワクチンに対応できるというのが妥当だろう。赤ちゃんは常に数兆の細菌に向き合っていて、それぞれの細菌は数千のエピトープを含んでいることを考えても、子どもは一〇万本のワクチンに対応できるという主張は驚くべきことではない。ある意味赤ちゃんは毎日それをやっているのだ。ワクチンがもたらす負荷はこの自然がもたらす大量の負荷に較べれば微々たるものだ。

二〇一〇年、非常に早い時期に非常にたくさん予防接種をすることへの恐れに応えて、ルイスビル大学の研究チームが一〇〇〇人以上の子どもを対象にした研究を行った。結果は適切な時期に完全にワクチンを打った子の方が、ワクチンを遅らせることを選んだ親の子よりも神経の問題を起こしにくいというものだった。[6]

シアーズは「子どもの免疫システムがだいぶ成熟した五歳で混合ワクチンＭＭＲブースターを打つのはおそらく大丈夫でしょう」とアドバイスする。ＭＭＲワクチンは生後一二ヶ月から一五ヶ月の間に推奨されているので、シアーズは赤ちゃんの免疫システムはワクチンに反応するには十分成熟していないだろうと暗に言っているのだ。実はそうではなく、生後一年の期間に打つワクチンは素晴らしい免疫反応を引き出す。おそらく最も劇的な例はＢ型肝炎ワクチンだろう。Ｂ型肝炎ウイルスに感染している母親から生まれた赤ちゃんは高い感染のリスクにさらされているだけではなく、慢性の肝臓へのダメージ（肝硬変）を受けたり肝がんになったりするリスクも高い。リスクが最大となるのは出産時だ。感染した母親の血液が付着した産道を通る間に、赤ちゃんは驚くほど大量のＢ型肝炎ウイルスに接触する。血液一ミリリットル（小さじ五分の一ほど）に一〇億のウイルスが含まれており、出産時、赤ちゃんはたくさんの血に触れる。だから感染した母親から生まれる免疫がない子どもがほぼ全員感染してしまうのも不思議ではない。ところがＢ型肝炎ワクチンはウイルスに接触してから接種するにもかかわらず、ほとんどの赤ちゃんが免疫で守られる〔訳注：アメリカでは出生直後にＢ型肝炎ワクチンを接種するが、日本では通常生後2ヶ月で定期接種として接種する。ただし母子感染が疑われる場合は、日本でも生後一二時間以内にＢ型肝炎免疫グロブリンとともにＢ型肝炎ワクチンも接種する〕。文字通り数十億のウイルスが存在する産道を通ってきたあとに、生後一日の赤ちゃんが二〇マイクログラム（グラムの一〇〇万分の一）の一種類の高度に純化されたウイルスタンパク質を含んだワクチンを受ければ免疫防御反応を開始できるのは驚異と言うほかない(7)。

シアーズは予防接種を遅らせたいという親を諫めたりしない。「ワクチンを生後六ヶ月まで遅らせる」という項目で、シアーズは「この方法を選ぶ親もいます。理由は通常、二歳まで遅らせる選択をした親と同じです。ただ、子どもを二歳までの期間、予防接種をしないままにしておくのは安心できないのです。もし予防接種を遅らせることを選んだのであれば六ヶ月でも一年でもそれ以上でも、接種を開始したときに、全種類は必要ないことも心に留めておくべきでしょう」と書いている。シアーズは予防接種を遅らせる選択は合理的だとほのめかしている。残念なことに、彼はヒブや肺炎球菌感染症、百日咳など通常一歳までにかかり、恐ろしい代償を払うことになる病気を防ぐことの重要性は説明していない。ほとんどの母親はこれらの細菌に対する抗体を持っていて、妊娠中に胎盤を通して赤ちゃんに渡している。だが母親からもらった抗体は消えていき、子どもは病気にかかりやすい状態になってしまう。だからヒブ、肺炎球菌、百日咳のワクチンは、母親の抗体が消えた時に子どもが自分自身の免疫防御を獲得しているように、二ヶ月、四ヶ月、六ヶ月で接種するのだ。また、月齢が小さい乳児は気管が細いので、月齢が大きな子に較べて百日咳で死亡することが多い。シアーズは、予防接種時期を遅らせる選択をしても良いと書くことで、なぜそれらのワクチンはその時期に打つことになっているのかを説明していない。

シアーズは予防接種の間隔を開け、単独で打つ最も重要な理由は一つの成分を避けるためだと主張する。アルミニウムだ。「新スケジュールでは幼児期には一回に一つだけアルミニウム入りのワクチンを打つように奨めています」とシアーズは書いている。「予防接種の間隔を開けることで、曝される間隔も開くのでアルミニウムは子どもの体内で毒性量に達することなく処理されるのです」。シアーズは「幾つかの研究ではアルミニウムを含むワクチンを同時接種する数が多すぎると毒性効果が起こることが判明しています」と説明している。実はこれは研究で判明していることは全く逆なのだ。

様々なアルミニウム塩の調合薬が一九三〇年代末からワクチンに使われてきた。つまり、ワクチン中のアルミニウムの安全性は七〇年以上にわたって評価されてきている。アルミニウム塩は免疫反応を強化するアジュバント（補助剤）として働く。アルミニウム塩をワクチンに加えることで、良い免疫反応を起こせるので、接種回数と一回のワクチン中の免疫成分を減らすことができるのだ。

シアーズはアルミニウムを含むワクチンを避けることがアルミニウムを避ける重要な方法だと主張しているが、それは間違っている。アルミニウムは地球上で三番目に多い元素でそこら中にある。私たちが呼吸する空気の中にもあるし、食べ物の中にも水の中にも入っている。アルミニウムを非常に多く含むのは食物だ。自然にお茶にもハーブにもスパイスにも含まれている。膨張剤、固化防止剤、乳化剤、着色料、ホットケーキミックス、パン用ミックス粉、ベイキングパウダー、プロセスチーズ、コーンブレッドにも入っている。成人は通常、五から一〇ミリグラム（一〇〇〇分の一グラム）のアルミニウムを毎日摂取している。赤ちゃんも同じだ。母乳にも粉ミルクにもアルミニウムは入っている。母乳だけの乳児の場合、六ヶ月までに一〇ミリグラムを摂取しているし、粉ミルクの場合は三〇ミリグラム、そして豆乳原料の粉ミルクの場合、一二〇ミリグラムだ。子どもに推奨されているワクチンには四ミリグラム含まれている。

シアーズが言うとおり、アルミニウムにも毒性はある。具体的には脳の機能障害を起こし、骨を弱くし、貧血を起こす。だがワクチンに入っているわずかな量のアルミニウムが害になると主張するのは間違いだ。アルミニウムが害をなすのは二つのグループの人間に限られるからだ。重度の未熟児が受けている点滴液に大量のアルミニウムが入っている場合と、腎臓病で人工透析している人が制酸剤に含まれている大量のアルミニウムを摂取してしまう場合だ。つまり、アルミニウムが害となるには、子どもの腎臓はほとんど機能していないか、全く機能しておらず、しかも大量のアルミニウムを外部から、例えば小さじ一杯あたり三〇〇ミリグラムのアルミニウムを含む制酸剤などから摂取しなければならない。

他の研究もこれを裏付けている。アルミニウムを避けることは不可能なので、誰の血液中にもアルミニウムがあって体内を循環している。たとえ赤ん坊でも、血液一ミリリットルあたり一から五ナノグラム（一〇億分の一グラム）のアルミニウムを含んでいる。ワクチン接種前と接種後の血液中のアルミニウムの量を調査した研究者がいる。変化なし。ワクチンに含まれるアルミニウムの量があまりにも少ないとアルミニウムを排出するスピードがとても早い（注射されたアルミニウムの半分が一日で完全に排出される）ので、予防接種後に違いを検出できないのだ(8)。

一回に一本以上アルミニウムを含むワクチンを打たないようにするために、シアーズは小児科に子どもが二、三、四、五、六、七、九ヶ月、一才（一二ヶ月）、一才三ヶ月（一五ヶ月）、一才半（一八ヶ月）、一才九ヶ月（二一ヶ月）、二才（二四ヶ月）の時点で行くようにアドバイスしている（これは標準的なスケジュールの二倍以上だ）。害が一切発見されていないし、赤ちゃんが母乳や粉ミルクを飲んでいるとすれば、避けようがないワクチンの成分を避けるためにずいぶんと労力をかけることになる。

ジェニー・マッカーシーのように、シアーズは潜在的に毒である化合物が蓄積されてしまうのを避けるためには予防接種は間隔を開けなくてはならないとしていて、「(新スケジュールは）一度に二本以上の予防接種をしないようになっています。様々な化学物質に曝されるのを制限し、間隔を開け、赤ちゃんの身体がなるべく個別の化学物質を処理できるようにするためです」と書いている。「もちろんこうした用心が必要かどうかはわかりませんが、この方が賢明です」。シアーズはワクチンに含まれる化学物質について説明している。アルミニウムに加えて、リストアップされているのは、水銀、ホルムアルデヒド、ポリソルベート80、グルタミン酸ナトリウム、エデト酸ナトリウム（EDTA）、2－フェノキシエタノール、ホウ酸ナトリウム、オクトキシノール、デオキシコール酸（すべて、細胞の生育能力を引き出し、雑菌などの混入を防ぎ、細菌毒やウイルス毒を不活性化するために使われている）。シアーズはそれぞれの化学物質は身体を傷付ける可能性があると説明している。ホルマリンは「腎臓と遺伝子を傷付ける可能性があり」、グルタミン酸は「脳の機能に影響することもあり……神経をアルツハイマー病に似たパターンで傷付けることもある」神経毒だ。2－フェノキシエタノールは「生殖機能障害の原因である可能性があり、目に入ったり皮膚についたりすると大変な痛み、かゆみを起こす」。オクトキシノールは、「殺精子剤として使われて」いて、デオキシコール酸は「飲み込んだり、吸い込んだり、皮膚から吸収されると危険」。シアーズは、それぞれの化学物質について、ワクチンに含まれている量は「微量」で「無視でき」て「無害だとされています」と締めくくっている。そして、明らかに矛盾しているが、親に対して予防接種の間隔を開けて、化学物質への暴露と、害を受ける可能性を制限するようにと、アドバイスしているのだ。

残念ながらシアーズは読者に量が重要であると教えることを怠っている。つまり、一回の摂取量で毒になるかどうかが決まること。そして、とても害にならないようなわずかな量の化学物質に曝されるのを避けるために、予防接種の間隔を開けるのは何の成果も上げないことを教えていない。例えばシアーズは、ホルムアルデヒドは発がん物質（がんの原因となる物質）だと主張しているが、ホルムアルデヒドは自然の産物だという事実には触れていない。これはアミノ酸（タンパク質を作る分子）合成とチミジンとプリン（DNAを作る分子）の必須中間産物なのだ。だれの体内にもだいたい血液一ミリリットルあたり一・五マイクロミリグラムのホルムアルデヒドがある。だから乳幼児もどんなワクチンに入っているよりも一〇倍も多いホルムアルデヒドが体内を巡っている。さらに、ワクチンに含まれているホルムアルデヒドの量は最大でも動物に害を与えると判明している量の一／六〇〇にすぎない。シアーズが読者にこうした事実を提供していたならば、ワクチンに含まれているホルムアルデヒドががんの原因になるかもしれないと脅すような主張をするよりもずっと有用だっただろう。(9)

本の序文でシアーズは「最初にはっきりさせておきたいのですが、これは反ワクチン本ではありません。ワクチンに潜んでいる危険性を大げさに言い、親をもっと脅えさせ混乱させる本はたくさん出版されています」と書いている。だがロバート・シアーズの本は本人の狙い通りにはなっていない。シアーズは最初から最後まで深刻な副作用が高い確率で起こることをほのめかしている。安全性のための適切な検査がされていないと言い、予防接種で防げる病気は大したことがないと言い、製薬会社はデータについて不実の発表をしていると言う。そして、科学的には認められていない主張をする。

これでは、反ワクチン本と全く変わらない。実際、シアーズの本のテーマはチャールズ・ヒギンズの『種痘の恐怖を暴く——イラストつき』、ローラ・リトルの『牛痘一味の犯罪』、バーバラ・ロー・

フィッシャーの『闇の注射』などの一九世紀半ば以降に反ワクチン活動家が作った本やパンフレットが吹聴しているテーマと同じなのだ。

シアーズは次のように主張する。

ワクチンで深刻な副作用が高い確率で起こる――シアーズはワクチン有害事象報告システム（VAERS）のデータを検討していて、一九九一年から二〇〇一年の間に一万八〇〇〇件の「長期の入院、生命を脅かす病気、永続的な障害、死亡」という深刻な副作用が報告されていると主張している。一〇年間に使われた予防接種の総数を考えると子どもが一二歳までにひどい副作用に苦しむチャンスは一／二六〇〇になるというのだ。それは深刻な副作用のリスクが起こる率としては驚くほど高い。

VAERSの機能は国の保健機関の専門職員にワクチンで深刻な副作用が起きている可能性について警告を発することだ。だがVAERSには本当にワクチンが副作用を起こしたかどうかを突き止める機能はない。それは比較対象を行った研究でなくてはわからないことだ。VAERSの問題は予防接種をしたが、どんな副作用もなかった人たちと、VAERSに報告されているのと同じような症状の病気で苦しんでいるが、予防接種を受けていない人々という、二つのグループの人々が絶対に報告してこないことにある。ワクチンを打った人たちの副作用のリスクが他の人々より高いのかを見極めるためには、この二つのグループの情報は欠くことができない。さらに、シアーズはVAERSのもう一つの問題も指摘していない。報告のバイアスだ。例えば、VAERSにワクチンで自閉症になったと報告してきた人たちの八〇%は医師でも開業看護師でも、親でもなかった。人身被害弁護士だったのだ。[10]

シアーズがワクチン後の副作用が本当にワクチンのせいで起こったのかを見極めようとしない理由は、過去の反ワクチン活動家のように、偶然というものを信じていないからだ。「予防接種後数日から数週間して、時々、乳幼児や子どもは医学的な問題を起こすことがあります。ワクチンが原因ではないかという疑いが濃厚であるにもかかわらず、証明はできません。私は、真実は因果と偶然の間のどこかにあるに違いないと信じています」とシアーズは書いている。疫学研究でワクチンが問題を起こしていると判明することもあるし（例：麻疹ワクチンで短期間、血液中の血小板数が減少する）[11]、研究で問題がないと判明することもある（例：ワクチンに添加されたチメロサールは自閉症を起こさない）[12]。それぞれの研究で真実が浮かび上がってくるのだ。真実が現れるまでに数ヶ月、数年、数十年かかることもあるし、判明しない場合もある。だが、ワクチンは問題を起こすか、起こさないかの真実は一つだけだ。シアーズがなんと言おうと因果と偶然の間など存在しない。

ワクチンの安全性は十分に検証されていない――シアーズは本に「新薬は何年もかけて、選ばれた人々のグループで試験をして安全であることを確かめます。一方ワクチンについてはこのような徹底的な短期、長期の安全検証はしません」と書いている。

実は、ワクチンはどんな新薬よりも多数の人を対象にして、より長期間の治験をしている。HPV

ワクチンの治験は三万人の女性を対象にした。[13] 肺炎球菌結合ワクチンの場合は四万人の子ども、[14] 現在のロタウイルスワクチンは、認可前に一三万人の子どもを対象に二〇年以上かけて治験をしている。[15] これほど厳しいレベルでチェックされる薬はない。そして認可後もワクチン安全性データリンクという監視システムがあり、認可後のごくまれな有害事象を感知する規範となっている。もしもデータ捏造問題を起こしたバイオックスがワクチンだったら、ごくまれに心臓発作の原因となるという事実はずっと早く判明していただろう。

ワクチンで予防できる病気はそれほど悪い病気ではない――シアーズの本には「生後六ヶ月で予防接種を受けていない乳児が肺炎球菌で中耳炎になって、炎症が耳の後ろの頭蓋骨に広がりました。乳様突起炎です。手術と抗生物質の点滴が必要になりました。その後、両親に予防接種をしない決断を後悔していませんかと聞いたところ、していないといいます。二人とも高学歴の専門職で、この問題についてたくさん調べて、自分たちの判断に自信を持っています」という話が載っている。シアーズは子どもが助かったので肺炎球菌感染症は悪い病気ではない（あるいは手術もそれほど悪いことではない）という印象を与える書き方をしている。いつもそううまく行くとは限らない。毎年多くの子どもが肺炎球菌で、肺炎、血流感染、髄膜炎になる。髄膜炎になると、死ななくても視力や聴力を失い、知的障害が残ることが多い。[16] 例えば、二〇〇一年、ミネソタ州のシャノン・ピーターソンは二人の子どもには肺炎球菌ワクチンは打たないと決めた。二人とも深刻な肺炎球菌感染症になった。五才の息子は助かったが、六才の娘は死亡した。「お子さんを持っている方に、ワクチンの大切さをどんなに話しても話し足りないです」とビーターソンは言っている。「私以外に子どもが腕の中で死んでいく体験などして欲しくありません」[17]。シアーズはこういう話もできたはずだ。これはかなり良くあることなのだ。ところが、シアーズは一言も触れていない。それどころか、かからなくても良かった乳頭炎で苦しんだ子どもの親に賞賛の言葉を贈っている。事実は、この親はひどい判断の間違いをして、子どもを殺しかねなかったのだ。

ワクチンは危険な物質を含んでいる――一九世紀中頃、反種痘活動家は種痘には「毒蛇の毒、コウモリの血液、内臓、糞、ヒキガエル、生まれたばかりのオオカミの仔」が入っていると言った[18]。一五〇年後、ジェニー・マッカーシーは、ワクチンにエーテルと不凍液を入れないで欲しいと言って[19]、実際には入っていない成分が入っていると主張する一世紀前の伝統芸を復活させた。昔の種痘には毒蛇、コウモリ、ヒキガエル、オオカミの仔から作ったものなど入っていなかったし、現代のワクチンにはエーテルや不凍液は入っていない。

シアーズもマッカーシーのようにワクチンの幻の成分について書いている。彼はワクチンには牛の胎児の血清を使ったものがあると言う。その部分は正しいのだが、狂牛病の亡霊を甦らせているのだ。「全ての動物と人間の組織は感染症の危険がないように注意深く検査されます」と書き、さらに「とは言え、幾つかのワクチンについては心配が残ります。未発見のウイルスかプリオンというウイルスより遥かに小さい感染源については検査法がないのです」と書いている。タンパク質性の感染因子（プリオン）は死亡率が高い進行性の認知症、狂牛病の原因だ。狂牛病は一九八〇年代に英国の牛肉業界を襲って一六〇人のイギリス人が死亡した。規制が強められたおかげで、病気は駆逐された。シアーズはもう少し、プリオンについての事実を述べた方が良いだろう。プリオンはワクチンで使われる細胞ではなく神経系で増殖する。プリオンが牛の胎児から作られた血清から検出されたことはない。血清が作られているニュージーランドでは狂牛病は問題となっていない。狂牛病流行中、予防接種をしたこどもが狂牛病になりやすくなったという事実はない[20]。この本を読むまで狂牛病の心配をした親はおそらくいなかっただろうが、シアーズは「動物の組織に触れてしまうことが心配であれば、牛を使っていない製品を選べば良いのです」と締めくくる。

シアーズが書くワクチンの幻の成分の恐怖はプリオンだけではない。MMRワクチンについては「麻疹とおたふく風邪のワクチンは人間の血液から採取したタンパク質であるヒトアルブミンを含むニワトリの培養された胚細胞の中で何年もかけて育てられます」と書いている。間違いなくMMRを安定化するのにはヒトアルブミンが使われている。そして、確かにアルブミンはタンパク質だ。だがMMRのヒトアルブミンは人間の血液から採取されたものではない。シアーズの間違いは種痘にコウモリの血とヒキガエルが入っていると主張するのとはずいぶん違うが、本質は大して変わらない。遺伝子組み換え技術を使って作られている。人間の血液は一滴たりとも使われたことはない。

製薬会社はデータを故意に歪めて伝えている――シアーズは「二〇年前、CDCと合衆国内のいくつかの医療センターと二つの製薬会社、グラクソ・スミス・クラインとメルクから集まった医師グループが乳幼児と子どもでB型肝炎ウイルス感染がどの程度一般的かを突き止める任務に就きました。そこで、子どものB型肝炎ウイルス感染は極めて一般的だとわかったのであれば、すべての新生児へのB型肝炎ワクチン接種を始めるのは理にかなったことだったでしょう。研究チームは（何千という）乳幼児と子どもが毎年この病気に感染しているという点で意見の一致をみました」と説明する。しかし、シアーズはこれを信じなかった。詳しく見てみると「生まれてから九才までの子どもで毎年三六〇件の感染が確認された」だけだったのだという。これはCDCとグラクソ・スミス・クラインとメルクが世間を惑わせたからだとシアーズはほのめかす。

政府と製薬会社に対する不信を大衆にアピールするのは難しいことではない。ローラ・リトルも『牛痘一味の犯罪』で、バーバラ・ロー・フィッシャーも『闇の注射』でそれをやった。だがフィッシャーとリトルの本のように、シアーズの主張にも事実の裏付けがない。一九九一年に赤ちゃんへのB型肝炎ワクチン接種が推奨される前、毎年、一〇才未満の子ども一万六〇〇〇人がウイルスに感染していた。[21] B型肝炎ウイルスの感染は目立った症状を起こさないし、CDCへの報告も義務づけられていないので、この推測数はかなり低いだろう。

一九六一年一月二〇日、ジョン・F・ケネディ大統領は就任演説の中で「国があなたのために何をしてくれるのかを問うのではなく、あなたが国のために何を成すことができるのかを問うて欲しい」と言った。二〇年後、ロナルド・レーガンはジミー・カーター大統領との討論の中で「皆さんは今、四年前より豊かで幸せになっていますか？」と尋ねた。ケネディもレーガンも何が広く受け入れられるかを理解していた。ケネディは共同体意識にアピールして、何千人という若者を平和部隊と米国貧困地区奉仕活動（VISTA）のようなプログラムへ送り出した。アメリカ人に自分がもっと大きなものの一部だと考えるように、もっと大きなもののための責任を取るように求めた。レーガンは「自己中心世代」にアピールした。今は自分のものを手に入れる時だと。

同じことはワクチンについても言える。二〇〇九年二月、『ポリオ十字軍』という番組が公共放送サービス（PBS）の「アメリカの経験」シリーズの一つとして放映された。番組は一九五〇年夏のポリオ大流行で大きな被害を受けたバージニア州ウイズビルの町を通して説明し、最初のポリオワクチン開発の苦心の物語を語った。素晴らしい番組だった。このドキュメンタリーでは、六〇年前の肉声が聞こえ、人々は心温まる共同体意識を明らかにしていく。ポリオを自分たち全員の悲劇だと考え、何百万ドルというお金をマーチ・オブ・ダイム財団に寄付してワクチン開発を支えた。お金を出しただけではない。何千人もの地域コミュニティ・リーダーが史上最大規模のワクチン社会治験にボランティアとして参加したのだ。二百万人近い子どもたちがこの治験に参加した。流行が終わり、ワクチンがポリオを西半球から消し去ったとき、アメリカ人は誇りを感じていた。他の誰でもない自分たちがワクチンを開発したのだ。個人は公衆の健康を案じる公衆の一部だった。この感情にジョン・F・ケネディは就任演説で巧みにアピールしたのだ。

シアーズはレーガンのように自分は大きな共同体、免疫共同体の一部だと考えない世代にアピールしている。本の終わり近く、「子どもに予防接種をするのは社会的な責任でしょうか？」と題した項目で「これはワクチンを巡る討論で最も異論を呼ぶものです。より多くの子どもが予防接種を受ければ、我が国はより強力に守られて、子どもが病気で死ぬことも少なくなるのははっきりしています。しかし、ワクチンのごく稀な副作用のリスクを冒したくない親もいます。この人たちは予防接種を打たないことを選択します。こうした親の子どもは集団免疫の恩恵を受けます。自分はワクチンのリスクにさらされることなく、まわりの子どもたちがみんな予防接種をしていることで守られるのです」。シアーズはここで重要な質問をする。「これは自己中心的でしょうか？　ひょっとするとそうかもしれません。でも親のあなたは決めなくてはなりません。国全体のために良い決断をしなくてはならないのでしょうか？　それとも自分の子どものために最良と思われることを基準に判断しますか？　周りの子どもの健康よりも自分の子どもの健康を優先させる親を責められるでしょうか？」。本の他の部分ではシアーズは自分が不誠実であることを隠さない。ＭＭＲを怖がる親に関して「私は近所の人たちに自分が恐れていることを話さないように警告しています。ＭＭＲを打たない人が多くなりすぎると病気はかなり増えることになると予測されるからです」。つまり、集団の中に隠れろ、だが、集団には自分が隠れていることは話すな。そうしないと流行が起こる。先見の明があるアドバイスだ。本が出版されて一年もしないうちにアメリカでは過去一〇年で最大の麻疹の流行が起こった。この流行はＭＭＲで自閉症になるという恐怖が原動力となったものだった。ただし、シアーズは自閉症説を支持してはいない。

集団免疫が崩壊してしまった今となっては、シアーズのそれぞれが自分のことだけ考えるべきだというスタンスはうまく行かなくなってしまった。残念なことに、シアーズの本にはこの思想の例が数多く載っている。

シアーズは「実際、破傷風は乳幼児の病気ではありません」と書く。「また、ジフテリアは事実上アメリカには存在しません。そこで論理的に考えれば、赤ちゃんは破傷風とジフテリアワクチンは飛ばして良いし、数年待っても何の問題もないといえます」。この記述は不正確だ。第一に破傷風は乳幼児の病気だ。感染症の教科書をざっと見れば破傷風で深刻な筋肉痙攣発作と呼吸困難に苦しむ新生児の残酷な写真が複数出てくる。これが「生後七日目の病気」と呼ばれるのはそのためだ。第二にジフテリアワクチンを受けるのは待ってもいいという気楽なアドバイスは歴史を無視している。一九九〇年から一九九三年の間、（ソビエト連邦から新しく独立した）ロシア連邦で公衆衛生ブログラムが存続不能になったとき一五万人がジフテリアにかかり、五〇〇〇人が死亡した。そのほとんどが子どもだった。[22] ワクチンがなくなってしまうと、このような大流行がアメリカでも同じくらい簡単に起こりうる。

「(ポリオは) 我が国では起こりません」とシアーズは書いている。「だからどの年齢集団にとってもリスクはゼロです」。ポリオはアメリカでは撲滅されているが、世界から撲滅されたわけではない。インド、ナイジェリア、パキスタン、アフガニスタンの四カ国〔訳注：二〇一七年の時点では野生株のポリオが流行している国は、ナイジェリア・パキスタン・アフガニスタンの三カ国〕ではポリオが途絶えたことはない。そしてこの他にも二三カ国の子どもたちが未だにこの病気で苦しんでいる。海外旅行が普通のことになって、発病前の人も接触感染させることができるので、毎年ポリオウイルスはアメリカにやってきている。シアーズのアドバイスに従う親を持った子どもは、流行が起こったり海外旅行に行ったりするときに、特に病気にかかりやすくなるだろう。

「ヒブは害虫のようなものです」とシアーズは書いている。「幸いなことに滅多にいない害虫です。どのくらい滅多にないかと言えば、私はこの一〇年一件も診ていません。これほど珍しくなっているので、ヒブは最も重要なワクチンではありません」。シアーズはわかっているだろうが、ヒブはヒブワクチンがあるから滅多にない病気になっている。ワクチンをやめればヒブは戻ってくる。これは実際に起こったことだ。シアーズの本は二〇〇七年一〇月に出版された。次の年、ミネソタ州とペンシルバニア州で複数のヒブ髄膜炎の流行が起こった。[23] 流行は全て親がワクチンを打たない選択をした子どもが中心になっていた。この流行で四人が死亡した。

ロバート・シアーズは本の裏表紙から、正直で、思いやりのありそうな表情で、カルフォルニアの冷静さとも言うべきものを振りまきながらこちらを見ている。彼が正しいことをしようとしているのは間違いない。ワクチンを受けることに対する親の心配と、打たないことに対する医師の心配の妥協点を探そうとしているも間違いない。自分が医師の側に立っていると信じていることも間違いない。シアーズは自分の「新スケジュール」を「子どもが全部の予防接種を受けられるように、だが、ワクチンの理論的リスクを最小にするように組み立てました。病気予防とワクチンの安全性の両面で最良のものです」と説明している。だがシアーズのスケジュールには根拠がない。そして科学的にワクチンの誤解を解いて親を落ちつかせるのではなく、親の恐れに応えてワクチンの安全性を高めることもなく、子どもが命を脅かす病気にかかりやすい状態でいる期間を長くするだけのスケジュールを提供している。両面で最悪だ。

おそらくシアーズは善意でしていることだろうが、自分でワクチン・スケジュールを作ろうという人物の奢りには疑問を突きつけなくてはならないだろう。この男はＣＤＣと米国小児科学会が推奨するものよりも自分のスケジュールは優秀で安全だと主張しているのだ。ロバート・シアーズはワクチン学の分野で論文を一本も発表していない。ワクチン認可申請を検証したこともない。ワクチンの開発、治験、監視に参加したこともない。ワクチンと関係する分野の専門性、具体的に言えばウイルス学、免疫学、疫学、毒物学、微生物学、分子生物学、あるいは統計学などの専門的な知識を一つたりと持っていないことを考えるとさらに驚くべきことだと言わざるを得ない。にもかかわらず、シアーズは自分のデスクの前に座って優秀なスケジュールを作り上げることができると信じているのだ。そして親はシアーズを信頼している。不思議なことにシアーズがFDA、CDC、米国小児科学会、専門的な医療組織、喜んでアドバイスを求めるであろうワクチン製造会社に意見を言う立場にあるワクチンの専門家ではないので信頼しているのだ。

最後の皮肉。新しいワクチンを公的なスケジュールに加えるには、FDAへの併用研究提出が必須となっている。製薬会社は新しいワクチンが現在使われているワクチンの免疫効果や安全性に干渉しないこと、現在使われているワクチンが新しいワクチンに干渉しないことを明示しなくてはならない。それがあってはじめて新しいワクチンはスケジュールに組み込まれることになる。一方、ボブ先生のスケジュールは全く検証されていない。現行スケジュールと同じくらい安全で効果があるかどうかFDA、CDC、米国小児科学会による検証もされていない。現行スケジュールが作られるまでになされた各種の検証が莫大といって良い量であることを、シアーズがほとんどまったく考えていないのは驚くべきことだ。

シアーズだけではない。

二〇一〇年一月一二日、人気の『ドクター・オズ・ショー』の司会、メフメット・オズ医師がインフルエンザワクチンについてジョイ・ベハーのインタビューを受けた。

ベハー：お子さんたちがインフルエンザワクチンも新型インフルワクチンも受けなかったという噂ですけど、本当ですか？
オズ：本当です。受けていません。
ベハー：お子さんのために打った方が良いとは思わないのですか？　それとも？
オズ：いいえ。私は打った方がいいとは思っていますが、ほらねえ。子どものことはほとんど女房が決めるんですよ。うまく行っている夫婦というのはたいていそうしてるもんです。(24)

オズ夫妻について知っている人は、妻ではなくオズが決めるのだろうと予想していただろう。メフメット・オズはハーバード大学を一九八二年に卒業して、一九八六年にＭＤ（医師資格）とＭＢＡの資格をペンシルバニア大学の医学大学院とワートンスクール（経営学大学院）で取得している。その後昇進を続けてコロンビア大学の教授になった。妻のリサは科学医学教育は受けていない。リサ・オズは日本の鞍馬山における三週間の断食行の末、手当療法の力〔訳注：霊気、海外ではレイキ（Reiki）と呼ばれている〕を得たと主張する臼井甕男（うすいみかお）の教えに従っている。しかもリサ・オズはただの信者ではない。レイキ・マスターなのだ。オズの四人の子どもは二〇〇九年に新型インフルエンザで入院したり死亡したりした数万人の中には入っていなかったが、そうなっていても不思議はなかった。そしてインフルエンザワクチンでそうなることを防げたかもしれない。レイキの手当療法でインフルエンザが防げる、治せるという科学的な証拠はない。

　オズはジョイ・ベハーの番組だけでワクチンを低く評価したわけではない。二〇〇九年一二月オズはマイケル・ロイゼンと共著で『赤ちゃんを迎えるあなたに』（未訳）を出版した。この本はボブ先生の新ワクチン・スケジュールを奨めている。オズとロイゼンはこう書いている。「赤ちゃんが生まれた次の瞬間からある問題を巡ってヒートアップした論争が持ち上がります。ワクチンを打つか打たないか。これは実際、大問題なのです[25]」。シアーズのように、オズとロイゼンも読者にいくつか誤った情報を提供している。

　ポリオワクチンについてオズとロイゼンは「一〇〇万から二〇〇万回に一回、ポリオワクチンでポリオになるのは間違いありません」と書いているが、現在アメリカではポリオを起こさない不活性化ワクチンしか入手できないことは書いていない〔訳注：日本では二〇一二年九月以降不活化ポリオワクチンの定期接種が導入されている〕。

インフルエンザワクチンについては「妊婦は最初の三ヶ月はインフルエンザワクチンを受けるべきではない」と書いている。ワクチンの代わりに「冬の間毎日二〇〇〇ＩＵ（ＩＵは国際単位）のビタミンＤを飲むと免疫システムを強化することができます」と勧めている。妊婦は同じ年齢の妊娠していない女性に較べてインフルエンザで入院したり、死亡したりしやすい。だからインフルエンザ流行中に妊娠するとワクチンを打つように勧められるのだ。ウイルスに対する免疫を作るのはワクチンで、ビタミンではない。

ロタウイルスワクチンについては「このワクチンの以前のバージョンは一九九九年に回収になりました。腸がねじれてふさがってしまう腸重積という重篤な状態とリンクしていたからです。二〇〇六年に認可された新しいワクチンは最初のものよりもさらに多くの腸重積を起こしていて、二〇〇七年にＦＤＡ通知が出されました。もっとデータが出てくるまで、このワクチンを避けるようにお薦めします」と書いている。ＦＤＡ通知をもっときちんと読めば、ＦＤＡが現在のロタウイルスワクチン後の腸重積は副作用ではなくすべて偶然に起こったものであるとしていることがわかるはずだ[26]。さらに『赤ちゃんを迎えるあなたに』が出版される一年前には、ＣＤＣの調査で腸重積のリスクはワクチン受けた子でも受けていない子でも同じであると判明している。親はデータが出てくるのを待つ必要はない[27]。

ロバート・シアーズとメフメット・オズは反ワクチン活動家の伝統を踏襲して親に情報を教えると言いながら誤情報を教えている。この二人の人気は親と小児科医の間の溝を深める役割を果たしてしまった。

ではどうやってワクチンの安全性を心配する親と感染症の再興を心配する医師との間の溝を埋めたら良いのだろう。簡単なことではないが、解決法はある。

第一一章　信頼

銃は置いていけ。カノーリは持ってきてくれ。

ピーター・クレメンザ『ゴッドファーザー』

私たちは変わらなければならない地点まで来てしまっている。一部の親はワクチンが予防する感染症よりもワクチンそのものを怖がっていて、その結果、子どもたちは病気で苦しみ、死亡している。今こそこれを終わらせなくてはならない。いくつかの解決策が考えられる。第一案は効果的だろうが、想像するだにおぞましい。二つ目はアメリカの法システムの歴史を考えると絶対に無理だろう。三つ目は実行可能だろうが、我々の文化の大変革が必要だ。

一九九四年、米国疾病管理予防センター（ＣＤＣ）の予防接種安全部長ロバート・チェンが「予防接種事業の自然史」と題したグラフを作った。ワクチンが長期間使われると何が起こるかについて、人々の反応を幾つかの段階に分けて説明したものだ。

第一期、人々は感染症を恐れている。一九四〇年代、親はジフテリア・ワクチンと百日咳ワクチンを快く受け入れていた。ジフテリアと百日咳で死亡する幼い子どもが普通だったからだ。そして破傷風で死ぬ人も多かったので、破傷風ワクチンも受け入れていた。特に第一次、第二次世界大戦中は顕著だった。一九五〇年代、子を持つ親はポリオワクチンを受けようと殺到した。ポリオにかかるとどうなるかを見ていたからだ。誰にも身近なところにウイルスで麻痺が残ったり、死んだりした知り合いがいた。一九六〇年代、殆どの親が麻疹、おたふく風邪、風疹ワクチンを子どもに打っていた。麻疹による肺炎と脳炎、おたふく風邪による難聴、風疹による先天性障害など、こうした病気になったときに子どもが受ける打撃を実際に見聞きしていたからだ。チェンのグラフではこの時期予防接種率は上がっている。

次の段階では、ワクチンによって感染症が劇的に減る中で、ワクチンは自らの成功による被害を受ける。感染症に代わって（実在非実在の）ワクチン副作用が注目を集めるようになり、予防接種率は横ばいになる。

次の段階で、ワクチン恐怖がさらに高まる中、予防接種率が下がる。予防可能なはずの病気にかかる患者が増える。アメリカは今この段階だ。チェンは、統計を使ったこのグラフを自分の主張を裏付けるものとしてCDCの同僚たちに披露した。そして思慮深い科学者の常として、冷静に、子どもも単なるグラフ上の数字として表した。だがこの数字には感情が籠もっている（元連邦公衆衛生局長ジュリアス・リッチモンドが「統計は涙を拭いた人々なのだ」と言っている)。

チェンのグラフの最後の最も心痛む段階では、下がるワクチン接種率問題の解決をするのは予防接種を受けていない子どもたちだ。予防できる病気での死亡がとても増えて、親は再びワクチンに癒しを求めることになる。チェンのこの段階にたどり着かないのが一番望ましい。歴史から学べるはずだ。一八〇〇年代末のイングランドで反種痘運動の結果増えた天然痘による死から学び、一九七〇年代半ばイギリスと日本でワクチンで脳炎になるという実際には存在しなかった恐怖が広がったあとに増えた百日咳による死から学び、一九九〇年代末イギリスとアイルランドで、MMRが自閉症を起こすという虚偽の主張によって増えた麻疹による死から学び、二〇〇九年にミネソタとペンシルバニアで子どもたちが受けるワクチン数が多すぎるという恐怖によって起こった細菌性髄膜炎による死から学ぶのだ。

こうした死亡率の高い感染症の再興によって甦った恐怖は間違いなく予防接種率を上げるだろうが、その対価はあまりにも大きい。

予防接種を受けていない子どもたちが増えているという問題のもう一つの解決策は、法定予防接種法の宗教的・思想的免除をなくしてしまうことだ。

宗教的免除をなくすのは不可能だろう。もう何十年もの間、宗教の名の下に子どもを死なせている親がいるのに、この国では何の結果も出ていないからだ。こうした子どもたちはワクチンだけではなく、命を救ったかもしれない治療を受けさせてもらえなかったのだ。幾つか例を挙げよう。

一八九〇年代末から一九〇〇年代始めにかけて、多数のクリスチャン・サイエンス信者の子どもたちがジフテリアで死亡した。この時期にはすでに特効薬であるジフテリア抗毒素が広く使われていたのにも関わらずだ。クリスチャン・サイエンスの治療師は後悔した様子も見せなかった。ひとりは「我々は衛生法との繋がりは感じないが、神の法との繋がりは感じている」と述べている。数人の親は過失致死の罪に問われたが全員無罪となった[1]〔訳注：クリスチャン・サイエンスは心の持ちようによって病気は消えると説き、一切の医療ケアを拒否しているキリスト教系の宗教〕。

一九三七年、妻を亡くした保険セールスマンのエドワード・ウィットニーは一〇才の娘オーブリーをシカゴに住む叔母に預けた。オーブリーは小児糖尿病だった。この叔母はクリスチャン・サイエンスの信者で、オーブリーを教団の治療師であるウィリアム・ルバートのところへ連れて行った。ルバートはオーブリーのインシュリンを取り上げてしまった。一九三七年一二月一〇日、オーブリー・ウィットニーは糖尿病性の昏睡で死亡した。ルバートは罪に問われなかった。一二年後、エドワード・ウィットニーはルバートの診療所へ行き、三二口径のピストルで至近距離からルバートを撃った[2]。

一九五一年、ロサンゼルス州バンナイス高校で速記の教師をしていたコーラ・スザーランド（五〇才）はクリスチャン・サイエンス信者で、定期検診の肺レントゲン撮影の免除を求め認められた。三年後の一九五四年三月、コーラは肺結核で死亡した。その間、数千人の生徒が感染の危険に曝された。地元の保健局は教育委員会に宗教的免除を認めないように請願したが不成功に終わった[3]。

一九五五年、七才のデイビッド・コーネリアスの具合が悪くなった。両親のエドワードとアンが医者に連れて行ったところ小児糖尿病だとわかったのでインシュリン投与を始めることになった。後にクリスチャン・サイエンスの「医者」がインシュリンをやめさせ、デイビッドは糖尿病性の昏睡で死亡した。地元の検察官はエドワードとアンを過失致死で起訴したが、教会の上級役員から「コーネリアス夫妻は心から祈ることで息子を救えると信じていたのだ」と説得されて不起訴となった[4]。

一九六七年、ドロシー・シェリダンの娘リサ（五才）が溶連菌感染症による咽頭炎になった。その後三週間でリサは呼吸困難になっていった。クリスチャン・サイエンス信者のドロシーはひたすら祈ったが効果はなく、リサ・シェリダンは一九六七年三月一八日肺炎で死亡した。司法解剖でリサの胸部に一クォートもの膿が溜まって、肺を押しつぶしていたことがわかった。母ドロシーが医療機関に相談していれば、膿は容易く取り除けるものだった。シェリダンは過失致死で訴えられ、収監五年の判決が下った。クリスチャン・サイエンス教会はこの判決に脅え、信者に向けて厳しい叱責を発表した「信者たるもの、医者を呼ぶことで医療の誘惑的な主張に負け、ニセの神への信仰を強要されることがあってはならない[5]」。クリスチャン・サイエンスの役員たちはこのとき連邦保健福祉省に陳情し、信仰療法の治療師を起訴免除とすることに成功した。一九七四年に連邦法における免除が決まったとき、宗教的免除を認めているのは一一州だけだった。一〇年後には全五〇州と首都ワシントン特別区も免除を認めるようになっていた。

一九七七年、リタ・スワンとダグラス・スワンの第二子、マシュー・スワンが高熱を出した。スワン夫妻はかかりつけのクリスチャン・サイエンスの治療師ジーン・レイトナーに治療を頼んだ。頼みに応じたレイトナーは、マシューのベビーベッドの横に座り「マシュー、あなたの命は神様よ。神様は病気をお作りにはならなかったので、病気は幻なのよ」と言った。マシューは痛みに泣き叫び続けた。七月七日、マシュー・スワンは細菌性髄膜炎で死亡した。他のクリスチャン・サイエンス信者の親と違い、リタ・スワンは息子の死を契機に教団をやめ、宗教的免除を認める法律を変えるために「子どもの保健医療は法的義務」(CHILD)という組織を立ち上げた。(6)

だが、医療ネグレクトは続いた。

一九八四年三月九日、シャウンティ・ウォーカーが細菌性髄膜炎で死亡した。母親のローリーはクリスチャン・サイエンスの信者で一七日間シャンテイを家で看護していた。五才のシャンテイは死亡時に体重が二九ポンド(一三キロほど)しかなかった。一九九〇年、ウォーカーは過失致死の有罪判決を受けたが、後にビル・クリントンの国務長官になったウォーレン・クリストファー弁護士が有罪判決を覆した(7)。

一九八六年四月八日、デイビッド・トゥイッチェッルと妻ジンジャーの息子ロビン（二才）が、腸閉塞で死亡した。デイビッドとジンジャーはミズーリ州のクリスチャン・サイエンス大学の卒業生だった。腸閉塞が破裂した後、ロビンは大便と腸の一部を吐き、父の腕の中で死んだ。裁判ではボストンのフローティング小児病院外科部長のバートン・ハリス医師が「大便を吐いている子どもの親が医療に助けを求めないというのは理解の範疇を超えています」と証言した。トゥイッチェル夫妻には有罪判決が下ったが、上告して無罪となった(8)。

一九八八年六月五日、一二才のアシュレイ・キングが骨腫瘍で死亡した。ジョン・キングと妻キャサリンの一粒種のアシュレイは医療ケアを受けることなく自宅で何ヶ月も寝ているだけだった。死亡時にはアシュレイの腫瘍はスイカ大になっていて、ヘモグロビン〔訳注：赤血球の中に含まれる蛋白。出血や悪性腫瘍による消耗などで低下すると、肺から全身へ酸素を運搬することが困難になる〕のレベルは生存不可能な低さで、体は床ずれで覆われていた。ジョン・キングとキャサリンは軽罪である無謀危険行為の罪について不抗争の申し立てをした。判決は三年間の保護観察処分だった(9)。

一九八九年五月九日、キャサリン・マックノウンの息子、イアン・マックノウン（一一才）が糖尿病性昏睡で死亡した。医師の証言によると、例え死亡二時間前の時点であっても、インシュリンを投与すれば助かった可能性があった。家に駆けつけた警官によれば、子どもはあまりにやせこけていて、

「人間に見えなかった」という。キャサリン・マックノウンはミネソタ州宗教的免除法によって罪を問われなかった。[10]

信仰療法治療師による死亡が相次いでも宗教的免除はそのままで、検察側は刑事事件としての起訴を諦めるか、敗訴するかになってしまっている。医療における宗教的免除法を廃止しているのは、マサチューセッツ、ハワイ、メリーランドの三州のみだ。残りの州は神の名の下に子どもを医療ネグレクトした親への保護を継続している。[11]

医療ネグレクトで命が失われた事件でも宗教的免除が削除されていないので、アメリカの裁判所が予防接種への宗教的免除を認めないようになると考えるのは夢想だと言わざるを得ない。

宗教的免除よりもずっと人気がある思想的免除も削除は難しいだろう。

一九九〇年代に思想的免除を認めていたのは数州だけだったが、今は二一州が認めている。『ワクチン・ルーレット』でインタビューを受けていたCDC職員のアラン・ヒンマンは、一九七〇年代に活発に州法定予防接種推奨活動をしていたが、思想的及び個人的信条による免除が削除される見込みはないだろうと言う。「思想的あるいは個人的信条による免除についての議会での戦いに勝てるとは思いません。ここ数年の我々の社会の動きを見ていると、削除は想像するのも難しい。むしろ反対方向にいくでしょう」[12]。ウォルター・オレンスタインは、少なくとも思想的免除はもっと取得が難しいものであるべきだと考える。「私は予防接種を打たない決断の重みは予防接種を打つ決断と同等であるべきだと信じています。そして決断までに情報を読み、情報を理解し、打たないことで子どもにリスクがあることを理解したとサインする手続きの過程があるべきです」と、オレンスタインは言う。「現在は子どもに予防接種するよりもしないほうがずっと簡単な地域もあります」。オレンスタインは自分の提案はいわゆる「自己都合免除」の人たちにしか効果がないだろうと考えている。「ワクチンに断固反対の人たちには、ほとんど効果はないでしょう」[13]。

もう一つの解決策として、低下する予防接種率に医療界がもっと直接的に働きかけるのもいいかもしれない。

最近では病院の管理者が病院で働く医療関係者に毎年のインフルエンザワクチン接種を義務づけるようになってきている。インフルエンザの場合、打ち消しようのない事実がある。インフルエンザで体調を崩した人が病院に来るので、病院の職員はウイルスを患者から患者へ広げてしまう可能性がある。インフルエンザで院内感染した場合、患者は生死に関わる深刻な病態になる可能性がある。医療者の予防接種率が高い病院はインフルエンザにかかる率も低い。こうした事実にも関わらず、医療者のインフルエンザワクチン接種率は悲惨なものだった。四〇%あたりにとどまってたのだ[14]。そこで、患者の安全という名の下に病院の経営管理職はこれを何とかしようとしている。二〇〇九年にはアメリカの八つの病院が従業員のインフルエンザワクチンを義務化した。中にはややソフトなアプローチを取る病院もあった。医療者がワクチンを拒否した場合、管理者は一日中手術用マスクを付けるように求めた。もっと厳しいところもあった。(15) フィラデルフィア小児病院ではワクチンを拒否した医療者は二週間の無給休暇を取り、じっくり考えるように求められる。それでもまだ拒否するなら解雇される。その結果、病院の医療者の予防接種率は二〇〇〇年の三五%から二〇一〇年には九九・九%と上昇した。小児病院の管理者は病気にかかりやすい人々に対する責任があることを知っていて、そうした人々のために立ち上がったのだ。(16)

開業医がしていることも数十年前なら想像もできなかっただろう。子どもに予防接種をしない親に対して診察拒否をしているのだ。

これは、開業医にとってはウィン・ウィンならぬ、ルーズ・ルーズ状態なのだ。予防接種をしていない子どもの診察を断る医師は強いメッセージを送っている。ワクチンは非常に重要なので、打たないなど考えられないと言っているのだ。この方法の問題は、予防接種をしていない子どもの診察を拒否することで、開業医は親にワクチンの価値について納得させるチャンスを失うところにある。さらに悪いことに、こうした子どもたちが予防接種をせずに病気にかかりやすいままになってしまう。とはいえ、予防接種をしない子どもを診察すれば、それもまたありだという暗黙の了解メッセージを送ることになってしまう。そして、親の決断に影響されるのは自分の子どもだけでない。予防接種をしないという選択をすることで、開業医の待合室で一緒に過ごすことになる子どもたちを含む他の子どもたちも巻き込んでいるのだ。二〇〇八年の麻疹流行は、親が自分の子どもについて選んだことがどれだけ他の子どもに影響するかという完璧な例だ。予防接種を打っていない子どもに発熱と発疹が始まったので親は小児科に連れて行き、そこで予防接種の月齢に達していない赤ちゃんを含む子どもたちがウイルスに曝された。小児科が麻疹感染の中心地点になってしまったのだ。そこで全国の開業医は考えている。待合室の子どもたちのために立ち上がるのは誰だろう？

ペンシルバニア州ライオンビルの小児科医ブラッド・ダイヤーはワクチン方針を書いて診療所中に掲示している。「うちではマニフェストと呼んでいます[17]」。文書は「子どもの予防接種の重要性」と題され、以下のように続く。

私たちは深刻な病気を予防し、命を救うワクチンの有用性を固く信じています。
私たちはワクチンの安全性を固く信じています。
私たちはすべての子どもたちと少年少女は米国疾病管理予防センターと米国小児科学会が推奨するすべてのワクチンを打つべきだと固く信じています。

私たちは現在発表されているすべての論文、科学的事実、最新の研究に基づき、ワクチンは自閉症の原因ではないと固く信じています。

さらにご自分のお子さんにワクチンを打たないあなたは、何千人というワクチンを打つ人々によって、お子さんが病気にかかる可能性が減っていることを勝手に利用しています。私たちはそのような態度は自己中心的で受け入れがたいと感じています。

私たちがこうした事実をお知らせするのはあなたを脅えさせるためでも強制するためでもありません。ご自分のお子さんにワクチンを打つ重要性を強く訴えるためです。感情的な理由で選択をする親がいるのは知っています。推奨スケジュールに従って予防接種を打つのが正しい選択だと納得していただくために私たちにできることは何でもします。どうぞご相談ください。しかしながら、ワクチンを打つ時期を遅らせたり、同時接種のワクチンを一度に一本ないし二本に「分け」るために診察を二回以上にしたりすることは、専門家の推奨に反していて、お子さんを深刻な病気あるいは死亡のリスクにさらし、私たちの医療アドバイスにも反します。

最後に、私たちの努力にもかかわらず、断固としてお子さんにワクチンを打つことを拒否されるなら、どうぞそのような考えを持つ他の医療提供者を探されますようにお願いいたします。私たちはそうした医療者のリストは持っておりませんし、そのような医師をお薦めすることもありません。(18)

この方針を掲示したあと、ダイヤーの診療所に来なくなった親は数人だけだった。「ほとんどの親御さんたちは『書いてくださってありがとうございます。すっきりしました』と言いましたよ」とダイヤーは言う。(19)

残念ながら、ワクチンを打つようにと医師、ワクチン推進リーダー、保健局職員、病院管理者だけが奮闘しても何も変わらない。こうした人々を偏向していると見る親はいつも存在していて、反ワクチングループはこうした「信用ならない」という感情に易々とアピールする。

親が子どもに予防接種をしようと決める時、ある要素がカギを握っている。信頼だ。親がワクチンを打たないという選択は、ワクチンを研究調査し、認可し、推奨し、管理する人々、具体的に言えば、政府、製薬会社、医師を信頼しないという選択だ。ワクチンはワクチンで予防できる病気よりも安全だと再び信じるためには、ワクチンに責任がある人々を信じなくてはならない。これは簡単にはいかない。

ＣＤＣは中でも絶好の標的となってきた。政府という言葉を聞くだけで、ややこしいお役所仕事と自分の年金の心配しかしていないキャリア組官僚の姿が思い起こされる。だが、ＣＤＣのワクチン担当職員と一緒に仕事をしたことがある人なら、誰でも全く異なった印象を持っているはずだ。小児科医で全米予防接種プログラム部の元部長で、天然痘撲滅に力を注ぎ、インドでの最後の患者の世話をしたウォルター・オレンスタインや、内科医で米国予防接種・呼吸器疾患センター所長で、CDCの記者会見のたびに新型H1N1ウイルスに感染または死亡した人々への深い同情を隠さなかったアン・シュチャット。あるいは小児科医で感染症の専門家で予防接種の実施に関する諮問委員会の事務局長を努め、若い時代は保育施設での感染症予防の最も良い方法の理解に身を捧げたラリー・ピッカリング。あるいは髄膜炎菌感染症にかかった子どもたちへの粘り強い支援者であるナンシー・メソニエ。ポリオワクチン政策を変えさせようとする戦いの間、CDC職員と共に活動した病児の親で、運動リーダーだったジョン・サラモネは、自分が見たことに強い感銘を受けた。「職員はとてつもなく専門的で、人情に厚く、誰もが正しいことをしようとしていた[20]」

いつか我々はCDC職員が敵ではないことに感謝することになるだろう。職員は私たちの仲間だ。ワクチンに関わる医師も科学者も親であり、叔父、叔母であり、祖父母なのだ。「私たちは人間だ」とウォルター・オレンスタインはいう。「子どももいる。自分の子どもにも他の人たちと同じく推奨されたワクチンを打つ[21]」

反ワクチングループが標的にするもう一つのグループは、ワクチン推進運動のリーダーたちだ。ミネソタ州セントポールで、低所得者用公営住宅を訪問して、ワクチンの重要性について話し、東南アジアからの難民に無料ワクチンを提供する組織を立ち上げたデボラ・ウェクスラーあるいは全米小児科学会の元会長で、ノースキャロライナ州の町で四〇年以上開業医としての努めを続けているデイビッド・タイロー、あるいは聴覚障害者のためのギャローデット大学卒業後、低所得家庭にワクチンを提供する団体「どの子も二歳までに」（ＥＣＢＴ）の事務局長になったエミー・ピサニのような人々だ。

こうしたワクチン推進運動のリーダーたちの努力にもかかわらず、反ワクチン運動と直接繋がっているジャーナリストはそうした人々の信用を落とそうとしてきた。例えば二〇〇八年七月二五日、シャリル・アトキンソンはケイティ・クーリックがアンカーを務める『ＣＢＳイブニングニュース』で、エミー・ピサニが事務局長をしているＥＣＢＴの金脈について取り上げた（アトキンソンは反ワクチンブログも開設している）。アトキンソンはエミー・ピサニのような人々は、本当は金のために活動していることを発見したと信じていた。「ＥＣＢＴは」とアトキンソンは言う。「全ての子どもに二才までに予防接種をすることを勧める団体ですが、ワクチン産業からも金を受け取っていることを認めました。ですが、幾らなのかを我々に明らかにしようとしません。スポークスマン（エミー・ピサニ）は私たちに『隠している利益相反など何もありません』と言いました。ですが、団体の財務担当に名前があったのは誰だったと思いますか？　ワイスの役員で、大製薬会社をクライアントとする有給の顧問役についている人物です[22]」。アトキンスは、ＥＣＢＴはインチキで大製薬会社の利益の隠れ蓑になっていると大いに臭わせた。だがアトキンソンの「連座の誤謬」レポートは最も重要な要素を欠いていた。報酬である。元アメリカ大統領と上院議員の妻二人（ロザリン・カーターとベティ・バンパース）が設立した団体であるＥＣＢＴ、安月給とわずかな予算、ワシントンＤＣの小さな事務所があるだけの団体が、命を救いたいという自分たちの信念以外の理由でワクチンを推進しているというのか？　そして製薬会社から受け取ったお金が恵まれない子どもたちに向けた活動以外に使われたという証拠は？　アトキンスのレポートは関係しているから有罪と決めつける最低のタイプのジャーナリズムだった。製薬会社は常にＥＣＢＴのような団体に用途制限のない教育資金を提供している。重要なのは用途制限がないという部分だ。提供してしまえば会社は使い道に一切口出しできない。

アトキンソンはＥＣＢＴだけでなく、全米小児科学会まで攻撃した「ワクチン業界は全米小児科学会に何百万ドルも資金提供しています。会議費用、補助金、医療教育クラス、本部の建設費用まで援助しています。総額は秘密にされていますが、公的な記録でごく一部は明らかになっています。肺炎球菌ワクチンの製造会社であるワイスからコミュニティ補助金プログラムに三四万二千ドル。学会がメルクのＨＰＶワクチンを承認した同じ年にメルクから四三万三千ドル。一七種類のワクチンと先月ワクチンスケジュールに加えられたばかりの新しい五種混合を作っているサノフィも大口寄付者です」[23]。アトキンソンは製薬会社が金で全米小児科学会の支持を買ったと臭わせた。だが小児科学会の推奨は安全性と効果のデータの慎重な検討に基づいている。アトキンソンは製薬会社が賄賂を贈らない限り、小児科学会はワクチンを推奨しないとでも言うのだろうか？　突拍子もない告発だ。小児科学会には、ＦＤＡがワクチンを認可し、ＣＤＣが推奨するのと同じ、「命を救うから」という理由でワクチンを推奨する可能性はないというのだろうか？　小児科学会やＥＣＢＴのメンバーがワクチンの安全性あるいは効果についてのデータを見た後に、子どもたちを救うのには不十分であることに気がつき、しかもそれに目をつむったという証拠があるのか？　子どもの健康と福祉を改善するという目的を持った組織（ワクチンの目指すものも同じなのだが）の代表者が「確かにこのワクチンの安全性についてのデータはあんまり良くないが、制限のない教育補助金を受け取ったから、この研究は無視しておこうかな？」と考えたりすることがあるだろうか？　それがアトキンソンの臭わせていることだ。この製薬会社とこうした団体との関係は我が国の子どもたちにとってよろしくないというのだ。だがそうした告発をするなら、関係しているという以上のもっと多くの証拠が必要になる。

アトキンソンの攻撃は良くあるタイプのものだ。製薬会社はしばしば冷笑と不信の標的にされる。これだけ嫌われている業界はないだろう。ある程度まではこれは理解できる。製品を売るために、製薬会社はしばしば攻撃的で、不道徳な、時には不法な振る舞いもしてきた。ファイザーは痛み止めベクストラ〔訳注：バイオックスと同じＣＯＸ-２阻害剤の一種。現在は販売中止〕と有名な男性の性的能力の薬バイアグラについて、虚偽のデータを提供したことで政府に二三億ドルの和解金を支払うことになったが、これは製品を売るために会社がどこまでやるかという最も極端な例の一つだろう。これを踏まえれば、ワクチン擁護の立場で発言する人々の評判を落とすのは難しいことではない。ローラ・リトル、バーバラ・ロー・フィッシャー、ジェニー・マッカーシー、J・B・ハンドレー、ジム・キャリー、ビル・マー、そして他の反ワクチン運動家は常にワクチン製造会社とワクチンを勧める人々の汚れた同盟に対して非難をしてきた。彼らの言いたいことははっきりしている。どのような繋がりであれ、ワクチン製造会社との繋がりは許せるものではないのだ。メディアはこれを信じる。議会の委員会もこれを信じる。子を持つ親もこれを信じる。一度信じれば、「関係者」のレッテルを貼るだけで、多くの専門家を論争の場から速攻で追い出せる。残って多くを語るのは、ロバート・シアーズのようなワクチンの科学や安全性に関して専門論文を発表した経験もない人々だ。

だが、邪悪なるワクチン製造会社というイメージには一つの問題がある。歴史上、製薬会社が一度たりともワクチンに関して違法な売り込みをしたことはないのだ。一度もない。政府の規制担当者が見逃しているからではない。担当者はちゃんと見張っている。実際のところ、ワクチンを作る会社は薬の不適切な売り込みでは非難されている。なぜそうなのかははっきりわからない。薬の方がワクチンよりずっと儲かるからかもしれない。あるいはワクチン製造と販売に関わる社員の方が、薬部門の社員よりも公衆衛生学出身であることが多く、ワクチンを公的サービスだと認識しているからかもしれない。理由は何であれ、論争の場からワクチン製造会社と関わりのある人を追い出すなら、少なくともどのくらいの利益を得ているのかを確かめてからの方が賢明だろう。二〇〇〇年のワクチン製造の歴史の中で、ワクチン製造会社との接触が誤誘導や誤った情報に繋がった一片の証拠でも存在するのならそれは賞賛に値する。シャリル・アトキンソンはＥＣＢＴと小児学会を攻撃したレポートで自分が告発しているワクチン製造会社の「不適切な影響」は、十分な教育を受けた医師とより健康な子ども以外に何があったのかを一度たりとも明らかにしていない。

アトキンソンの攻撃の核心は、政府、製薬会社、それに医師たちは陰謀に加担している、という信念である。

ウォルター・オレンスタインはＣＤＣ在職中に標的にされていた。「反ワクチン運動で最も苛つくのは陰謀論です」とオレンスタイン。「科学者はよく仲間内で議論します。『あんたの研究はレベルが低い』、『あなたはデータの解釈を間違えている』、『この研究論文を読んでいないだろう』などと言いますが、科学的な議論では他の人が賛成しないことを言ったらそれはウソをついているのだなどとは言いません。なにより苛つくのは、なにか一つでも反ワクチン団体の偏向した主張を認めないようなことを言ったら自動的にウソつきとレッテルを貼られることなんだと思います[24]」

陰謀論は反ワクチン運動の中心部に根を張っている。製薬業界が不適切な影響力を使い、八万人の開業小児科医と家庭医にワクチンの安全性についてウソをつかせているというのだ。「このシーズンの陰謀論の最新の流行は啓蒙の輪から外れた人のための、健康に関するものです」と『陰謀説の嘘――ユダヤ陰謀論から九・一一まで』（佐藤美保訳、ＰＨＰ研究所、二〇一一年）の著者デビッド・アーロノビッチは『ウォール・ストリート・ジャーナル』に書いている。「ウエブサイト、マイナーなケーブルテレビの番組、ラジオの電話を使ったリスナー参加番組は大製薬会社と悪い政府がわざと病気を広げている、恐怖を作っている、それで我々に、もっと高い薬を売りつけるのだとか、騙して危険なワクチンを受けさせるのだとか、単にパニックの空気を作り出して〝彼ら〟の支配を容易にしているのだとか、そういう話でいっぱいです。私たちは陰謀論の時代に生きているというか、以前よりもずっと陰謀論を意識しています。世界はしばしば事故や狂気や偶然の餌食になっていると考えるよりも、誰かがそういった全てをコントロールしていると考える方がマシなのです。映画に卑怯だけど頭が良い陰謀を企む者がたくさん出てきて、偶然がほとんどないのは、だからなんです[25]」

おそらく、気軽な陰謀論者の最も良い例を探すなら、ＶＩＣＰ特別判事がチメロサールは自閉症の原因ではないとの判決を出した後だろう。自閉症児の母、レベッカ・エステップは「がっかりしましたけど、驚きはしません。ワクチン法廷は政府の弁護士が政府のプログラムを守るシステムなのです。彼らは政府が出資した科学研究を使っているのですよ。しかも、政府の判事が判決を下しているのですよ。子どもたちが勝てる見込みなんてほとんどなかったのです」と言った[26]。政府が共謀してＶＩＣＰを通して自分の子どもへの補償を拒否しているというエステップの見解には事実の裏付けがない。

第一にほとんどの研究がチメロサールによって自閉症が起こることを証明できなかった研究は大学が出資したもので、アメリカ政府は出資していない。第二にエスタップの補償を拒否した「政府の判事」は一九八九年から二〇億ドルにのぼる補償金を主として証拠がはっきりしていないような主張をする他の原告に与えている。チメロサールについては、証拠が十分にはっきりしていたのだ。だが、エステップの発言で最も衝撃的なのは、事実上、『ニューヨークタイムズ』を含む全ての主要ニュース組織が、何のコメントもなく、レベッカの主張をそのまま載せたことだ。(27)

陰謀論はワクチン製造会社と政府の一つの共通点のせいで急速に広がった。どちらも代表する顔がないのだ。会社は救われる命ではなく、商売で得られるお金のことしか気にしていないというように描かれる。メディアは製薬会社でワクチン研究と開発に直接関わる人々の物語は絶対に語らないし、一般の人々も絶対に耳を傾けない。

ペニー・ヒートンはルイスビル大学で感染症を学んだ小児科医だ。卒業後、ＣＤＣの疫学情報サービスに加わり、アフリカの下痢性疾患を調査した。一九九七年から一九九九年の間、ヒートンはアフリカで働き、子どもたちがひどい脱水症状で死ぬのを見た。ほとんどの原因はロタウイルスだった。一九九九年、ペニーはこれを何とかしたいとメルクに入社してロタウイルス・ワクチン・プログラムを率いることを決めた。これは気力が削られる仕事だった。一一カ国に関わり、七万人の子どもを対象に、三億五千万ドルをかけ、四年を費やした認可前研究の最後にヒートンは会社の二〇〇人の人々を呼び集めた。最初に世界地図を見せた。「これが今の世界の姿です」と彼女はアジア、アフリカ、ラテンアメリカに集中する黒い点を差しながら言った。「この点は一つ一つがロタウイルスによる毎年の死亡千件を示しています」。それからヒートンは黒い点が一つもない地図を見せた。「今、」きれいな地図を指しながら「私たちはこの手にこの病気による死を消し去る技術を持っています」。ここでヒートンは嗚咽した。二〇〇人の社員の前で顔を伏せ、肩をふるわせて、アフリカの子どもたちのことを考えた。これは製薬会社について考える時に誰も思い浮かべることがないイメージだ。これからも誰も思い浮かべないだろう。

会社がペニーのような人間を何人も、メディアや一般の人々に紹介しても、どれほど業界に思いやりに満ちた顔を与えようとしても、一つの信念が残るからだ。ワクチン製造は金を稼ぐ事業であり、金しか作らない。ヒートンはその後メルクのワクチンを複数のアフリカの国に提供する手助けをした(28)

もし不信に根ざした絶え間ない誤情報の弾幕を突破しようとするなら、我々はワクチンを検証し、認可し、推奨し、製造し、促進する人々についての冷笑を脇に置かなければならないだろう。そうしてようやくこの遠回りを切り抜けることができるのだ。あまりにもたくさんの子どもたちに必要のない苦しみを味あわせてしまったこの遠回りを。

エピローグ

われわれは敵同士になるべきではありません。感情が高ぶっても、われわれの親愛のきずなを切るべきではないのです。…その音が再び奏でられるとき、その音は確かに、われわれの本来の姿であるよい天使によって鳴り響くことでしょう。

エイブラハム・リンカーン

ただ一つ、潮目を変えるものがあるかもしれない。親が声を上げ始めることだ。そして、驚くべきことにそれが起こり始めている。

二〇〇八年一二月一九日、NPRラジオで、『その他大勢には迷惑な話』と題した番組が放送された。サンディエゴの麻疹流行の話が中心だった。この流行は七歳の予防接種をしていない男の子がスイスで麻疹に感染したことから始まった。その男の子は空港でハワイで開催されるオールスターゲームに行く途中のフットボールファン・グループと一緒に歩き、家に帰ったあとは、自然食スーパーのトレーダー・ジョーズとレストラン付きゲームセンターのチャッキーチーズとスイミングスクールに行き、小学校に登校して、最後に小児科にたどり着いた。この間に九八〇人が麻疹ウイルスに曝された。事態を警戒した保健局は外出禁止要請という手段に訴えた。少年と直接接触したと判断された人、あるいは少年がいた場所に二時間以内に行った人に、二一日間自宅を出ないように要請したのだ。男の子は陸軍基地で隔離保護されることになった。流行が終わるまでに一二人の子どもが麻疹を発症し、六〇人に外出禁止要請が出された。

『その他大勢には迷惑な話』には反ワクチンを取り扱うメディアのレポートでは典型的な意見も出てきた。反ワクチンの母親シビル・カールソンは流行の発端となった七才の男の子の母親と同じように子どもに予防接種をしないという選択をした。シビルはもう医者もワクチンを打たせようとする医者の高圧的な態度も信用していないと語った。

司会者のスーザン・バートンは、ワクチンの成分と添加物について「この件についてはすごく同感なんです。シビルがワクチン添加物のアルミニウムは神経毒として認識されていますと言ったときには、私も全く賛成していました」と同意した（麻疹ワクチンにはアルミニウムは添加されていない）。

ロバート・シアーズも出てきてこう語った。「スタートレックの中でスポックが言う素晴らしい一節があります。『多数の要求は少数または一人の要求に勝る』。これほどワクチンにぴったりのものはないでしょう。スポックはこれを映画の中で宇宙船エンタープライズを救うために死んでいくときに言うのです。そして、そう。スポックのお母さんは、自分の息子を失うことになったその決断について、息子は良い決断をしましたと言うでしょうか？　それは大きな決断で、私が思うに親は結局、多数のために最良だと見なすことではなく、一人のために自分が最も良いと思うことをするのです」

だが、『その他大勢には迷惑な話』は、ほとんどのワクチン番組とは異なり、他人の選択のせいで苦しい目に遭ったことに怒りを感じている親の声も取り上げていた。例えば、娘のフィンリーが三週間の外出禁止になったヒラリー・チャンバースだ。バートンはどうやって外出禁止要請に対処したのかと尋ねた。「あんまり突然だったので怯えてしまいました」ヒラリーは言う。「夫も私も仕事があるのに、三週間もどうしたらいいのって」（ワクチンが普及する以前、母親は外出禁止期間中子どもたちと家で過すのが普通だった。ワクチンのおかげで女性は働くのが楽になったのだ）。それからバートンはヒラリーに流行についてどう思うか聞いた。「私はとても怒っていました」とヒラリー。「みんなの家庭の家計にも、家族の気持ちにも、他のいろいろなことにも大打撃です。だから、すごく怒っていました。そして、どうしてこんなことになったのか知りたかったです」。最後にバートンはヒラリーにワクチンを打たない選択をした親に共感するかと聞いた。「怖いという気持は理解できるし、信じてみようと思い切らないと予防接種を受けることができないというのもわかります」とヒラリーは言う。「ただ、個人の選択が他人にも影響するから論争が始まります。はっきりいえば、コミュニティのメンバーとして責任のある態度ではないです」

もう一人の親、ミーガン・キャンベルもインタビューを受けている。ミーガンはヒラリーと違って外出禁止で迷惑を被ったのではなく、病気で死にそうな幼い息子を見守ることになったのだ。小児科の待合室でミーガンの息子はスイスから麻疹を持ち帰った少年と接触した。まだ生後一〇ヶ月だったのでMMRワクチンを受けていなかった。そしてミーガンは恐ろしい体験をした。「発疹がどんどんひどくなってきて、体中に広がってきました。土曜日に私の両親がロサンゼルスからやって来て、息子をひと目見るなりこの子は麻疹にかかってると言いました。両親は麻疹を知っている世代なんです。その時には発疹が全身に広がってつま先まで出ていて、私はずっと子どもを抱いていました。ちょっと横になって脇に寝かせることもしませんでした。誰かが抱いている限り、心臓が動いているのがわかると思ったんです。もうこのまま良くならないのではないかと思ったことが何度かありました。熱がどんどん高くなって、四一度までになって、発疹のせいでまるでエイリアンみたいにみえました。そして、これが終わったら前と同じ子でいてくれるのかしらと考えたりもしました。私は子どもが産まれてからずっと、毎日子どもの写真を五〇枚も撮るような母親だったのです。でも病気中の写真はありません。ようやく良くなってからの写真だけ。病気中のあの子はうちの子じゃなかった。あんなふうになった息子のことを思い出したくないのです」

バートンはミーガンに流行にどう反応したかを聞いた。「サンディエゴにこの流行を持ってきた家族のことを考えました」とミーガンは言った。「あの人たち、何考えていたんでしょう？　私たちに心を寄せてくれてたのでしょうか？　悪かったと思ってるかしら？　とても親しい友人で子どもに予防接種していない人が何人もいます。そういうことは話題にできないことになっています。私もうちの人もすごく怒っているので、何も話せなくなってしまうのです。もし話題にしてしまったらもう友達でいられなくなるんじゃないでしょうか」

バートンは「選択としてあるべきと思いますか？　麻疹ワクチンについて人々が打たないでいられるようにしておくべきでしょうか？」と聞いた。ミーガンは返事をする前に考え、「はい」と答えた。「でも島に住むべきです。ちっちゃな感染症島に。私たちと同じお医者さんにかからないで。同じ学校に来ないで。同じお店に来ないで。そういう選択をしたいなら、どこかの島で暮らして[1]」

声を上げている親はヒラリー・チャンバースとミーガン・キャンベルだけではない。

セリナ・ヤーキンはワシントン州バション島に住んでいる。この島は住民の予防接種率が非常に低いことで知られている。セリナは九才のアドリアナ、六才のエレノア、四才のマデリンの三人の子の母だ。

ヤーキンは他の島の住人と同じような人生を送ってきた。生まれ育ちはシアトル。アンティオーク大学に進学。さらに、エバーグリーン大学にも行き、ビジュアルアートを学んだ。一九九六年、平和部隊に加わり、アフリカのギニアビソウで英語を教えた。そしてニューメキシコ州アルバカーキのコミューンで暮らそうと帰国した。二〇〇一年、長女が九ヶ月の時ヴァション島に移って農家になった。「野菜を直売しているの」とセリナ。「二〇～三〇種類のいろいろな野菜を育てて、産直マーケットへ持って行きます。仲間と週に二回産直マーケットを開いています」

引っ越してきてからヤーキンはヴァション島がよそとは違っていることに気がついた。「引っ越してきたときにBBCとボストン公共放送チャンネルがワクチンの番組を撮りに来ていたんです」。セリナは記憶を語った。「(撮影隊は) 予防接種をしていない人の率がすごく高い町の様子を見せるためにヴァション島に来てたんです。結局、番組に取材されることになりました。というのもうちはヤギを飼っていてヤギ車があったからなんです。それで、〝典型的な島の親〟として番組に出ることになりました。そこで、ワクチンについて話させて欲しい、すごく重要だと思うのでと言いました。でも(撮影隊は)私の話を聞く気はなくて。あの人たちワクチンに抵抗感がある人の話を聞きたかったんです」

ヤーキンは島の子どもたちの多くが予防接種をしていないことを心配していた。「一番心配なのは感染症の流行に抵抗力がないということです。外国に行って、何か壊れているものを見たら『あらひどい。私たちがもっと別のやり方でやってなおしてあげられたら』と感じますよね。私が壊れていると思っているこれは、自分が住んでいる島のことだし、うちの子どもたちの安全にも関わります。立ち上がってはっきり意見を言うべきことだと考えたんです。ワクチンについて話をしたい。皆に働きかけたい。インターネットで皆が読んでる自閉症とワクチンとその危険性の情報を押し戻したいんです」

手始めにヤーキンは自分の町で実際何人の子どもが予防接種をしていないのかを知りたいと考えた。そこで電話をかけまくった。二〇〇九年二月、ヤーキンは島での集会に向かった。ウォルター・オレンスタインとシアトルの感染症専門家ザッカリー・ミラー、州と郡の保健局職員、島の高校の校長、小学校の校長も出席した。「集会でわかったのは、誰も島の予防接種率を知らなくて、調べる必要があるということでした。皆が地元から誰かが前に出てくるのを待っていたというのも驚きでした」。ヤーキンは天然痘根絶計画を考えたウィリアム・フォージともメールアドレスを交換した。フォージもヴァション島の住人だったのだ。

小児科と保健診療所から提供されたカルテを何ヶ月もかけて検討して、ヤーキンは一つの答えを得た。島の百日咳と水疱瘡ワクチンの接種率は流行を防ぐための集団免疫維持に必要な水準より遙かに低かった。さらに悪いことに、ヤーキンの手元にある数字はかなり楽観的なものだったのだ。「私たちが得ることができた数字はどちらかといえばワクチンに好意的な人たちのものでした。代替医療の治療師のところに行く人やホームスクーリングの子は入っていないからです」とヤーキンは言う

予防接種率を上げるためにヤーキンは小学校や保健診療所に来る親のための掲示物を作っている。「掲示物を貼ったら、地元新聞に取り上げてもらって人々の注意を引きます」とヤーキンは言う。簡単に行かないことは知っている。「子育てのルールみたいなものがあるんです。他の親にあなたがやっ

てることに反対だわって言います？　言いませんよね。他の家族の決めたことや子どもの育て方には口出ししないものなのです」。だがヤーキンは予防接種をしないと決めた親にかつての自分を見る。「私も自閉症恐怖でワクチンに疑問を持った母親でした。これで自分は根拠がしっかりしていない科学情報に弱いということがわかったんです。前に進むときに弱さを減らしたいのです」。そして他の人たちの弱さも減らしたいのだ。「これを始めたのはみんな良質な情報が欲しいだろうと信じているからです。そしてみんな自分の家族とコミュニティのために良いことをしたいはずなのです。自分が得た情報がしっかりしていると信じられればその人の行動は変わります」

ヤーキンは自分の努力で友達と距離ができてしまうかもしれないことを知っている。「論争していても、大丈夫。皆が賛成してくれなくて私を避けるようになってもいいの。これはどうやってもやらなくてはならないことだし、本当の友達を失うようなことにはならないと思います。そして、人々が、私の願うようにしてくれなくても、侮辱されたと感じたり、傷ついたりはしません」。最後にヤーキンは楽観的に締めくくった。「ものごとの方向を変えることができるんじゃないかと感じてます[(2)]」

ヤーキンがここまで率直なのは、自分が住む島の子どもたちが未接種のままだと起きるであろうことを恐れているからだ。実のところは、自分の子どもに起こってしまったことがきっかけで運動を始める親の方がずっと多い。例えば、ミネソタ州ワコニアのジュリアナ・フリントの母親がそうだ。

二〇〇八年一月、一才三ヶ月のジュリアナが吐いた。軽い発熱もあった。母親のブレンダリーはそれほど気に留めてなかった。次の朝、ジュリアナの熱は上がった。そこでブレンダリーは娘を家庭医のハイジ・ウェルガーのところへ連れて行った。「風邪のようね。解熱剤を飲ませて」と言われたので、ブレンダリーは娘を家に連れて帰り、水分をたっぷり飲ませて、冷たい水を含ませたタオルで全身を拭いた。だが熱は下がらなかった。やがてジュリアナは飲み物も食べ物も拒否するようになった。

次の日、ジュリアナは叫びながら目を覚ました。体温は四二度になっていた。「言葉で『助けて』とは言えなかったけど、目は『ママ何とかして』と言っていました」。ブレンダはジュリアナを連れてリッジビュー医療センターの救急室に駆け込んだ。ここで医師が脊椎から髄液を採取すると、（正常ではそうあるべき）透明な液体ではなく濁っていた。そして含まれていないはずの白血球（感染症と戦うのに身体が使う細胞）が一四万五〇〇〇もあった。病院に駆けつけたウェルガー医師は〔訳注：アメリカではかかりつけ医が入院中の病院に来て主治医となる〕、「娘さんは深刻な容態なので、小児病院に搬送します。すぐに！」と言った。

小児病院では、細菌性髄膜炎の治療のため抗生物質が投与されて、ジュリアナの熱は下がりはじめた。だが次の日、ジュリアナは痙攣発作を起こした。これが最初の発作で、その後も発作は続いた。その日、髄膜炎の原因も判明した。ヒブだった。当時、その時点でもヒブワクチンは二〇年以上使われていて、ジュリアナもきちんと予防接種は受けていた。それなのに病気にかかったのはなぜなのか？　その後、ジュリアナは抗体を作る機能が弱い免疫不全だと判明した。だから、ワクチンを受けても免疫を得ることができなかったのだ。

ジュリアナの容体は悪化した。ＭＲＩ画像で大量の膿が脳を取り巻いていることがわかった。「我々はお嬢さんの命を救うためにできることは全てしています」と医師がブレンダリーに言った。「娘を手術室に連れて行って、お医者さんに託したときのことを覚えています」とブレンダリー。「もう一度娘に会えるかわかりませんでした」。覚悟を決めて終油の秘蹟〔訳注：キリスト教で死にゆく人が天国に行けるように行う儀式〕を頼みたいと神父に電話をした。「この聖なる塗油により、慈しみ深い主キリストが、聖霊の恵みであなたを助け」と神父がジュリアナの額に油で十字を描きながら唱えた。「罪から解放してあなたを救い、起き上がらせてくださいますように」

やがてジュリアナはゆっくりと回復を始めた。髄膜炎のせいで、飲み込み方、這い方、歩き方、話し方をもう一度習得しなければならなかった。「また新生児を育てているようでした」とブレンダリー。「喉をさすって飲み込ませ、頬をこすって噛ませせました。這うこともできませんでした。叫ぶことはできて、それがすべてでした」。だが、ジュリアナは生きていた。ブレンダリーは知らなかったが、ミネソタ州で子どもにヒブワクチンを打つことを拒絶した親の数はその数年間で六倍に増えていた。ジュリアナは抗体を作ることができなかったので、特に感染しやすかったのだ。

二〇〇九年四月、ブレンダリー・フリントとジュリアナは議会職員にワクチンの重要性を話すために首都ワシントンへ向かった。「親は自分の子にワクチンを打たない選択をするとき、他人の子どもの運命にも決断を下していることを理解しなくてはなりません」とブレンダリーは言う。「ジュリアナの運命は誰か他の人が決めたのです。うちのこの子は小さくて話すこともできないのに、ジェニー・マッカーシーのような人が大勢の人に話すことができるのは不公平のように思えます(3)」

二〇〇一年九月一一日の悲劇のあと、私たち全員が立ち尽くしてお互いを見た瞬間があった。そのときの私たちはばらばらな個人ではなく、大きな集団のメンバーだった。個人の利益は重要ではなくなり、人々は悲しみの元に一つになった。

そして、その瞬間は去って行った。沸き上がった訴訟、犯人捜し、盲目的な支持と非難の雲に吸い込まれて消えた。だがほんの一瞬でも私たちは一体感を持てたのだ。そして、もし、もう一度あの一体感を捕まえることができたなら、全員の問題で、全員が大きな免疫集団の一員なのだという感覚を取り戻すことができたなら、予防できる病気で多くの子どもが死んでいくという悲劇を避けることができる。我々にはできる。我々の本来の姿である良き天使は心の中にいるのだから。

謝辞

T・J・ケレハーの知恵と科学知識、手際の良い編集の手腕に、そして、出版ビジネスの細道を案内してくれたアンドリュー・ザック、論理、スタイル、型について講義してくれたボヤナ・リスティッチとクリスティーン・アーデン、調査を手伝ってくれたエリカ・ジョンソン、注意深く原稿を読んでくれたパトリック・フィッツジェラルド、スーザン・マーティン、ドン・ミッチェル、ジョン・オブライエン、キャロル・オフィット、ボニー・オフィット、エミリー・オフィット、ウィル・オフィットに、そして、ワクチン論争について思い出して下さった皆さん、ジェニファー・バードウェル、ジェフ・バーゲルソン、サミュエル・バーコビック、マッド・ケアリー、ジェームズ・チェリー、クリスティーン・フィームスター、マーク・フェインバーグ、デイヴィッド・ゴースキー、ローレンス・ゴスティン、ペニー・ヒートン、アラン・ヒンマン、レインマン、フィル・ジョンソン、マシュー・クロンマン、ゲイリー・マーシャル、シャーロット・モザー、シェイラ・ノーラン、グレン・ノワック、ウォルター・オレンスタイン、ジョージス・ピーター、ラリー・ピッカリング、エイミー・ピサニ、スタンレー・プロトキン、リサ・ランドール、ケン・レーベル、ランス・ロードワルド、ルーシー・ローク＝アダムス、ジョン・サラモネ、デイヴィッド・ソールズベリー、ウィリアム・シャフナー、ジェイソン・シュワルツ、アリソン・シンガー、マイケル・スミス、マイク・スタントン、クリスティン・シスル、ダン・トーマシュ、トム・バーノン、デボラ・ウェクスラー、マーガレット・ウィリアムズ、ケイリー、ヤングダール、さらに皆さんの専門知識に感謝したい。

またワクチンの安全性の科学のために金銭とは無関係に立ち上がったアイラ・フラトー、ジョン・ハミルトン、ガーディナー・ハリス、クローディア・カルブ、ロン・リン、アニタ・マニング、クリス・ムーニー、アナハッド・オコーナー、ジョン・パルフリーマン、ラーフル・パリク、アマンダ・ピート、エイミー・シュミッツ、

ナンシー・スナイダーマン、ミシェル・スペクター、トラヴィス・ストーク、ジョン・ストッセル、リズ・ザーボ、トリン・ソウデロス、エイミー・ウォーレスの勇敢さに感謝したい。

訳者あとがき

本書『反ワクチン運動の真実』は『代替医療の光と闇』に続き、地人書館から出版されるポール・オフィットの二冊目の著書となる。

ポール・オフィットは一九五一年生まれ、感染症、ワクチン、免疫学、ウイルス学を専門とする小児科医である。ロタワクチンの共同開発者の一人であり、米国屈指の名門小児科病院であるフィラデルフィア小児科病院で長らく感染症部長を務めた後、現在はペンシルバニア大学医学大学院の小児科教授として教鞭をとるほか、フィラデルフィア小児科病院ワクチン教育部長も務めている。

一九九九年に『予防接種は安全か――両親が知っておきたいワクチンの話』日本評論社(二〇〇二)と抗生物質の使い過ぎをやめようと呼びかける親向けの本を出版、その後、本書にも登場するポリオワクチンを接種したことで子どもがポリオに感染したカッター事件を扱った、『カッター事件』(未訳)を二〇〇五年に執筆出版したのを機に、二〇一七年に出版された『パンドラの実験室』(未訳)に連なる医学科学ノンフィクションの執筆を開始する。今までの七冊の中でもっとも有名なのは本書にも登場するMMRと自閉症をめぐるイギリスの元医師ウェイクフィールドの論文ねつ造事件を扱った

『自閉症の偽預言者たち』（二〇〇八年　未訳）だろう。

ワクチンの専門家として医療と政府機関の両方に広い人脈を持つオフィットだが、こうした書籍の著者として、またワクチンについての科学的なエビデンスに基づく信頼できる情報発信者として、米国の子を持つ親の間では抜群の知名度を誇る。

反ワクチン運動支持者からは不倶戴天の敵として名指しで非難され続けているオフィットだが、病気や虐待から子どもを守ろうとする親たちの活動には助力を惜しまない気さくな人柄と、たとえ親と対立してでも子どもに病苦を味わわせたくないという小児科医らしい熱意に「わがヒーロー」と慕うファンも多い。

本書『Deadly Choices: How the Anti-Vaccine Movement Threatens Us All』(死に至る選択――反ワクチン運動はいかに我々を脅かしているのか）は、MMRねつ造事件で社会の注目を集めた反ワクチン運動がいつどこでどのようにして生まれたのかを解き明かし、なぜワクチンを使うことが単なる個人の選択の自由の問題ではなく、社会の構成員全員に関係する問題なのかをわかりやすく説明する本で、『代替医療の光と闇』の前に執筆されている。初版は二〇一〇年だが、その後、新たな序文を加え、二〇一四年に再版された。出版以来、反ワクチン運動を知るうえでの必読書という評価を受けている。

本書ではまず、「現代反ワクチン運動」を誕生させたとして一九七〇年代に三種混合ワクチン（D

TP）をめぐって英国と米国で起きた社会的なパニックと医療訴訟の顛末を詳しく調査し描いている。

「全国放送のテレビ番組が親たちに百日咳ワクチンの危険性を警告し、補償を求める親たちが親の会を結成し、メディアが不当に苦しむ親たちを支援すべく怒りの声を上げ、ワクチンの被害がメリットを上回るのではないかという修復不能な終わることがない疑惑が生まれた」。加えて最初に告発した医師やジャーナリストは親の会のアドバイザーに収まるとまとめられた顛末には既視感を覚える読者も多いのではないだろうか。

結局、「DTPの副作用」は相関と因果を混同した結果で「空想に過ぎなかった」わけだが、当時は医学も未発達の部分が大きく、医療側にも大きな問題があった。ワクチンの安全性は万全ではなく、補償制度も未整備で、医師たちも親の心配に十分に答えようとしていなかった。それどころか、イギリスの家庭医たちはワクチン接種を控えてしまい、その結果襲ってきた百日咳で死亡した子どもを隠すようなことまでした。こうしたことを含めて、このパニックで判明した事実は科学的手法の限界と人道的な理想を求める姿勢がもたらした過ちを見せつけている。ワクチンを支持する立場の人には、ぜひこの事件に学んで、勘考の上、反ワクチン運動に対応してほしい。

実はDTP騒動は日本にも及んでいる。日本の予防接種の歴史をたどると、「一九七五年に三種混合ワクチン接種後に子どもが死亡したことから、接種を一時中止、一九七六年（昭和五一年）に健康被害の法的救済制度が開始される」と記録されているが、日本の場合も英米と同じようにメディアが大きな影響を及ぼしたのだろうかと詳細を知りたくなった。

ＤＴＰパニックから二〇年以上たって、一九九八年に現在まで強い影響を残しているウェイクフィールドのＭＭＲワクチンスキャンダルが起こる。ＤＴＰパニックで生まれた反ワクチン運動は、ここで再び勢いづく。

ＭＭＲワクチンスキャンダルは、存在しない病気や副作用がねつ造された、まさにスキャンダルと呼ぶのにふさわしい出来事だ。文中で著者オフィットが「この間に医学は進歩した」と感慨深く述べているように、医学側も法的救済制度も科学的なエビデンスに基づき、冷静に対処することができた。それでもウェイクフィールドの論文取り下げまでには一〇年近くかかった。いまだに自閉症になる恐怖は親たちの心を苛み、ウェイクフィールドは「反ワクチン運動のヒーロー」「医学と政府に立ち向かい圧力に潰された犠牲者」として反ワクチン運動支持者に祭り上げられている。この事件が残した傷跡は深い。

この事件について、オフィットは二〇〇八年の著書『自閉症の偽預言者たち』で、詳しく取り扱っているので、本書では要点のみを押えたコンパクトな扱いとなっている。

続いて舞台は反種痘運動が始まった一九世紀のイギリスに移り、運動が生まれた経過と、この過去の社会運動と現代の反ワクチン運動の類似点を検証していく。学校で歴史のエピソードとして教えられていた印象から、無知で貧しい人々が科学の恩恵を拒否したというように思い込んでいたのだが、リーダーたちの攻撃的なアジテーションと母親たちを巻き込んだ葬式デモが登場するに至って、これが反科学というよりも反政府社会運動であったことに得心した。

社会運動としての反種痘運動は成功した。イギリスの人々はワクチンを打たない自由を手に入れ、ロンドンはヨーロッパにおける天然痘流行の中心地になるのだ。

残念なことにこの教訓は忘れ去られている。一方社会運動の手法と成功の記憶はまるでミームとして受け継がれているようだ。ワクチンを打たない自由によって、防げたはずの病気が再流行して死亡者も出るという展開は再び繰り返されているのに、新たな運動家が次々と現れている。

現在私たちを巻き込んでいる事態とどう対峙すべきかと考えるうちに、オフィットはメディアと政治に加えて、代替医療と宗教に起因する医療ネグレクトの影響の大きさに気が付いていく。ここから『代替医療の光と闇』『良くない信仰』（二〇一五年　未訳）の二冊が生まれ、さらに科学的エビデンスに基づいて活動する人々に投げかけられる「科学とは絶対に良いものなのか？」という問いが人々に悪い結果をもたらした科学的発明を扱った『パンドラの実験室』を産んだことが見てとれる。一度疑問を持ったらどこまでも誠実に調べ上げる研究者魂には、いつもながら感服させられる。

日本版向けまえがきでオフィットも触れているように、日本は今、子宮頸がんを防ぐためのＨＰＶワクチンをめぐって問題が起きている最中である。本書は「こうだから医療側は正しい」と主張してはいない。なぜエビデンスを踏まえた検証が必要なのか、一番の被害者は誰になるのか、過去のメディアのセンセーショナルな扱いの結果何が起こったのかを学んで、よりよい未来のために生かしてほしい、人々が再び病に苦しむことがないようにしたいと願い、私たちが考えるための材料を提供してくれているのだ。

さらに、インターネット上には本書の主人公の一人であると言ってもよいバーバラ・ロー・フィッシャーの「全米ワクチン情報センター」や、ニセ医療情報を流しつつ自然食品やサプリを売るいくつものウェブサイトからの、政府と科学への不信をあおり、ワクチンの危険性をうたう情報があふれている。こうした情報は英語でもっともらしく書かれているため、海外ニュースとして日本のウェブ上で紹介されているのをみかけることもある。こうした情報を見分けて、不安を減らすためにもぜひ活用してほしい。

子どもたちを挟んで、医師と親たちが静かな戦争をするなど本来あってはならないことなのだ。

本書の出版にあたっては、『代替医療の光と闇』に引き続き小児科医の宮原篤先生（かるがもクリニック）に原稿チェックをお願いした。また、帯にコメントをお願いした医師であり医療ジャーナリストの村中璃子先生にも原稿全体に目を通していただき貴重なコメントをいただいた。ご多忙な中お時間を割いていただいたことに、文末ながら記して感謝をささげたい。

ナカイサヤカ

Growing Vaccine Crisis. New Haven, Conn.: Yale University Press, 2005.
———. *Vaccinated: One Man's Quest to Defeat the World's Deadliest Diseases*. New York: Smithsonian Books, 2007.
———. *Autism's False Prophets: Bad Science, Risky Medicine, and the Search for a Cure*. New York: Columbia University Press, 2008.
Oshinsky, David. *Polio: An American Story*. Oxford and New York: Oxford University Press, 2005.
Schoepflin, Rennie B. *Christian Science on Trial: Religious Healing in America*. Baltimore: Johns Hopkins University Press, 2003.
Sommerville, C. John. *How the News Makes Us Dumb: The Death of Wisdom in an Information Society*. Downers Grove, Ill.: InterVarsity Press, 1999.（ジョン・サマービル『ニュースをみるとバカになる10の理由』林岳彦・立木勝訳，PHP研究所，2001年）
Tucker, Jonathan. *Scourge: The Once and Future Threat of Smallpox*. New York: Atlantic Monthly Press, 2001.

参考文献

Allen, Arthur. *Vaccine: The Controversial Story of Medicine's Greatest Lifesaver*. New York: W. W. Norton, 2007.

Benson, T. W., and C. Anderson. *Reality Fictions: The Films of Frederick Wiseman*, 2nd ed. Carbondale and Edwardsville: Southern Illinois University Press, 2002.

Boyce, Tammy. Health, *Risk and News: The MMR Vaccine and the Media*. New York: Peter Lang, 2007.

Brunton, Deborah. *The Politics of Vaccination: Practice and Policy in England*, Wales, Ireland, and Scotland, 1800-1874. Rochester, NY: University of Rochester Press, 2008.

Cather, Willa, and Georgine Milmine, *The Life of Mary Baker Eddy & the History of Christian Science*. Lincoln: University of Nebraska Press, 1993.

Colgrove, James. *State of Immunity: The Politics of Vaccination in Twentieth-Century America*. Berkeley: University of California Press, 2006.

Durbach, Nadja. *Bodily Matters: The Anti-Vaccination Movement in England*, 1853-1907. Durham, N.C.: Duke University Press, 2005.

Eddy, Mary Baker. *Science and Health with Key to the Scriptures*. Boston: First Church of Christ, Scientist, 1875.

Fitzpatrick, Michael. *MMR and Autism: What Parents Need to Know*. London: Routledge, 2004.

———. *Defeating Autism*: A Damaging Delusion. London: Routledge, 2009.

Fraser, Caroline. *God's Perfect Child : Living and Dying in the Christian Science Church*. New York: Henry Holt and Company, 1999.

Goldacre, Ben. *Bad Science*. London: Fourth Estate, 2008.（ベン・ゴールドエイカー『デタラメ健康科学：代替療法・製薬産業・メディアのウソ』梶山あゆみ訳，河出書房新社，2011 年）

Gostin, Lawrence. *Public Health Law: Power, Duty, Restraint. Berkeley*: University of California Press, 2008.

Kabat, Geoffrey. *Hyping Health Risks: Environmental Hazards in Daily Life and the Science of Epidemiology*. New York: Columbia University Press, 2008.

Leavitt, Judith. *Typhoid Mary: Captive to the Public's Health*. Boston: Beacon Press, 1996.

Offit, Paul. *The Cutter Incident: How America's First Polio Vaccine Led to the*

Vaccine Movement to Blame?" *City Pages: The News and Arts Weekly of the Twin Cities*, June 3, 2009; L. Szabo, "Missed Vaccines Weaken 'Herd Immunity' in Children," *USA Today*, January 6, 2010.

(16) フィラデルフィア小児病院におけるインフルエンザワクチンの接種方針 : E. Smith, "At CHOP, No Flu, No Job. No Sense?" *Philadelphia Daily News*, December 5, 2009.
(17) ブラッド・ダイヤーとマニフェスト : C. K. Johnson, "1 in 4 Parents Believe Vaccines Cause Autism," *Associated Press*, March 1, 2010.
(18) ダイヤーのワクチン方針 : B. J. Dyer, R. C. Duncheskie, A. Lehovich, et al., "All Star Pediatrics' Vaccine Policy Statement," *AAP News* 29 (2008): 26.
(19) ダイヤーに対する親たちの反応 : C. K. Johnson, "1 in 4 Parents Believe Vaccines Cause Autism," *Associated Press*, March 1, 2010.
(20) サラモネによるCDC職員についてのコメント : ジョン・サラモネへの著者によるインタビュー（2009年12月4日）.
(21) オレンスタインの「私たちは人間だ」: ウォルター・オレンスタインへの著者によるインタビュー（2009年12月18日）.
(22) アトキンソンによる「どの子も二歳までに」についてのコメント : "Follow the Money," Sharyl Attkisoon and Katie Couric, *CBS Evening News*, July 25, 2008.
(23) アトキンソンによる全米小児科学会についてのコメント : 前掲
(24) オレンスタインによる陰謀論についてのコメント : ウォルター・オレンステインへの著者によるインタビュー（2009年12月18日）.
(25) デビッド・アーロノビッチによる陰謀論についてのコメント : D. Aaronovitch, "A Conspiracy-Theory Theory," *Wall Street Journal*, December 19–20, 2009.
(26) レベッカ・エステップのTV出演 : *World News Tonight*, ABC, March 12, 2010.
(27)『ニューヨーク・タイムズ』によるエステップの記事 : D. G. McNeil, Jr., "3 Rulings Find No Link to Vaccines and Autism," *New York Times*, March 12, 2010.
(28) ペニー・ヒートンのスピーチ : 著者自身が同席（2005年）.

エピローグ

(1) NPRラジオの番組 : "Ruining It for the Rest of Us," *This American Life*, National Public Radio, December 18, 2008, http://www.thisamericanlife.org/Radio_Episode.aspx?sched=1275.
(2) ヤーキン : セシリア・ヤーキンの著者によるインタビュー(2010年2月10日).
(3) フリント : E. Carlyle, "Rare Hib Disease Increases in Minnesota: Is the Anti-

(24) メフメット・オズのTV出演 *The Joy Behar Show*, January 12, 2010.
(25) オズとロイゼンの著作 : M. Oz and M. Roizen, *YOU: Having a Baby: The Owner's Manual to a Happy and Healthy Pregnancy* (New York: Simon & Schuster, 2009.) オズとロイゼンのワクチンについての見解は全てこの本から引用 .
(26) ロタウイルスワクチンに対するFDAの通知 : Food and Drug Administration, "FDA Public Health Notification: Information on RotaTeq and Intussusception," February 13, 2007.
(27) ロタウイルスワクチンと腸重積についてのCDCの研究 : P. Haber, M. Patel, H. S. Izurieta, et al., "Post-Licensure Monitoring of Intussusception After RotaTeq Vaccination in the United States, February 1, 2006 to September 25, 2007," *Pediatrics* 121 (2008): 1206–1212.

第11章 信頼

(1) クリスチャン・サイエンス信者と社会的責任 : Fraser, *Perfect Child*, 177–178.
(2) ウィットニーの裁判 : 前掲, 271–272.
(3) スザーランドの裁判 : 前掲, 276–277.
(4) コーネリアスの裁判 : 前掲, 277–279.
(5) シェリダンの裁判 : 前掲, 279–284.
(6) スワンの裁判 : 前掲, 285–298.
(7) ウォーカーの裁判 : 前掲, 298–300.
(8) トゥイッチェルの裁判 : 前掲, 303–305.
(9) キングの裁判 : 前掲, 305–309.
(10) マックノウンの裁判 : 前掲, 310–317.
(11) 宗教的免除を廃止した州 : 前掲, 337.
(12) ヒンマンによる免除についてのコメント : アラン・ヒンマンへの著者によるインタビュー (2009年12月7日).
(13) オレンスタインによる免除についてのコメント : ウォルター・オレンスタインへの著者によるインタビュー (2009年12月18日).
(14) 病院でのインフルエンザウイルス : G. A. Poland, P. Tosh, and R. M. Jacobson, "Requiring Influenza Vaccination for Healthcare Workers: Seven Truths We Must Accept," *Vaccine* 23 (2005): 2251–2255.
(15) インフルエンザワクチンを義務化している病院 : T. Redlup, "Hospital Workers Fired After Refusing Flu Vaccine," *Vaccine News Daily*, January 14, 2010, http://vaccinenewsdaily.com/news/211617-hospital-workers-fired-after-refusing-flu-vaccine.

(14) 肺炎球菌ワクチンの治験 : S. Black, H. Shinefield, B. Fireman B, et al., "Efficacy, Safety and Immunogenicity of Heptavalent Pneumococcal Conjugate Vaccine in Children: Northern California Kaiser Permanente Vaccine Study Center Group," *Pediatric Infectious Disease Journal* 19 (2000): 187–195.

(15) ロタウイルスワクチンの治験 : T. Vesikari, D. O. Matson, P. Dennehy, et al., "Safety and Efficacy of a Pentavalent Human-Bovine (WC3) Reassortant Rotavirus Vaccine," *New England Journal of Medicine* 354 (2006): 22– 33; G. M. Ruiz-Palacios, I. Perez-Schael, F. R. Velázquez FR, et al., "Safety and Efficacy of an Attenuated Vaccine Against Severe Rotavirus Gastroenteritis," *New England Journal of Medicine* 354 (2006): 11–21.

(16) 子どもへの肺炎球菌の感染 : Centers for Disease Control and Prevention, "Preventing Pneumococcal Disease Among Infants and Young Children: Recommendations of the Advisory Committee on Immunization Practices (ACIP)," *Morbidity and Mortality Weekly Report* 49 (2000): 1–35.

(17) シャノン・ピーターソン : L. Szabo, "Missed Vaccines Weaken Herd Immunity in Children," *USA Today*, January 6, 2010.

(18) 反ワクチン運動家と毒蛇とコウモリ : Durbach, *Bodily Matters*, 114.

(19) マッカーシーとワクチンの内容物 : http:///www.youtube.com/watch ?v= nDe_PAltC1A; http://www.youtube.com/watch?v=0mBqta02d68&feature =related.

(20) プリオンの挙動 : P. A. Offit, R. L. Davis, and D. Gust, "Vaccine Safety," in *Vaccines*, 5th ed., eds. S. A. Plotkin, W. A. Orenstein, and P. A. Offit (London: Elsevier/Saunders 2008).

(21) 子どもへのB型肝炎の感染 : G. L. Armstrong, E. F. Mast, M. Wojczynski, and H. S. Margolis, "Childhood Hepatitis B Virus Infections in the United States Before Hepatitis B Immunization," *Pediatrics* 108 (2001): 1123–1128.

(22) ロシア連邦でのジフテリア : Centers for Disease Control and Prevention, "Diphtheria Outbreak—Russian Federation, 1990–1993," *Morbidity and Mortality Weekly Report* 42 (1993): 840–847.

(23) アメリカでのヒブの状況 : Centers for Disease Control and Prevention, "Invasive Haemophilus Influenzae Type B Disease in Five Young Children— Minnesota, 2008," *Morbidity and Mortality Weekly Report* 58 (2008): 1–3; D. Sapatkin, "A Fatal Link in Vaccine Shortage," *Philadelphia Inquirer*, April 1, 2009.

65 (1986): 363– 441; L. S. Keith, D. E. Jones, and C. Chou, “Aluminum Toxicokinetics Regarding Infant Diet and Vaccinations,” *Vaccine* 20 (2002): S13–S17; J. A. Pennington, “Aluminum Content of Food and Diets,” *Food Additives and Contaminants* 5 (1987): 164–232; K. Simmer, A. Fudge, J. Teubner, and S. L. James, “Aluminum Concentrations in Infant Formula,” *Journal of Paediatrics and Child Health* 26 (1990): 9–11.

(9) ホルムアルデヒド : “Epidemiology of Chronic Occupational Exposure to Formaldehyde: Report of the Ad Hoc Panel on Health Aspects of Formaldehyde,” *Toxicology and Industrial Health*, 4 (1988): 77–90; A. T. Natarajan, F. Darroudi, C.J.M. Bussman, et al., “Evaluation of the Mutagenicity of Formaldehyde in Mammalian Cytogenetic Assays In Vivo and In Vitro,” *Mutation Research* 122 (1983): 355–360; H. P. Til, R. A. Woutersen, V. J. Feron, et al., “Two-Year Drinking-Water Study of Formaldehyde in Rats,” *Food Chemical Toxicology* 27 (1989): 77–87; F. M. Huennekens and M. J. Osborne, “Folic Acid Coenzymes and One-Carbon Metabolism,” *Advances in Enzymology* 21 (1959): 369–446; H. Heck, M. Casanova-Schmitz, P. B. Dodd, et al., “Formaldehyde (CH_2O) Concentrations in the Blood of Humans and Fischer-344 Rats Exposed to CH_2O Under Controlled Conditions,” *American Industrial Hygiene Association Journal* 46 (1985): 1–3.

(10) 個人損害賠償弁護士による VAERS への報告 : M. J. Goodman and J. Nordin, “Vaccine Adverse Event Reporting System Reporting Source: A Possible Source of Bias in Longitudinal Studies,” *Pediatrics* 117 (2006): 387–390.

(11) MMR ワクチンが血小板数を減少させる : R. A. Oski and J. L. Naiman, “Effect of Live Measles Vaccine on the Platelet Count,” *New England Journal of Medicine* 275 (1966): 352–356.

(12) ワクチンに含まれるチメロサールは自閉症を起こさない : K. M. Madsen, M. B. Lauritsen, C. B. Pedersen, et al., “Thimerosal and the Occurrence of Autism: Negative Ecological Evidence from Danish Population-Based Data,” *Pediatrics* 112 (2003): 604–606; A. Hviid, M. Stellfeld, J. Wohlfahrt, and M. Melbye, “Association Between Thimerosal-Containing Vaccine and Autism,” *Journal of the American Medical Association* 290 (2003): 1763–1766.

(13) HPV ワクチンの治験 : J. T. Schiller, I. H. Frazer, and D. R. Lowy, “Human Papillomavirus Vaccines,” in *Vaccines*, 5th ed., eds. S. A. Plotkin, W. A. Orenstein, and P. A. Offit (London: Elsevier/Saunders 2008).

第 10 章 ボブ先生

(1) シアーズの著書 : R. W. Sears, *The Vaccine Book: Making the Right Decision for Your Child* (New York: Little, Brown, 2007). 他のロバート・シアーズのコメントも本書より引用.

(2) 通常とは異なるワクチンのスケジュールを求める親たち : 複数の小児科医に対する著者のインタビューより .

(3) ワクチンに含まれる免疫物質の数 : P. A. Offit, J. Quarles, M. A. Gerber, et al., "Addressing Parents' Concerns: Do Multiple Vaccines Overwhelm or Weaken the Infant's Immune System?" *Pediatrics* 109 (2002): 124–129.

(4) 生後数年間のウイルス感染の数 : J. H. Dingle, G. F. Badger, W. S. Jordan, *Illness in the Home: A Study of 25,000 Illnesses in a Group of Cleveland Families* (Cleveland: The Press of Western Reserve University, 1964).

(5) コーンとラングマンの論文 : M. Cohn and R. E. Langman, "The Protecton: The Unit of Humoral Immunity Selected by Evolution," *Immunological Reviews* 115 (1990): 9–147.

(6) ワクチン接種のタイミングと神経の問題 : M. J. Smith and C. R. Woods, "On-Time Vaccine Receipt in the First Year Does Not Adversely Affect Neuropsychological Outcomes," *Pediatrics* 125 (2010): 1–8.

(7) 新生児への B 型肝炎ワクチンの接種についての研究 : S. M. Wheely, P. T. Jackson, E. H. Boxhall, et al., "Prevention of Perinatal Transmission of Hepatitis B Virus (HBV): A Comparison of Two Prophylactic Schedules," *Journal of Medical Virology* 35 (1991): 212–215; V. C. Wong, H. M. Ip, H. W. Reesink, et al., "Prevention of the HBsAg Carrier State in Newborns of Mothers Who Are Chronic Carriers of HBsAg and HBeAg by Administration of Hepatitis-B Vaccine and Hepatitis-B Immunoglobulin: Double-blind Randomized Placebo-Controlled Study," *The Lancet* 28 (1984): 921–926; O. W. Prozesky, C. E. Stevens, W. Szmuness, et al., "Immune Response to Hepatitis B Vaccine in Newborns," *Journal of Infection* 7 (1983): (suppl. I) 53–55.

(8) アルミニウムの排出と毒性についての研究 : N. W. Baylor, W. Egan, and P. Richman, "Aluminum Salts in Vaccines—US Perspective," *Vaccine* 20 (2002): S18–S23; N. J. Bishop, R. Morley, J. P. Day, and A. Lucas, "Aluminum Neurotoxicity in Preterm Infants Receiving Intravenous-Feeding Solutions," *New England Journal of Medicine* 336 (1997): 1557–1561; Committee on Nutrition, "Aluminum Toxicity in Infants and Children," *Pediatrics* 97 (1996): 413–416; P. O. Ganrot, "Metabolism and Possible Health Effects of Aluminum," *Environmental Health Perspective*

Conversation Worth Having," *Huffington Post*, November 15, 2009.

(47) 『レリギュラス』: Lionsgate Films, 2008.

(48) マーと『微生物の狩人』: B. Maher, "Vaccination: A Conversation Worth Having," *Huffington Post*, November 15, 2009.

(49) ポリオの疫学 : Offit, *Cutter*.

(50) 2009 年の新型インフルエンザの疫学 : Centers for Disease Control and Prevention, http://www.cdc.gov/h1n1flu/update.htm.

(51) 妊婦と新型インフルエンザ : S. Jain, L. Kamimoto, A. M. Bramley, et al., "Hospitalized Patients with 2009 H1N1 Influenza in the United States, April– June 2009," *New England Journal of Medicine* 361 (2009): 1935–1944; J. K. Louie, M. Acosta, D. J. Jamieson, et al., "Severe 2009 H1N1 Influenza in Pregnant Women in California," *New England Journal of Medicine* 362 (2010): 27–35; Centers for Disease Control and Prevention, "2009 Pandemic Influenza A (H1N1) in Pregnant Women Requiring Intensive Care—New York City, 2009," *Morbidity and Mortality Weekly Report* 59 (2010): 321–326.

(52) エドワード・R・マーロウとアーサー・ゴッドフリー : A. M. Brandt, *The Cigarette Century: The Rise, Fall, and Deadly Persistence of the Product That Defined America* (New York: Basic Books, 2007).

(53) バーナディン・ヒーリーの TV 出演 : *CBS Evening News*, May 12, 2008. 他のヒーリーのコメントも本番組より引用 .

(54) 自閉症と遺伝子障害 : K. Wang, H. Zhang, D. Ma, et al., "Common Genetic Variants on 5p14.1 Associate with Autism Spectrum Disorders," *Nature* 459 (2009): 528–533; R. Moessner, C. R. Marshall, J. S. Sutcliffe, et al., "Contribution of SHANK-3 Mutations to Autism Spectrum Disorder," *American Journal of Human Genetics* 81 (2007): 1289–1297; K. Garber, "Autism's Cause May Reside in Abnormalities of the Synapse," *Science* 317 (2007): 190–191; L. A. Weiss, Y. Shen, J. M. Korn, et al., "Association Between Microdeletion and Microduplication at 16p11.2 and Autism," *New England Journal of Medicine* 358 (2008): 667–675.

(55) 脳の構造的な違い : "A Dose of Controversy," *Dateline NBC*, August 30, 2009.

(56) ワクチンにおける水銀の毒性についての研究 : *Institute of Medicine, Immunization Safety Review: Vaccines and Autism* (Washington, D.C.: National Academies Press, 2004).

(36) パトリシア・ダンゾンのワクチンの採算性についてのコメント : Presentation on “Vaccine Economics,” the University of Pennsylvania School of Medicine, Vaccines and Immune Therapeutics course for immunology and molecular biology graduate students, October 2008.

(37) ハンドレーと 1989 年の予防接種スケジュール : The Doctors, May 6, 2009.

(38) ハンドレーとワクチンを打った子どもと打っていない子どもの比較 : “Jenny McCarthy and Jim Carrey Discuss Autism: Medical Experts Weigh In,” *Larry King Live*, CNN, April 3, 2009.

(39) かつてポリオワクチンを推進した有名人 : N. G. Seavey, J. S. Smith, and P. Wagner, *A Paralyzing Fear: The Triumph over Polio in America* (New York: TV Books, 1998); Oshinsky, Polio.

(40) 現在ポリオワクチンを推進している有名人 : “Actress and New Mom Keri Russell Joins PKIDS to Launch ‘Silence the Sound of Pertussis’ Campaign,” *PR Newswire*, October 16, 2007; E. J. Mundell, “Jennifer Garner Puts Flu Shot in the Spotlight,” *U.S. News and World Report*, http://www.usnews.com, April 19, 2010; “Football Legend Archie Griffin Raising Awareness of H1N1 Vaccinations,” *Dayton Business Journal*, January 20, 2010.

(41) ワクチンを恐れている有名人 : “Jessica Alba Concerned About Vaccinations,” http://blogs.babycenter.com/celebrities/category/vaccinations; “Vaccines: Does Your Child Really Need Them?” Planet Chiropractic.com, April 18, 2000; “House Call with Dr. Sanjay Gupta,” CNN, August 16, 2008; “Vaccines and Autism,” *Larry King Live*, CNN, February 27, 2008; A. Quinn, “Aidan Quinn’s Ode to Ireland of the Seventies,” *Independent.ie*, September 14, 2008.

(42) キャリーによる陰謀論についてのコメント : “Jenny McCarthy and Jim Carrey Discuss Autism: Medical Experts Weigh In,” *Larry King Live*, CNN, April 3, 2009. ジム・キャリーの他のコメントも本番組より引用.

(43) ハンドレーと水疱瘡ワクチン : 前掲

(44) 水疱瘡とワクチンの有効性 : A. A. Gershon, M. Takahashi, and J. F. Seward, “Varicella Vaccine,” in *Vaccines*, 5th ed., eds. S. A. Plotkin, W. A. Orenstein, and P. A. Offit (London: Elsevier/Saunders 2008); S. S. Shah, S. M. Wood, X. Luan, and A. J. Ratner, “Decline in Varicella-Related Ambulatory Visits and Hospitalizations in the United States Since Routine Immunization Against Varicella,” *Pediatric Infectious Disease Journal* 29 (2010); 199–204.

(45) マーとフリスト : Real Time with Bill Maher, HBO, October 2, 2009.

(46)『ハフィントンポスト』でのマーのコメント : B. Maher, “Vaccination: A

提供 , American Academy of Pediatrics.
(20) 新聞でのナンシー・ミンシューの引用 : M. Roth, "Pitt Expert Goes Public to Counter Fallacy on Autism," *Pittsburgh Post-Gazette*, January 31, 2008.
(21) ハンドレーによるナンシー・ミンシューに対する反論 : Blog entry, Age of Autism, "While Minshew Shrieks, Autism Squeaks," February 8, 2008.
(22) アマンダ・ピートと雑誌『クッキー』: J. Tung, "Amanda Peet: The Actress Discusses the Vaccination Debate," *Cookie*, August 2008.
(23) ハンドレーによるピートへの攻撃 : Blog entry, Age of Autism, "From Dr. Paul Offit's Lips to Amanda Peet's Ears, We're All Parasites," July 15, 2008.
(24) ハンドレーによるECBTへの攻撃 : Blog entry, "Every Child by Two: A Front Group for Wyeth," August 4, 2008.
(25) ハンドレーによるドーソンへの攻撃: Blog entry, Age of Autism, "Is Autism Speaks' Geri Dawson a Blithering Idiot?" September 10, 2008.
(26) ハンドレーによるスナイダーマンへの攻撃 : Blog entry, Age of Autism, "Keep On Self-Incriminatin'," October 30, 2008.
(27) ハリスの記事 : G. Harris and A. O'Connor, "On Autism's Causes: It's Parents vs. Research," *New York Times*, June 25, 2005.
(28) ハンドレーによるハリスへの攻撃 : Blog entry, Age of Autism, "Some New York Times Reporters Are Just Ignorant," December 15, 2008.
(29)『ワイヤード』の記事 : A. Wallace, "An Epidemic of Fear," *Wired*, November 2009.
(30) ハンドレーとデートレイプ : "Readers Respond to An Epidemic of Fear: Part 1," *Wired*, http://www.wired.com/magazine/2009/10/readers-respond-to-an-epidemic-of-fear-part-1.
(31) ハンドレーと「泣き虫」: "Readers Respond to An Epidemic of Fear: Part 2," *Wired*, http://www.wired.com/magazine/2009/10/readers-respond-to-an-epidemic-of-fear-part-2.
(32) ウォレスによるいじめについてのコメント : 前掲
(33) ウォレスと討論会 : M. Block, "Journalist's Vaccine Article Draws Hate Mail," *National Public Radio*, October 28, 2009.
(34) ハンドレーによる小児科医についてのコメントの : Blog entry, Age of Autism, "Vaccines Don't Cause Autism, Pediatricians Do," January 12, 2010
(35) ハンドレーとガーダシル : "Jenny McCarthy and Jim Carrey Discuss Autism: Medical Experts Weigh In," *Larry King Live*, CNN, April 3, 2009.

(4) マッカーシーによる彼女の息子の病気についてのドラマチックな描写 : K. Chetry, "McCarthy Claims Autism 'Cure,'" *American Morning*, CNN, October 1, 2008.

(5) マッカーシーの企業と政府への子どもたちを傷つけるのをやめるようにとの求め : 前掲

(6) マッカーシーによるワクチンに含まれる毒物についてのコメント : Green Our Vaccines Rally, Washington, D.C., June 4, 2008, http://www.generationrescue.org/news-press/greenour-vaccines/jenny-mccarthy-transcript.

(7) マッカーシーとボトックス : S. Negovan, "The New McCarthyism," *Michigan Avenue Magazine*, http://www.michiganavemag.com/MA_MA09_084_NEW.html.

(8) ジェフリー・クルーガーによるマッカーシーへのインタビュー : J. Kluger, "Jenny McCarthy Talks About Autism," *Time*, April 1, 2009.

(9) マッカーシーによる自閉症の原因と治療法についてのビデオ : http:///www.youtube.com/watch?v=nDe_PAltC1A; http://www.youtube.com/watch?v=0mBqta02d68&feature=related. 他のマッカーシーのコメントもこのビデオより引用 .

(10) ワクチン製造会社と健康サプリメント製造会社の規模の比較 : J. Groopman, "No Alternative," *Wall Street Journal*, August 7, 2006; "Infectious Diseases Vaccine Market Overview: Key Companies and Strategies," http://www.datamonitor.com, December 2008.

(11) マッカーシーとジェネレーション・レスキューのウェブサイト : "Jenny McCarthy and Jim Carrey Discuss Autism: Medical Experts Weigh In," *Larry King Live*, CNN, April 3, 2009.

(12) キレーション治療中の死亡事故 : *K. Kane and V. Linn*, "Boy Dies During Autism Treatment," Pittsburgh Post-Gazette, August 25, 2006

(13) ジェネレーションレスキューの綱領 : Generation Rescue, Inc., 2007 Return of Organization Exempt from Income Tax, Form 990.

(14) 水銀の毒性についての広告 : *New York Times*, June 8, 2005.

(15) 原題のアメリカでの自閉症の増加についての広告 : *USA Today*, April 6, 2006.

(16) ベイリー・バンクスについての広告 : *USA Today*, February 25, 2009.

(17) トラビス・ストーク医師とハンドレー／マッカーシーの会話 : *The Doctors*, May 6, 2009.

(18) ハンドレーと「うすのろ」: J. B. Handley, "Dr. Steve Novella: Why Is This So Hard to Understand?" *Age of Autism Web log*, April 22, 2009.

(19) デイビッド・タイローからリサ・ウィリアムズへの手紙 : Susan Martin より

(62) ソロモンの研究：D. A. Salmon, M. Haber, E. J. Gangarosa, et al., "Health Consequences of Religious and Philosophical Exemptions from Immunization Laws: Individual and Societal Risk of Measles," *Journal of the American Medical Association* 281 (1999): 47–53.

(63) フェイキンの研究 ：D. R. Feikin, D. C. Lezotte, R. F. Hamman, et al., "Individual and Community Risks of Measles and Pertussis Associated with Personal Exemptions to Immunization," *Journal of the American Medical Association* 284 (2000): 3145–3150.

(64) オマールの研究 ：S. B. Omer, W.K.Y. Pan, N. A. Halsey, et al., "Nonmedical Exemptions to School Immunization Requirements: Secular Trends and Association of State Policies with Pertussis Incidence," *Journal of the American Medical Association* 296 (2006): 1757–1763.

(65) グランツの研究：J. M. Glanz, D. L. McClure, D. J. Magid, et al., "Parental Refusal of Pertussis Vaccination Is Associated with an Increased Risk of Pertussis Infection in Children," *Pediatrics* 123 (2009): 1446–1451.

(66) 反ワクチン運動の国際的な影響：E. J. Gangarosa, A. M. Galazka, C. R. Wolfe, et al., "Impact of Anti-Vaccine Movements on Pertussis Control: The Untold Story," *The Lancet* 351 (1998): 356–361.

(67) ギャレット・ハーディンの評論：G. Hardin, "The Tragedy of the Commons," *Science* 162 (1968): 1243–1248. ハーディンのコメントはこのエッセイより引用．

(68) ステファニー・テーゼル：S. Tatel, "A Pox on You," http://www.slate.com/toolbar.aspx?action=print&id=2232977. テーゼルのコメントはすべてこのエッセイより引用．

(69) ハーディンの２本めの評論：G. Hardin, "Extensions of 'The Tragedy of the Commons,'" *Science* 280 (1998): 682–683.

第９章 殺しの季節

(1) ジェニー・マッカーシーとクリスタル・チルドレン：J. McCarthy, *Louder Than Words: A Mother's Journey in Healing Autism* (New York: Dutton, 2007), 178.

(2) クリスタル・チルドレン：D. Virtue, *The Care and Feeding of Indigo Children* (Carlsbad: Hay House, 2001).

(3) マッカーシーよるMMRワクチンが自閉症の原因であるとする説へのコメント：*Oprah*, September 18, 2007.

タインへの著者によるインタビュー（2009年12月18日）.

(45) プリンスの裁判：*Prince v. Massachusetts*, 321 U.S. 158 (1944). 強調は著者による .

(46) ライトの裁判：*Wright v. DeWitt High School*, 385 S.W. 2d 644 (Ark. 1965).

(47) マッカートニーの裁判：*McCartney v. Austin*, 293 N.Y.S. 2d 188 (1968).

(48) アバードの裁判：*Avard v. Manchester Board of School Committee et al.*, 376 F. Supp. 479 (1974).

(49) ブラウンの裁判：*Brown v. Stone*, 378 So. 2d 218 (1979).

(50) デイビスの裁判：*Davis v. Maryland*, 294 Md. 370 (1982).

(51) ニューヨーク州でのポリオワクチンの義務化：S. H. Schanberg, "Assembly Votes Polio-Shots Bill: Vaccination Would Be Made Compulsory for Pupils," *New York Times*, June 21, 1966.

(52) メアリー・ベイカー・エディによる天然痘についてのコメント：Eddy, *Science and Health*, 153.

(53) クリスチャン・サイエンス信者の子どものジフテリアによる死亡：Fraser, *Perfect Child*, 303.

(54) プリンシピア・カレッジでの麻疹の流行：Centers for Disease Control and Prevention, "Outbreak of Measles Among Christian Science Students—Missouri and Illinois, 1994," *Morbidity and Mortality Weekly Report*, July 1, 1994.

(55) オレンスタインによるクリスチャン・サイエンス信者の間での麻疹の流行：R. Goodrich, "Test Results Awaited in Causes of Deaths in Measles Outbreak," *St. Louis Post-Dispatch*, March 4, 1985; Fraser, Perfect Child, 302.

(56) コネチカット州でのポリオの流行：Centers for Disease Control and Prevention, "Follow- Up on Poliomyelitis," *Morbidity and Mortality Weekly Report* 21 (1972): 365–366; F. M. Foote, G. Kraus, M. D. Andrews, and J. C. Hart, "Polio Outbreak in a Private School," Connecticut Medicine, December 1973.

(57) ポリオの流行に対する保険局員の対応：S. W. Ferguson, "Mandatory Immunization," *New England Journal of Medicine* 288 (1973): 800.

(58) マイヤーの裁判：*Maier v. Besser*, 73 Misc. 2d 241 (1972).

(59) ダリの裁判：*Dalli v. Board of Education*, 358 Mass. 753 (1971).

(60) シェルとレビーの裁判：*Sherr v. Northport–East Northport Union Free School District*, 672 F. Supp. 81 (E.D.N.Y 1987).

(61) 予防接種の思想的免除：*Welsh v. United States*, 398 U.S. 333, 90 S.Ct. 1792 (1970).

Family Escapes," *New York Times*, March 23, 1894.
(22) ブルックリン法定反種痘連盟 : Colgrove, *State of Immunity*, 26.
(23) マサチューセッツ法定反種痘協会 : 前掲，41.
(24) アメリカ反種痘連盟 : 前掲，52.
(25) ジョン・ピトケアンによる暴政についてのコメント : 前掲，52.
(26) アメリカ反種痘連盟のパンフレット : 前掲，54.
(27) 市民の医療参考文献相談 : 前掲，54–55.
(28) ローラ・リトルとアメリカ医療の自由連盟 : Allen, *Vaccine*, 99; Colgrove, *State of Immunity*, 56.
(29) ローラ・リトルと「汚れたビジネス」: Colgrove, *State of Immunity*, 60–61.
(30) ラガディ・アン人形 : Allen, *Vaccine*, 99.
(31) 反ワクチングループの減少 : Colgrove, *State of Immunity*, 74.
(32) CDC による麻疹対策 : 前掲，149
(33) 麻 疹 : W. A. Orenstein and A. R. Hinman, "The Immunization System in the United States—The Role of School Immunization Laws," *Vaccine* 17 (1999): S19–S24.
(34) 1970 年台初頭のアメリカにおける麻疹の状況 : Colgrove, *State of Immunity*, 166–167.
(35) J・P・ケネディ財団 : 前掲，175–176.
(36) 麻疹と脳炎 : Centers for Disease Control and Prevention, "Update: Measles—United States, January–July 2008," *Morbidity and Mortality Weekly Report* 57 (2008): 893–896.
(37) ベティ・バンパースと子どもワクチン構想 : Colgrove, *State of Immunity*, 199–200.
(38) ワクチンを必須とする州の増加 : 前掲，177.
(39) アラスカでの麻疹の流行 : W. A. Orenstein and A. R. Hinman, "The Immunization System in the United States—The Role of School Immunization Laws," *Vaccine* 17 (1999): S19–S24.
(40) ロサンゼルス郡での麻疹の流行 : 前掲
(41) テクサーカナ : P. J. Landrigan, "Epidemic Measles in a Divided City," *Journal of the American Medical Association* 221 (1972): 567–570.
(42) 50 州が学校の入学への予防接種の義務付け : Colgrove, *State of Immunity*, 177.
(43) 1998 年のアメリカにおける麻疹の状況 : W. A. Orenstein and A. R. Hinman, "The Immunization System in the United States—The Role of School Immunization Laws," *Vaccine* 17 (1999): S19–S24.
(44) オレンスタインによるロサンゼルス州の学校義務化 : ウォルター・オレンス

(2) 他の最高裁評決での引用 : 前掲 , 125.
(3) ボストンにおける天然痘の流行 : L. O. Gostin, “Jacobson v. Massachusetts at 100 Years: Police Power and Civil Liberties in Tension,” *American Journal of Public Health* 95 (2005): 576–581.
(4) ケンブリッジ条例 : Gostin, *Public Health Law*, 118.
(5) 種痘か救済か : “Editorial Points,” *Boston Daily Globe*, November 19, 1901.
(6) マサチューセッツ州における天然痘の疫学 : W. E. Parmet, R. A. Goodman, and A. Farber, “Individual Rights vs. the Public Health—100 Years After Jacobson v. Massachusetts,” *New England Journal of Medicine* 352 (2005): 652–654.
(7) エドウィン・スペンサー : Colgrove, *State of Immunity*, 38.
(8) ヘニング・ジェイコブソンの人生 : 前掲 , 38–39; W. E. Parmet, R. A. Goodman, and A. Farber, “Individual Rights vs. the Public Health—100 Years After Jacobson v. Massachusetts,” *New England Journal of Medicine* 352 (2005): 652–654.
(9) ジェイコブソンの地方裁判所での裁判 : Colgrove, *State of Immunity*, 40.
(10) ヘンリー・バラードとジェイムズ・ピッカリング : W. E. Parmet, R. A. Goodman, and A. Farber, “Individual Rights vs. the Public Health—100 Years After Jacobson v. Massachusetts,” *New England Journal of Medicine* 352 (2005): 652–654.
(11)「聖なる雌牛」: 前掲, 654.
(12) ジョージ・ウィリアムズ : Colgrove, *State of Immunity*, 41.
(13) ウィリアムズの市民の自由についての短いコメント : Gostin, *Public Health Law*, 121.
(14) ウィリアムズの汚染と不浄と病気についての短いコメント : W. E. Parmet, R. A. Goodman, and A. Farber, “Individual Rights vs. the Public Health—100 Years After Jacobson v. Massachusetts,” *New England Journal of Medicine* 352 (2005): 652–654.
(15) ハーランの裁定 : Jacobson v. Massachusetts, 197 U.S. 11 (1905).
(16) ハーランによる社会契約 : Colgrove, *State of Immunity*, 42.
(17) ザクトに対する裁定 : *Zucht v. King*, 260 U.S. 174 (1922).
(18) メアリー・マローン : 全ての引用と詳細を含むメアリー・マローンの物語は次の文献による Leavitt, *Typhoid Mary*.
(19) ジェイコブソン対マサチューセッツ州訴訟についての論説 : *New York Times*, February 22, 1905.
(20) マッコーリーの事件 : Colgrove, *State of Immunity*, 22.
(21) マッコーリーの事件についてのニューヨーク・タイムズの記事: “Quarantined

ルおよびB.J. パルマーの全てのコメントはこの文献より引用.

(55) 『ネイチャー』の論文 : K. Wang, H. Zhang, M. Deqiong, et al., "Common Genetic Variants on 5p14.1 Associate with Autism Spectrum Disorders," *Nature* 459 (2009): 528–533.

(56) ウォルター・ハドウィンによるイリヤ・メチニコフについてのコメント : Durbach, *Bodily Matters*, 168.

(57) 「ファラオの娘」 : Durbach, *Bodily Matters*, 62.

(58) 「ヘロデ王の法令」 : 前掲

(59) ワクチンと反キリスト : 前掲, 118.

(60) ジェンナーかキリストか？ : 前掲

(61) メリー・ヒューム＝ロザリー : 前掲

(62) デビ・ビネッジ : Offit, *Vaccinated*, 90.

(63) ビネッジと教皇庁生命アカデミー : 前掲, 91.

(64) ビクトリア朝イングランドにおける反ワクチン運動のマスマーケティング : Durbach, *Bodily Matters*, 47–48.

(65) アーネスト・ハートによる反ワクチン運動のレトリックについてのコメント : 前掲, 50.

(66) ラフル・パリクと現代の反ワクチンのメッセージ : R. K. Parikh, "Fighting for the Reputation of Vaccines: Lessons from American Politics," *Pediatrics* 121 (2008): 621–622.

(67) 労働者階級のワクチンに対する抵抗運動 : Durbach, *Bodily Matters*, 92.

(68) ワクチンを拒否する親たちの経済的なバックグラウンド : P. J. Smith, S. Y. Chu, and L. E. Barker, "Children Who Have Received No Vaccines: Who Are They and Where Do They Live?" *Pediatrics* 114 (2004): 187–195.

(69) フィッシャーとケレンスキー : National Vaccine Information Center, "President Bush Extends Filing Deadline on Compensation for Parents Under the National Childhood Vaccine Injury Fund," *Southwest Newswire*, November 8, 1990.

(70) 個人損害賠償弁護士同士のつながり : http://www.nvic.org, April 2010.

(71) 良心的拒否法 : Durbach, *Bodily Matters*, 171.

(72) イングランドにおけるワクチン接種率, late 1890s: 前掲, 10.

(73) イングランドにおけるワクチンの接種率とスコットランドとスコットランドとの比較 : Brunton, *Politics of Vaccination*, 122–162.

第 8 章 共有地の悲劇

(1) 「最も重要な最高裁判決」 : Gostin, *Public Health Law*, 116.

(28) 1887年の反対運動：前掲
(29) 1885年の反対運動：前掲，63.
(30) ワクチンの調査官から子どもを隠す母親：前掲，65.
(31) ギブスの医師についてのコメント：前掲，13.
(32) フィッシャーと赤ちゃんを殺す医師たち："Doctors Want Power to Kill Disabled Babies," posted by Barbara Loe Fisher, November 5, 2006, http://www.vaccineawakening.blogspot.com.
(33) 1885年のレスターでの反対運動：Durbach, *Bodily Matters*, 51.
(34)「ケチのつけようのないカーニバル」：前掲，50.
(35) 反ワクチン運動：著者自身が目撃（2006年6月）.
(36) 魔女の集会になぞらえた1853年の予防接種法の議会通過：前掲，118.
(37) Fisher at Maryland Courthouse: "Police with Dogs: Vaccinating Kids in Maryland," posted by Barbara Loe Fisher, November 19, 2007, http://www.vaccineawakening.blogspot.com.
(38) ジェーン・オリエントの『ナイトライン』出演："Vaccines and Their Risks," *Nightline*, October 14, 1999.
(39) ジェイムズ・ギルレイの風刺画：Durbach, *Bodily Matters*, 124–125.
(40)「牛のような顔になった男の子」：Brunton, *Politics of Vaccination*, 61.
(41)「角のようなイボ」：Durbach, *Bodily Matters*, 125.
(42)「精神病院は予防接種を受けた子どもでいっぱい」：前掲
(43)「屈んで草を食べるようになる」：前掲
(44) ジョージ・ギブスによる天然痘についての主張：前掲，3.
(45) 天然痘ワクチンは子どもの人種を変えてしまうという主張：前掲，135.
(46) 天然痘ワクチンがジフテリアを引き起こすという主張：前掲，183.
(47) 天然痘ワクチンがポリオを引き起こすという主張：H. Emerson, *A Monograph on the Epidemic of Poliomyelitis* (Infantile Paralysis) (New York: Arno Press, 1977).
(48)「純潔で汚染されずにいる権利」：Durbach, *Bodily Matters*, 71.
(49) 天然痘を避ける方法：前掲，121.
(50)「私たちのワクチンをグリーンに」運動でのマッカーシー：Jenny McCarthy, Green Our Vaccines Rally, June 4, 2008, http://www.generationrescue.org/news-press/green-our-vaccines/jenny-mccarthy-transcript.
(51) 微生物に怯える：Durbach, *Bodily Matters*, 160.
(52)「この感染症の不安はインチキだ」：前掲
(53)「本当の人類の敵である汚れ」：前掲，164.
(54) 最初期のカイロプラクティックの歴史：J. B. Campbell, J. W. Busse, and H. S. Injeyan, "Chiropractors and Vaccination: A Historical Perspective," *Pediatrics*, http://www.pediatrics.org/cgi/content/full/105/4/e43. ダニエ

Committee," *Journal of the American Medical Association* 290 (2003): 3122–3128.

第７章 始まりは過去

(1) 皮膚が焼かれているような感覚 : Tucker, Scourge, 2.
(2) 天然痘とその伝染 : 前掲, 2.
(3) 英国の歴史家 : 前掲の文献で引用, 3.
(4) 天然痘による死亡 : 前掲, 3.
(5) 天然痘によって死亡した王族 : 前掲, 12.
(6) 天然痘によって死亡したネイティブアメリカン : 前掲, 12.
(7) エドワード・ジェンナーと天然痘ワクチン : 前掲, 23
(8) ジェンナーの論文と種痘の天然痘ワクチンの受容 : Brunton, *Politics of Vaccination*, 13–14.
(9) ロンドン疫学協会 : Durbach, *Bodily Matters*, 22; Brunton, *Politics of Vaccination*, 40.
(10)「近代科学の光の下」: Durbach, *Bodily Matters*, 22.
(11) ロンドン疫学協会の政治的役割 : Brunton, *Politics of Vaccination*, 40.
(12) ロンドン疫学協会によるワクチン強制接種 : Durbach, *Bodily Matters*, 23.
(13) 1853 年の法案 : Brunton, *Politics of Vaccination*, 41.
(14) 1852 年の天然痘の疫学 : 前掲
(15)「目算違い」: 前掲, 39.
(16) 1867 年の新法 : Durbach, *Bodily Matters*, 8–9.
(17)「無知で偏見がある」: Brunton, *Politics of Vaccination*, 43.
(18) リチャード・バトラー・ギブスと反法定予防接種連盟 : Durbach, *Bodily Matters*, 38.
(19) 反法定予防接種連盟の成長 : 前掲
(20) 他の反予防接種連盟の結成 : 前掲
(21) リチャード・バトラー・ギブスによるブリタニアについての引用 : Brunton, *Politics of Vaccination*, 92.
(22) 予防接種吸血鬼 : Durbach, *Bodily Matters*, 138.
(23) カラスになぞらえられた医師たち : 前掲
(24) 悪魔への供物になぞらえられるワクチン接種 : 前掲, 81.
(25)「野蛮なアフリカの部族」: 前掲
(26) ワクチンの動物由来の成分が，子どもたちを化け物にするという主張 : Durbach, *Bodily Matters*, 114.
(27) 公売での抵抗 : 前掲, 3.

February 12, 2009. Italics added for emphasis.

(63) 全員一致の評決：*Theresa Cedillo and Michael Cedillo v. Secretary of Health and Human Services*, filed February 12, 2009; *Rolf and Angela Hazelhurst and William Yates Hazelhurst v. Secretary of Health and Human Services*, filed February 12, 2009; *Colten Snyder, Kathryn Snyder, and Joseph Snyder v. Secretary of Health and Human Services*, filed February 12, 2009.

(64) 特別主事による「たちの悪い科学」についての言及：*Colten Snyder, Kathryn Snyder, and Joseph Snyder v. Secretary of Health and Human Services*, filed February 12, 2009 Italics added for emphasis.

(65) 特別主事による「白の女王」についてのコメント：前掲

(66) 特別主事による専門家の質についてのコメント：前掲

(67) 特別主事によるマルセル・キンズボーンの専門家としての証言についてのコメント：*Colten Snyder, Kathryn Snyder, and Joseph Snyder v. Secretary of Health and Human Services*, filed February 12, 2009.

(68) 特別主事による麻疹と自閉症についてのキンズボーンの証言に対するコメント Special master on Kinsbourne's statement regarding measles and autism: 前掲

(69) 特別主事によるベラ・バイヤーズについてのコメント：前掲

(70) 特別主事によるアーサー・クリングスマンについてのコメント：*Theresa Cedillo and Michael Cedillo v. Secretary of Health and Human Services*, filed February 12, 2009.

(71) 特別主事によるジェフ・ブラッドストリートが得ていた利益についてのコメント：前掲

(72) 特別主事によるチメロサールについての判決に対するコメント：http://www.uscfc.uscourts.gov.

(73) 特別主事によるクリングスマンの誤診についてのコメント：*Theresa Cedillo and Michael Cedillo v. Secretary of Health and Human Services*, filed February 12, 2009.

(74) 弁護士の報酬：K. Seidel, "Autism-Vaccine Attorney Bill Tops $2 Million," http://www.neurodiversity.com/weblog/article/180.

(75) 特別主事による変質した科学についてのコメント：*Colten Snyder, Kathryn Snyder, and Joseph Snyder v. Secretary of Health and Human Services*, filed February 12, 2009.

(76) ワクチンの不足：J. Cohen, "U.S. Vaccine Supply Falls Seriously Short," *Science* 295 (2002): 1998–2001; National Vaccine Advisory Committee, "Strengthening the Supply of Routinely Recommended Vaccines in the United States: Recommendations of the National Vaccine Advisory

Stellfeld, et al., "Autism and Thimerosal-Containing Vaccines: Lack of Consistent Evidence for an Association," *American Journal of Preventive Medicine* 25 (2005): 101–106; K. M. Madsen, M. B. Lauritsen, C. B. Pedersen, et al., "Thimerosal and the Occurrence of Autism: Negative Ecological Evidence from Danish Population-Based Data," *Pediatrics* 112 (2003): 604–606; A. Hviid, M. Stellfeld, J. Wohlfahrt, and M. Melbye, "Association Between Thimerosal-Containing Vaccine and Autism," *Journal of the American Medical Association* 290 (2003): 1763–1766; J. Heron and J. Golding, "Thimerosal Exposure in Infants and Developmental Disorders: A Prospective Cohort Study in the United Kingdom Does Not Support a Causal Association," *Pediatrics* 114 (2004): 577–583; N. Andrews, E. Miller, A. Grant et al., "Thimerosal Exposure in Infants and Developmental Disorders: A Retrospective Cohort Study in the United Kingdom Does Not Support a Causal Association," *Pediatrics* 114 (2004): 584–591; E. Fombonne, R. Zakarian, A. Bennett, et al., "Pervasive Developmental Disorders in Montreal, Quebec, Canada: Prevalence and Links with Immunization," *Pediatrics* 118 (2006): 139–150; W. W. Thompson, C. Price, B. Goodson, et al., "Early Thimerosal Exposure and Neuropsychological Outcomes at 7 to 10 Years," *New England Journal of Medicine* 357 (2007): 1281–1292; R. Schechter and J. Grether, "Continuing Increases in Autism Reported to California's Development Services System," *Archives of General Psychiatry* 65 (2008): 19–24.

(57) 自閉症の発症率の増加 : R. Schechter and J. Grether, "Continuing Increases in Autism Reported to California's Development Services System," *Archives of General Psychiatry* 65 (2008): 19–24.

(58) ゲーリー・ゴルケビッチの仕事量についてのコメント : Speech to the Advisory Commission on Childhood Vaccines, March 6, 2008.

(59) 特別主事による仕事量についてのコメント : *Theresa Cedillo and Michael Cedillo v. Secretary of Health and Human Services*, filed February 12, 2009.

(60) ゴルケビッチによるVICPの目的についてのコメント : Speech to the Advisory Commission on Childhood Vaccines, March 6, 2008.

(61) 特別主事による主観的な信念についてのコメント : *Colten Snyder, Kathryn Snyder, and Joseph Snyder v. Secretary of Health and Human Services*, filed February 12, 2009. Italics added for emphasis.

(62) 特別主事による同情のコメント : *Rolf and Angela Hazelhurst and William Yates Hazelhurst v. Secretary of Health and Human Services*, filed

'Broke Research Rules,'" *BBC News*, January 28, 2010; B. Deer, "'Callous, Unethical, and Dishonest': Dr. Andrew Wakefield," TimesONLINE, *Sunday Times* (London), January 31, 2010, http://timesonline.co.uk; Press Association, "MMR Doctor Failed to Act in Interests of Children," *The Guardian*, http://guardian.co.uk/science/2010/jan/28/mmr-doctor-fail.children-gmc/print.

(47) フィッシャーによるウェイクフィールドの擁護：B. L. Fisher, "Vaccines: Doctor Judges and Juries Hanging Their Own," http://ageofautism.com/2010/01/vaccines-doctor-judges-juries-hanging-their-own.html.

(48) 『ランセット』によるウェイクフィールドの論文の取り下げ：Editors of The Lancet, "Retraction: Ileal-Lymphoid-Nodular Hyperplasia, Non-Specific Colitis, and Pervasive Developmental Disorder in Children," *The Lancet*, February 2, 2010.

(49) フィッシャーのランセットの論文取り下げに対する反応：T. Miller, "Journal Retracts Study Backing Vaccine-Autism Link," *PBS News Hour*, http://pbs.org/newhour/updates/europe/-jan-june10/lancet_0204html.

(50) ウイリアム・ソーヤーと黄熱病ワクチン：W. A. Sawyer, K. F. Meyer, M. D. Eaton, et al., "Jaundice in Army Personnel in the Western Region of the United States and Its Relation to Vaccination Against Yellow Fever," *American Journal of Hygiene* 40 (1944): 35–107.

(51) メイル・ナサンソンとポリオワクチン：N. Nathanson and A. D. Langmuir, "The Cutter Incident: Poliomyelitis Following Formaldehyde-Inactivated Poliovirus Vaccination in the United States During the Spring of 1955. I. Background," *American Journal of Hygiene* 78 (1963): 16–28.

(52) トルード・マーフィーとロタウイルスワクチン：T. V. Murphy, P. M. Garguillo, M. S. Massoudi, et al., "Intussusception Among Infants Given an Oral Rotavirus Vaccine," *New England Journal of Medicine* 344 (2001): 564–572.

(53) ウェイクフィールドの辞任：M. A. Roser, "British Doctor Resigns as Head of Austin Autism Center," *Austin American-Statesman*, February 18, 2010.

(54) 医療総合評議会によるウェイクフィールドの医療免許の取り消し：K. Kelland, "UK Doctor at Heart of Vaccine Row Banned from Practice," *Reuters*, May 24, 2010.

(55) 米国小児科学会とCDCによるチメロサールの除去勧告：P. A. Offit, "Thimerosal and Vaccines: A Cautionary Tale," *New England Journal of Medicine* 357 (2007): 1278–1279.

(56) チメロサールと自閉症についての疫学的研究：P. Stehr-Green, P. Tull, M.

Rubella-Induced Autism," *Pediatrics* 108 (2001), http://www.pediatrics.org/cgi/content/full.108/4/e58; N. A. Halsey and S. L. Hyman, "Measles-Mumps-Rubella Vaccine and Autistic Spectrum Disorder: Report from the New Challenges in Childhood Immunization Conference Convened in Oak Brook, Illinois, June 12, 2000," *Pediatrics* 107 (2001), www.pediatrics.org/cgi/content/full/ 107/5/e84; K. M. Madsen, A. Hviid, M. Vestergaard, et al., "A Population- Based Study of Measles, Mumps, and Rubella Vaccination and Autism," *New England Journal of Medicine* 347 (2002): 1477–1482; A. Mäkela, J. P. Nuorti, and H. Peltola, "Neurologic Disorders After Measles-Mumps- Rubella Vaccination," *Pediatrics* 110 (2002): 957–963; P. A. Offit and S. E. Coffin, "Communicating Science to the Public: MMR Vaccine and Autism," *Vaccine* 22 (2003): 1–6; F. DeStefano, T. K. Bhasin, W. W. Thompson, et al., "Age at First Measles-Mumps-Rubella Vaccination in Children with Autism and School-Matched Control Subjects: A Population-Based Study in Metropolitan Atlanta," *Pediatrics* 113 (2004): 259–266; K. Wilson, E. Mills, C. Ross, et al., "Association of Autistic Spectrum Disorder and the Measles, Mumps, and Rubella Vaccine," *Archives of Pediatric and Adolescent Medicine* 157 (2003): 628–634; H. Honda, Y. Shimizu, and M. Rutter, "No Effect of MMR Withdrawal on the Incidence of Autism: A Total Population Study," *Journal of Child Psychiatry and Psychology* 46 (2005): 572–579.

(40) ブライアン・ディアーのアンドリュー・ウェイクフィールドに対する調査 : B. Deer, "MMR: The Truth Behind the Crisis," *Sunday Times* (London), February 22, 2004

(41) ウェイクフィールドの共著者の論文からの名前の削除 : R. Horton, *MMR Science and Fiction: Exploring the Vaccine Crisis* (London: Granta Books, 2004).

(42) ニコラス・チャドウィック : Omnibus Autism Proceeding, Federal Claims Court, Washington, D.C., www.uscfc.uscourt.gov/OSM/OSMAutism.htm.

(43) ウェイクフィールドの「科学の勇気賞」の受賞 : L. Reagan, "Vaccine Conference Exclusive Report," http://www.hpakids.org/holistic-health/articles/187/1/Vaccine-Conference-Exclusive-Report.

(44) フィッシャーによるマドセンの研究に対するコメント : 以下の文献で引用 "Autism: Study Finds No Connection to MMR Vaccine," *American Health Line*, November 7, 2002.

(45) フィッシャーによる医学研究院へのコメント : M. Fox, "Study Says Vaccine Not Cause of Autism," *Philadelphia Inquirer*, May 19, 2004.

(46) 医療総合評議会のウェイクフィールドへの裁定 : N. Triggle, "MMR Doctor

Controversy and Its Relationship to MMR Immunization Rates in the United States," *Pediatrics* 121 (2008): e836–e843.

(36) 麻疹ウィルスと自閉症 : M. Hornig, T. Briese, T. Buie, et al., "Lack of Association Between Measles Virus Vaccine and Autism with Enteropathy: A Case-Control Study," *PLoS ONE* 3 (2008): e3140.

(37) MMR ワクチンは小腸炎を引き起こさない : H. Peltola, A. Patja, P. Leinikki, et al., "No Evidence for Measles, Mumps, and Rubella Vaccine-Associated Inflammatory Bowel Disease or Autism in a 14-Year Prospective Study," *The Lancet* 351 (1998): 1327–1328; R. L. Davis, P. Kramarz, B. Kari, et al., "Measles-Mumps-Rubella and Other Measles-Containing Vaccines Do Not Increase the Risk for Inflammatory Bowel Disease: A Case-Control Study from the Vaccine Safety DataLink Project," *Archives of Pediatrics and Adolescent Medicine* 155 (2002): 354–359; B. Taylor, E. Miller, R. Lingam, et al., "Measles, Mumps, and Rubella Vaccination and Bowel Problems or Developmental Regression in Children with Autism: Population Study," *British Medical Journal* 324 (2002): 393–396; E. Fombonne and E. H. Cook, Jr., "MMR and Autistic Enterocolitis: Consistent Epidemiological Failure to Find an Association," *Molecular Psychiatry* 8 (2003): 133–134.

(38) 自閉症と脳に損傷（脳症）を起こすタンパク質 : K. Wang, H. Zhang, D. Ma, et al., "Common Genetic Variants on 5p14.1 Associate with Autism Spectrum Disorders," *Nature* 459 (2009): 528–533.

(39) MMR ワクチンの疫学的研究 : B. Taylor, E. Miller, C. P. Farrington, et al., "Autism and Measles, Mumps, and Rubella Vaccine: No Epidemiological Evidence for a Causal Association," *The Lancet* 353 (1999): 2026–2029; F. DeStefano and R. T. Chen, "Negative Association Between MMR and Autism," *The Lancet* 353 (1999): 1986–1987; E. Fombonne, "Are Measles Infections or Measles Immunizations Linked to Autism?" *Journal of Autism and Developmental Disorders* 29 (1999): 349– 350; J. A. Kaye, M. Melero-Montes, and H. Jick, "Mumps, Measles, and Rubella Vaccine and the Incidence of Autism Recorded by General Practitioners: A Time Trend Analysis," *British Medical Journal* 322 (2001): 460– 463; L. Dales, S. J. Hammer, and N. J. Smith, "Time Trends in Autism and in MMR Immunization Coverage in California," *Journal of the American Medical Association* 285 (2001): 1183–1185; C. P. Farrington, E. Miller, and B. Taylor, "MMR and Autism: Further Evidence Against a Causal Association," *Vaccine* 19 (2001): 3632–3635; E. Fombonne and S. Chakrabarti, "No Evidence for a New Variant of Measles-Mumps-

to Tax Evasion, Could Face Prison Time," LehighValleyLive. com, July 6, 2009; M. Birkbeck, "'We Trusted John Karoly,' Says Former Local Pastor," *The Morning Call*, September 16, 2009; *United States of America v. John P. Karoly Jr.*, "Government's Guilty Plea Memorandum," United States District Court for the Eastern District of Pennsylvania, Criminal No. 08-592-01.

(31) フィッシャーと自閉症 : H. L. Coulter and B. L. Fisher, *A Shot in the Dark: Why the P in the DPT Vaccination May Be Hazardous to Your Children's Health* (Garden City, N.Y.: Avery Publishing, 1991).

(32) ウェイクフィールドの論文 : A. J. Wakefield, S. H. Murch, A. Anthony, et al., "Ileal-Lymphoid-Nodular Hyperplasia, Non-Specific Colitis, and Pervasive Developmental Disorder in Children," *The Lancet* 351 (1998): 637–641.

(33) ソールズベリーによる百日咳とMMRワクチンへの恐怖についてのコメント : デビッド・ソールズベリへの著者によるインタビューより（2009年11月30日）.

(34) 麻疹の流行 : N. Gould, "The Town Divided by a Deadly Disease," *Belfast Telegraph*, November 14, 2004; "Fall in MMR Vaccine Coverage Reported as Further Evidence of Vaccine Safety Is Published," *CDR Weekly*, June 25, 1999; B. Lavery, "As Vaccination Rates Decline in Ireland, Cases of Measles Soar," *New York Times*, February 8, 2003; T. Peterkin, "Alert over 60 Percent Rise in Measles," *London Daily Telegraph*, May 12, 2003; N. Begg, M. Ramsey, J. White, and Z. Bozoky, "Media Dents Confidence in MMR Vaccine," *British Medical Journal* 316 (1998): 561; B. Deer, "Schoolboy, 13, Dies as Measles Makes a Comeback," *Sunday Times* (London), April 2, 2006; K. Mansey, "MMR Link to Mumps Cases," *Daily Post*, January 16, 2006; S. Boseley, "MMR Vaccinations Fall to New Low," *The Guardian*, September 24, 2004; E. K. Mulholland, "Measles in the United States, 2006," *New England Journal of Medicine* 355 (2006): 440–443; J. McBrien, J. Murphy, D. Gill, et al., "Measles Outbreak in Dublin," *Pediatric Infectious Disease Journal* 22 (2003): 580–584; P. A. Brunell, "More on Measles and the Impact of the Lancet Retraction," *Infectious Diseases in Children*, May 2004; B. Deer, "MMR Scare Doctor Faces List of Charges," *The Times* (London), September 11, 2005; S. Hastings, "Doctor at Sharp End of MMR Controversy," *Yorkshire Post*, June 14, 2006.

(35) アメリカの親たちによるMMRワクチンの拒否 : M. J. Smith, L. M. Bell, S. E. Ellenberg, and D. M. Rubin, "Media Coverage of the MMR-Autism

Saunders 2008).
(20) ワーダリッシュへの認定 : *Werderitsch v. Secretary of the Department of Health and Human Services*, May 26, 2006.
(21) B型肝炎ウイルスと多発性硬化症についての疫学 : E. E. Mast and J. W. Ward, “Hepatitis B Vaccines,” in *Vaccines*, 5th ed., eds. S. A. Plotkin, W. A. Orenstein, and P. A. Offit (London: Elsevier/Saunders 2008).
(22) B型肝炎ウイルスと多発性硬化症には関連がないとする調査 : Ascherio, S. M. Zhang, M. A. Hernan, et al., “Hepatitis B Vaccination and the Risk of Multiple Sclerosis,” *New England Journal of Medicine* 344 (2001): 327–332; C. Confavreux, S. Suissa, P. Saddier, et al., “Vaccinations and the Risk of Relapse in Multiple Sclerosis,” *New England Journal of Medicine* 344 (2001): 319–326.
(23) ローク＝アダムスのバックグラウンドと医師としての訓練 : L. B. Rorke-Adams, “Lucy Balian Rorke-Adams, MD: An Autobiography,” *Journal of Child Neurology* 23 (2008): 674–682.
(24) ローク＝アダムスのワクチン健康被害補償プログラムでの経験 : ルーシー・ローク＝アダムスへの著者によるインタビュー（2009年4月28日）.
(25) ローク＝アダムスとジョン・シェーン : 前掲 ; 追加のローク＝アダムスのコメントは著者によるインタビューより引用.
(26) ローク＝アダムスの胚性神経細胞についての専門知識 : より広範な著作リストは以下の文献で確認できる L. B. Rorke, “Embryonal Tumors of the Central Nervous System,” in *Principles and Practice of Neuropathology*, 2nd ed., eds. J. S. Nelson, H. Mena, J. E. Parisi, and S. S. Schochet (New York: Oxford University Press, 2003).
(27) ローク＝アダムスによるミエリン形成についての著作 : L. B. Rorke and H. E. Riggs, *Myelination of the Brain in the Newborn* (Philadelphia: J. B. Lippincott, 1969).
(28) カロリーとシェーンへの起訴 : *United States of America v. John P. Karoly, Jr., John J. Shane, and John P. Karoly, III*, filed in U.S. District Court for the Eastern District of Pennsylvania, September 25, 2008.
(29) カロリーとシェーンへの起訴についてのローリー・マギッド連邦検事のコメント: Press release, U.S. Department of Justice, U.S. Attorney, Eastern District of Pennsylvania, “Allentown Attorney and Two Others Indicted for Fraud Involving Couple Killed in Plane Crash,” September 25, 2008.
(30) カロリーの脱税 : “Allentown Attorney Charged with Defrauding Charity and Church in $500,000 Scheme,” Department of Justice Press Release, United States Attorney's Office, Eastern District of Pennsylvania, March 12, 2009; B. Theodore, “Allentown Lawyer John Karoly Jr. Pleads Guilty

Services, 418 F.3d 1274 (Fed. Cir. 2005).

(10) ワクチンと多発性硬化症 : J. Tuttle, R. T. Chen, H. Rantala, et al., "The Risk of Guillain-Barré Syndrome After Tetanus-Toxoid- Containing Vaccines in Adults and Children in the United States," *American Journal of Public Health* 87 (1997): 2045–2048; T. Verstraeten, R. Davis, F. DeStefano, and the Vaccine Safety DataLink Team, "Decreased Risk of Demyelinating Disease Following Tetanus Immunization [abstract]," *American Journal of Epidemiology* 155 (2002): S52; C. Confavreux, S. Suissa, P. Saddier, et al., "Vaccinations and the Risk of Relapse in Multiple Sclerosis," *New England Journal of Medicine* 344 (2001): 319–326.

(11) ローズ・カピッツァーノ : *Capizzano v. Department of Health and Human Services*, 440, F.3d 1317 (Fed. Cir. 2006) (quotations regarding the case are from this document); G. Evans, E. M. Levine, and E. H. Saindon, "Legal Issues," in *Vaccines*, 5th ed., eds. S. A. Plotkin, W. A. Orenstein, and P. A. Offit (London: Elsevier/Saunders 2008).

(12) B 型肝炎ワクチンとリウマチ性関節炎 : E. E. Mast and J. W. Ward, "Hepatitis B Vaccines," in *Vaccines*, 5th ed., eds. S. A. Plotkin, W. A. Orenstein, and P. A. Offit (London: Elsevier/Saunders 2008).

(13) B 型肝炎ワクチンと麻痺 : *Stevens v. Secretary of the Department of Health and Human Services*, March 30, 2001.

(14) ヒブワクチンと麻痺 : *Camerlin v. Secretary of the Department of Health and Human Services*, October 29, 2003.

(15) MMR とてんかん : *Cusati v. Secretary of the Department of Health and Human Services*, September 22, 2005.

(16) MMR と線維筋痛症 : *Zatuchni v. Secretary of the Department of Health and Human Services*, February 12, 2008.

(17) B 型肝炎ワクチンとギランバレー症候群 : *Peugh v. Secretary of the Department of Health and Human Services*, April 21, 2006.

(18) 風疹ワクチンと慢性関節炎 : P. E. Slater, T. Ben Zvi, A. Fogel, et al., "Absence of an Association Between Rubella Vaccination and Arthritis in Underimmune Post-Partum Women," *Vaccine* 13 (1995): 1529–1532; P. Ray, S. Black, H. Shinefield, et al., "Risk of Chronic Arthropathy Among Women After Rubella Vaccination," *Journal of the American Medical Association* 278 (1997): 551–556.

(19) ワクチンが麻痺，てんかん，関節炎の原因ではないとする証拠 : 前掲 ; E. E. Mast and J. W. Ward, "Hepatitis B Vaccines," in *Vaccines*, 5th ed., eds. S. A. Plotkin, W. A. Orenstein, and P. A. Offit (London: Elsevier/

(69) フィッシャーによる公衆衛生部門の職員たちの欺瞞 : “Babies Die After MMR,” posted by Barbara Loe Fisher, June 19, 2006, http://www.vaccineawakening.blogspot.com.
(70) フィッシャーの専門家の思いやりの無さについてのコメント : “Real Life Experience of a Vaccine Reaction,” posted by Barbara Loe Fisher, May 1, 2006, http://www.vaccineawakening.blogspot.com.
(71) フィッシャーとナチスドイツ : “Doctors Want Power to Kill Disabled Babies,” posted by Barbara Loe Fisher, November 5, 2006, http://www.vaccineawakening.blogspot.com.
(72) フィッシャーと事務屋 : “Pencil Pushers Deny Vaccine/Optic Neuritis Link,” posted by Barbara Loe Fisher, June 19, 2006, http://www.vaccineawakening.blogspot.com.
(73) フィッシャーと「流血の惨事」: Wingspread meeting headed by Dr. Roger Bernier, July 2002; personal communication from Dr. Deborah Wexler, April 9, 2010.

第6章 正義

(1) VICP: G. Evans, E. M. Levine, and E. H. Saindon, “Legal Issues,” in *Vaccines*, 5th ed., eds. S. A. Plotkin, W. A. Orenstein, and P. A. Offit (London: Elsevier/Saunders 2008).
(2) レット症候群 : 前掲
(3) SIDS とワクチン : 前掲
(4) DTP と注意集中障害 : Allen, *Vaccine*, 287.
(5) 弁護士の告白 : 前掲
(6) 飼い犬が前よりも馬鹿になったという主張 : 前掲
(7) VICP の変化 : G. Evans, E. M. Levine, and E. H. Saindon, “Legal Issues,” in *Vaccines*, 5th ed., eds. S. A. Plotkin, W. A. Orenstein, and P. A. Offit (London: Elsevier/Saunders 2008).
(8) フィッシャーによる VICP の変化についてのコメント : Barbara Loe Fisher testimony before the U.S. House Government Reform Committee, “Vaccines: Finding a Balance Between Public Safety and Personal Choice,” August 3, 1999; and testimony before the House Subcommittee on Criminal Justice Drug Policy and Human Resources, House Government Reform Civil Service Compensation for Vaccine Injuries, September 28, 1999.
(9) マーガレット・アルゼン : *Althen v. Department of Health and Human*

(55) フィッシャーと水疱瘡ワクチンで大人の水疱瘡が増えるとする説 : S. H. Trudeau, "Is There a Risk to Vaccines?" *Copley News Service*, January 12, 1998.

(56) 水疱瘡ワクチンの効果 : A. A. Gershon, M. Takahashi, and J. F. Seward, "Varicella Vaccine," in *Vaccines*, 5th ed., eds. S. A. Plotkin, W. A. Orenstein, and P. A. Offit (London: Elsevier/Saunders 2008).

(57) フィッシャーと集団免疫 : H. Collins, "Life Giver or Life Taker: A Debate on the Value of Vaccines, Special Report, Immunizations: A Public Health Staple Comes Under Siege," *Philadelphia Inquirer*, October 3, 1999.

(58) オランダでの麻疹の流行 : S. von den Hof, M.A.E. Conyn-van Spaendonck, and J. E. van Steenbergen, "Measles Epidemic in the Netherlands: 1999–2000," *Journal of Infectious Diseases* 186 (2002): 1483–1486.

(59) フィッシャーと病気に対する過度の恐怖 : K. G. Goff, "Measles Makes Unwelcome Return," *Washington Times*, May 6, 2009.

(60) 麻　疹 : P. M. Strebel, M. J. Papania, G. H. Dayan, and N. A. Halsey, "Measles Vaccine," in *Vaccines*, 5th ed., eds. S. A. Plotkin, W. A. Orenstein, and P. A. Offit (London: Elsevier/Saunders, 2008).

(61) フィッシャーによるインフルエンザの自然感染の推奨 : "Using Religion to Promote Flu Vaccine," posted by Barbara Loe Fisher, January 20, 2007, http://www.vaccineawakening.blogspot.com.

(62) 2009 年のインフルエンザの流行による死者 : http://www.cdc.gov/h1n1flu/update.htm.

(63) ベルコビッチによる罪悪感についてのコメント : サミュエル・ベルコビッチへの著者によるインタビュー (2009 年 11 月 27 日).

(64) ジョン・サラモネのバックグラウンド : National Italian American Foundation: John Salamone, http://www.niaf.org/about/board_officers.asp.

(65) サラモネと彼の息子 : "Injected Polio Vaccine Winning Support," *Baltimore Sun*, March 29, 1999.

(66) サラモネと「酔っ払った船乗り」: 前掲

(67) サラモネと彼の息子に対する診断 : ジョン・サラモネへの著者によるインタビュー (2009 年 12 月 4 日). 本章のジョン・サラモネの引用は全てこのインタビューより引用 .

(68) フィッシャーによるシェイクスピアの引用 : H. L. Coulter and B. L. Fisher, *A Shot in the Dark: Why the P in the DPT Vaccination May Be Hazardous to Your Children's Health* (Garden City Park, N.Y.: Avery Publishing, 1991).

(42) HPVワクチン：前掲
(43) フィッシャーの「インチキ科学」："Merck's Gardasil Vaccine Not Proven Safe for Little Girls; National Vaccine Information Center Criticizes FDA for Fast-Tracking Licensure," *PR Newswire*, June 27, 2006.
(44) フィッシャーの「バイオックスによる死」："HPV Vaccine Now, HIV Vaccine Next," posted by Barbara Loe Fisher, August 16, 2006, http://www.vaccineawakening.blogspot.com.
(45) フィッシャーの「ふしだら注射」："The Slut Shot," posted by Barbara Loe Fisher, August 17, 2006, http://www.vaccineawakening.blogspot.com.
(46) フィッシャーの「浮気者のワクチン」："The 'Cheaters' Vaccine: HPV," posted by Barbara Loe Fisher, October 3, 2006, http://www.vaccineawakening.blogspot.com.
(47) アメリカの女性におけるHPVの疫学：H. Richardson, G. Kelsall, P. Tellier, et al., "Natural History of Type-Specific Human Papillo- mavirus Infections in Female University Students," *Cancer Epidemiology Biomarkers and Prevention* 12 (2003): 485–490; R. L Winer, S. K. Lee, J. P. Hughes, et al., "Genital Human Papillomavirus Infection: Incidence and Risk Factors in a Cohort of Female University Students," *American Journal of Epidemiology* 157 (2003): 218–226.
(48) フィッシャーのTV出演：*CBS News Sunday Morning*, April 1, 2007.
(49) CDCによるHPVワクチンの評価：http://www.cdc.gov/vaccinesafety.vaers.gardasil.htm.
(50) HPVワクチンとギラン・バレー症候群：前掲；S. L. Block, D. R. Brown, A. Chatterjee, et al., "Clinical Trial and Post-Licensure Safety Profile of a Prophylactic Human Papillomavirus (Types 6, 11, 16, and 18) L1 Virus-Like Particle Vaccine," *Pediatric Infectious Disease Journal* 29 (2010): 95–101.
(51) フィッシャーの偶然性の否定："Gardasil Vaccine: The Damage Continues," posted by Barbara Loe Fisher, August 15, 2008, http://www.vaccineawakening.blogspot.com.
(52) フィッシャーとHPVワクチンががんを引き起こすという説："Vaccine Safety Group Releases Gardasil Reaction Reports," *PR Newswire*, February 21, 2007.
(53) フィッシャーと水疱瘡ワクチン：S. H. Trudeau, "Is There a Risk to Vaccines?" *Copley News Service*, January 12, 1998.
(54) 水疱瘡: A. A. Gershon, M. Takahashi, and J. F. Seward, "Varicella Vaccine," in *Vaccines*, 5th ed., eds. S. A. Plotkin, W. A. Orenstein, and P. A. Offit (London: Elsevier/Saunders 2008).

–186.
(32) 肺炎球菌ワクチンについてのTVレポート : "New Pneumococcal Vaccine for Children," *World News Tonight with Peter Jennings*, September 25, 1998.
(33) 肺炎球菌が原因の病気 : S. Black, J. Eskola, C. Whitney, and H. Shinefield, "Pneumococcal Conjugate Vaccine and Pneumococcal Common Protein Vaccines," in *Vaccines*, 5th ed., eds. S. A. Plotkin, W. A. Orenstein, and P. A. Offit (London: Elsevier/Saunders 2008).
(34) ダウムの「非常に大きな一歩」: L. Richwine, "FDA Panel Deems New Vaccine Safe: Experts Called It Effective on Resistant Bacteria That Kill a Million Youths a Year," *Philadelphia Inquirer*, November 6, 1999.
(35) フィッシャーの「十分な証拠がない」発言 : 前掲
(36) フィッシャーの「市販後の実験」発言 : "FDA Advisers Back Safety and Efficacy of Wyeth's Pneumococcal Vaccine for Children," *Reuters*, November 8, 1999.
(37) 肺炎球菌ワクチンの効果 : S. Black, J. Eskola, C. Whitney, and H. Shinfield, "Pneumococcal Conjugate Vaccine and Pneumococcal Common Protein Vaccines," in *Vaccines*, 5th ed., eds. S. A. Plotkin, W. A. Orenstein, and P. A. Offit (London: Elsevier/Saunders 2008); T. Pillshvili, C. Lexau, M. M. Farley, et al., "Sustained Reductions in Invasive Pneumococcal Disease in the Era of Conjugate Vaccine," *Journal of Infectious Diseases* 201 (2010): 32–41.
(38) ロタウイルスとそのワクチン : H F. Clark, P. A. Offit, R. I. Glass, and R. M. Ward, "Rotavirus Vaccines," in *Vaccines*, 5th ed., eds. S. A. Plotkin, W. A. Orenstein, and P. A. Offit (London: Elsevier/Saunders 2008).
(39) ロタウイルスワクチン接種後の腸重積についてのVAERSの報告 : Centers for Disease Control and Prevention, "Intussusception Among Recipients of Rotavirus Vaccine—United States, 1998–1999," *Morbidity and Mortality Weekly Report* 48 (1999): 577–581.
(40) ロタウイルスワクチンによって引き起こされる腸重積 : T. V. Murphy, P. M. Garguillo, M. S. Massoudi, et al., "Intussusception Among Infants Given an Oral Rotavirus Vaccine," *New England Journal of Medicine* 344 (2001): 564–572; P. Kramarz, E. K. France, F. Destefano, et al., "Population-Based Study of Rotavirus Vaccination and Intussusception," *Pediatric Infectious Disease Journal* 20 (2001): 410–416.
(41) HPV: J. T. Schiller, I. H. Frazer, and D. R. Lowry, "Human Papillomavirus Vaccines," in *Vaccines*, 5th ed., eds. S. A. Plotkin, W. A. Orenstein, and P. A. Offit (London: Elsevier/Saunders 2008).

W. Ward, "Hepatitis B Vaccines," in *Vaccines*, 5th ed., eds. S. A. Plotkin, W. A. Orenstein, and P. A. Offit (London: Elsevier/Saunders 2008).

(24) 慢性疾患のリスク：前掲

(25) ベルキンのCDCの責任についてのコメント："Vaccine Safety Group Endorses Government Action to Eliminate Mercury in Childhood Vaccines and Roll Back Hepatitis B Vaccination for Most Newborn Infants," *PR Newswire*, July 8, 1999.

(26) ベルキンの麻薬中毒患者とホモセクシャルについてのコメント：M. Benjamin, "UPI Investigates: The Vaccine Conflict," *United Press International*, July 20, 2003.

(27) B型肝炎ワクチンがSIDSの原因であるとする説を否定する研究：E. A. Mitchell, A. W. Stewart, and M. Clements, "Immunisation and the Sudden Infant Death Syndrome: New Zealand Cot Death Study Group," *Archives of Diseases of Childhood* 73 (1995): 498–501; M. T. Niu, M. E. Salive, and S. S. Ellenberg, "Neonatal Deaths and Hepatitis B Vaccine: The Vaccine Adverse Event Reporting System, 1991–1998," *Archives of Pediatric and Adolescent Medicine* 153 (1999): 1279–1282; E. M. Eriksen, J. A. Perlman, A. Miller, et al., "Lack of Association Between Hepatitis B Birth Immunization and Neonatal Death: A Population-Based Study from the Vaccine Safety DataLink Project," *Pediatric Infectious Disease Journal* 23 (2004): 656–662.

(28) B型肝炎ワクチンが多発性硬化症の原因とする説に対する生物学的な反論：P. A. Offit and C. J. Hackett, "Addressing Parents' Concerns: Do Vaccines Cause Allergic or Autoimmune Diseases?" *Pediatrics* 111 (2003): 653–659.

(29) B型肝炎ワクチンが多発性硬化症を引き起こすとする説を否定する研究：A. Ascherio, S. M. Zhang, M. A. Hernan, et al., "Hepatitis B Vaccination and the Risk of Multiple Sclerosis," *New England Journal of Medicine* 344 (2001): 327–332; C. Confavreux, S. Suissa, P. Saddier, et al., "Vaccinations and the Risk of Relapse in Multiple Sclerosis," *New England Journal of Medicine* 344 (2001): 319–326.

(30) B型肝炎ワクチンの接種状況：E. E. Mast and J. W. Ward, "Hepatitis B Vaccines," in *Vaccines*, 5th ed., eds. S. A. Plotkin, W. A. Orenstein, and P. A. Offit (London: Elsevier/Saunders 2008).

(31) 肺炎球菌ワクチンについての研究：S. Black, H. Shinefield, B. Fireman, et al., "Efficacy, Safety, and Immunogenicity of Heptavalent Pneumococcal Conjugate Vaccine in Children: Northern California Kaiser Permanente Study Center Group," *Pediatric Infectious Disease Journal* 19 (2000): 183

B. Black, E. Lewis, H. Shinefield, et al., "Lack of Association Between Receipt of Conjugate Haemophilus Influenzae Type B Vaccine (HbOC) in Infancy and Risk of Type 1 (Juvenile Onset) Diabetes: Long-Term Follow-Up of the HbOC Efficacy Trial Cohort," *Pediatric Infectious Disease Journal* 21 (2002): 568–569.
(12) アメリカの子どもたちに対するヒブワクチンによる糖尿病の２回目の検査 : F. DeStefano, J. P. Mullooly, C. A. Okoro, et al., "Childhood Vaccinations, Vaccination Timing, and Risk of Type 1 Diabetes Mellitus," *Pediatrics* 108 (2001); http://www.pediatrics.org/cgi/content/full/108/6/e112.
(13) フィンランドの子どもたちに対するヒブワクチンによる糖尿病の追試研究 : Institute for Vaccine Safety Diabetes Workshop Panel, "Childhood Immunizations and Type 1 Diabetes: Summary of an Institute for Vaccine Safety Workshop," *Pediatric Infectious Disease Journal* 18 (1999): 217–222.
(14) ヘザー・ホワイトストーン : http://bhamwiki.com/w/Heather_Whitestone; http://www.heatherwhitestone.com/site.content/bio.shtml; http://www.heatherwhitestone.com/site/content/faqs.shtml.
(15) フィッシャーのホワイトストーンに対するコメント : S. Evans, "How Safe Are Mandatory Immunizations? Doctors Stress That Dangers of Childhood Diseases Far Outweigh Risks of Shots," *Washington Post*, September 27, 1994.
(16) テッド・ウィリアムとヘザーの病気 : 前掲
(17) フィッシャーによる陰謀論についてのコメント : *National Vaccine Information Center Archives*, volume 1, number 1, March 1995.
(18) アメリカにおけるＢ型肝炎 : E. E. Mast and J. W. Ward, "Hepatitis B Vaccines," in *Vaccines*, 5th ed., eds. S. A. Plotkin, W. A. Orenstein, and P. A. Offit (London: Elsevier/Saunders 2008).
(19) アメリカにおけるＢ型肝炎ワクチン接種の方針 : 前掲
(20)『20/20』で取り上げられたＢ型肝炎ワクチン : *ABC News 20/20*, January 22, 1999.
(21) フィッシャーによる子どもたちのＢ型肝炎罹患についてのコメント : S. H. Trudeau, "Is There a Risk to Vaccines?" *Copley News Service*, January 12, 1998.
(22) 子どもたちのＢ型肝炎への感染 : G. L. Armstrong, E. E. Mast, M. Wojczynski, and H. S. Margolis, "Childhood Hepatitis B Virus Infections in the United States Before Hepatitis B Immunization," *Pediatrics* 108 (2001): 1123–1128.
(23) 子ども時代の感染による肝硬変や肝臓ガンリスクの増加 : E. E. Mast and J.

1960), 315.
(33) カッター研究所の悲劇 : Offit, *Cutter*.
(34) リューベックの災害 : F. Luelmo, “ BCG Vaccination,” *American Review of Respiratory Diseases* 125 (1982): 70–72.

第5章 天使も絶望の涙を流す

(1) 『闇の注射』の書評 : P. Holt, “Shedding Light on a Drug Controversy,” *San Francisco Chronicle*, February 8, 1985.
(2) サビンのワクチン : Oshinsky, *Polio*.
(3) 卵アレルギー : B. Ratner and S. Untracht, “Egg Allergy in Children,” *American Journal of Diseases of Children* 83 (1952): 309–316.
(4) ゼラチンアレルギー : M. Sakaguchi, T. Nakayama, and S. Inouye, “Food Allergy to Gelatin in Children with Systemic Immediate-Type Reactions, Including Anaphylaxis, to Vaccines,” *Journal of Allergy and Clinical Immunology* 98 (1996): 1058–1061; M. Sakaguchi, T. Yamanaka, K. Ikeda, et al., “IgE-Mediated Systemic Reactions to Gelatin Included in the Varicella Vaccine,” *Journal of Allergy and Clinical Immunology* 99 (1997): 263–264.
(5) ヒブワクチンの認可 : Centers for Disease Control and Prevention, “Haemophilus B Conjugate Vaccines for Prevention of Haemophilus Influenzae Type B Disease Among Infants and Children Two Months of Age and Older: Recommendations of the ACIP,” *Morbidity and Mortality Weekly Report* 40 (1991): 1–7.
(6) バーバラ・ロー・フィッシャーのTV出演 : *World News Tonight with Peter Jennings*, February 16, 1998.
(7) フィッシャーと慢性疾患 : H. L. Coulter and B. L. Fisher, *A Shot in the Dark: Why the P in the DPT Vaccination May Be Hazardous to Your Children's Health* (Garden City Park, N.Y.: Avery Publishing, 1991).
(8) クラッセンの特許 : http://www.vaccines.net/patentin.htm.
(9) クラッセンによるヒブの研究 : D. C. Classen and J. B. Classen, “The Timing of Pediatric Immunization and the Risk of Insulin-Dependent Diabetes Mellitus,” *Infectious Diseases Clinical Practitioner* 6 (1997): 449–454.
(10) クラッセンのTV出演 : *World News Tonight with Peter Jennings*, February 16, 1998.
(11) アメリカの子どもたちに対するヒブワクチンによる糖尿病の最初の検査 : S.

A Comparative Study," *Current Problems in Pediatrics* 14 (1984): 7–77.
(22) リュック・モンタニエによるHIVの発見: F. Barré-Sinoussi, J. C. Chermann, F. Rey, et al., "Isolation of a T-Lymphotropic Retrovirus from a Patient at Risk for Acquired Immune Deficiency Syndrome (AIDS)," *Science* 220 (1983): 868–871.
(23) スチュワートと精子 : G. T. Stewart, "The Epidemiology and Transmission of AIDS: A Hypothesis Linking Behavioural and Biological Determinants to Time, Person, and Place," *Genetica* 95 (1995): 173–193.
(24) スチュワートと酵母感染 : E. Papadopulos-Eleopulos, V. G. Turner, J. M. Papadimitriou, et al., "HIV Antibodies: Further Questions and a Plea for Clarification," *Current Medical Research and Opinion* 13 (1997): 627–634.
(25) スチュワートとロックスター : G. Stewart, "AIDS, the Myths and Martyrdom," *Daily Mail* (London), April 5, 1993.
(26) スチュワートと犠牲者の行動 : 前掲
(27) スチュワートと AZT: G. T. Stewart, "The Epidemiology and Transmission of AIDS: A Hypothesis Linking Behavioural and Biological Determinants to Time, Person, and Place," *Genetica* 95 (1995): 173–193.
(28) ジョン・ストッテルのアレン・マクドウェルへのインタビュー : "Scared Stiff: Worry in America," *ABC News: 20/20*, February 23, 2007.
(29) アンソニー・コラントニ : C. McHugh, "Ex-Lawyer Accused of $1.4 Million Fraud," *Chicago Daily Law Bulletin*, November 15, 1993; J. F. Rooney, "Converted Children's Compensation: Ex-Lawyer Admits," *Chicago Daily Law Bulletin*, November 22, 1993.
(30) 1997年のリア・トンプソン : First International Conference on Vaccination, National Vaccine Information Center, 1997.
(31) 黄熱病ワクチンと肝炎 : J. P. Fox, C. Manso, H. A. Penna, and M. Para " Observations on the Occurrence of Icterus in Brazil Following Vaccination Against Yellow Fever," *American Journal of Hygiene* 36 (1942): 68–116; M. V. Hargett and H. W. Burruss, "Aqueous-Based Yellow Fever Vaccine," *Public Health Reports* 58 (1943): 505–512; W. A. Sawyer, K. F. Meyer, M. D. Eaton, et al., "Jaundice in Army Personnel in the Western Region of the United States and Its Relation to Vaccination Against Yellow Fever," *American Journal of Hygiene* 40 (1944): 35–107; L. B. Seeff, G. W. Beebe, J. H. Hoofnagle, et al., "A Serologic Follow-Up of the 1942 Epidemic of Post-Vaccination Hepatitis in the United States Army," *New England Journal of Medicine* 316 (1987): 965–970.
(32) 戦争の終わり : G. Williams, *Virus Hunters* (New York: Alfred Knopf,

Hearings before the Subcommittee on Investigations and General Oversight of the Committee on Labor and Human Resources, U.S. Senate, Ninety-Seventh Congress, Second Session to Examine Adverse Drug Reactions from Immunization, Federal Efforts in Preventive Medicine, and Characteristics of Certain Diseases, May 7, 1982.

(8) ロバート・メンデルソンの医師としての経歴 : E. R. González, “TV Report on DTP Galvanizes US Pediatricians,” *Journal of the American Medical Association* 248 (1982): 12–22.

(9) メンデルソンのワクチンやその他の治療に対する見解 : http://whale.to/v/mendelsohn.html.

(10) メンデルソンの医師に対する見解 : http://whale.to/vaccine/quotes20.html.

(11) メンデルソンの外科医に対する見解 : Foreword by Robert S. Mendelsohn, M.D., to Hans Ruesch’s *Slaughter of the Innocent* (London: Civitas Publications, 1983).

(12) メンデルソンと「アップルパイ」: E. R. González, “TV Report on DTP Galvanizes U.S. Pediatricians,” *Journal of the American Medical Association* 248 (1982): 12–22.

(13) ボビー・ヤングの経歴 : 前掲

(14) 発作と脳損傷 : M. D. Blumstein and M. J. Friedman, “Childhood Seizures,” Emergency Medicine Clinics of North America 25 (2007): 1061–1086; J. H. Ellenberg, D. G. Hirtz, and K. B. Nelson, “Do Seizures Cause Intellectual Deterioration?” *New England Journal of Medicine* 314 (1986): 1085–1088.

(15) トンプソンとジャーナリストの良心 : E. R. González, “TV Report on DTP Galvanizes U.S. Pediatricians,” *Journal of the American Medical Association* 248 (1982): 12–22.

(16) エド・モーティマーと『ワクチン・ルーレット』: 前掲

(17) ゴードン・スチュワートの経歴 : 前掲

(18) スチュワートの百日咳ワクチンについてのコメント : G. T. Stewart, “Vaccination Against Whooping Cough: Efficacy Versus Risks,” *The Lancet* 1 (1977): 234–237.

(19) ワクチンによる百日咳の抑制 : E. J. Gangerosa, A. M. Galazka, C. R. Wolfe, et al., “Impact of Anti-Vaccine Movements on Pertussis Control: The Untold Story,” *The Lancet* 351 (1998): 356–361.

(20) スチュワートの今後起こりうる大流行についての見解 : “Vaccine Call Is Attacked,” *Sunday Times* (London), June 26, 1977.

(21) イギリスでの百日咳の流行 : J. D. Cherry, “The Epidemiology of Pertussis and Pertussis Immunization in the United Kingdom and the United States:

Seventh Congress, Second Session to Examine Adverse Drug Reactions from Immunization, Federal Efforts in Preventive Medicine, and Characteristics of Certain Diseases, May 7, 1982 (emphasis in original text). 以降のグラントのコメントは全てこの文献から引用.

(53) ベルコビッチの研究 : S. F. Berkovic, L. Harkin, J. M. McMahon, et al., "De-Novo Mutations of the Sodium Channel Gene SCN1A in Alleged Vaccine Encephalopathy: A Retrospective Study," *Lancet Neurology* 5 (2006): 488–492.

(54) ショーボンとバーグの論説 : S. Shorvon and A. Berg, "Pertussis Vaccination and Epilepsy—An Erratic History, New Research and the Mismatch Between Science and Social Policy," *Epilepsia* 49 (2008): 219–225.

(55) ベルコビッチの論文に対するメディアの反応 : サミュエル・ベルコビッチへの著者によるインタビュー (2009 年 11 月 27 日).

第 4 章 ルーレット再び

(1) リア・トンプソンによる『ワクチン・ルーレット』の目的 : *DPT: Vaccine Roulette*, WRCTV, Washington, D.C., April 19, 1982. このセクションの全てのトンプソンのコメントはこの作品から引用. 強調は著者による .

(2) バラフの研究 : C. L. Cody, L. J. Baraff, J. D. Cherry, et al., "Nature and Rates of Adverse Reactions Associated with DTP and DT Immunizations in Infants and Children," *Pediatrics* 68 (1981): 650–660.

(3) 百日咳ワクチンと SIDS: C. P. Howson and H. V. Fineberg, "Adverse Events Following Rubella and Pertussis Vaccines: Summary of a Report of the Institute of Medicine," *Journal of the American Medical Association* 267 (1992): 392–396.

(4) デンマークでの点頭てんかんの研究 : J. C. Melchior, "Infantile Spasms and Early Immunization Against Whooping Cough: Danish Survey from 1970 to 1975," *Archives of Disease in Childhood* 52 (1977): 134–137.

(5) デンマークの研究の再確認 : M. H. Bellman, E. M Ross, and D. L. Miller, "Infantile Spasms and Pertussis Immunization," *The Lancet* 1 (1983): 1031–1033; C. T. Lombroso, "A Prospective Study of Infantile Spasms: Clinical and Therapeutic Correlations," *Epilepsia* 24 (1983): 135–158.

(6) 1982 年の百日咳の状況 : K. M. Edwards and M. D. Decker, "Pertussis Vaccines," in *Vaccines*, 5th ed., eds. S. A. Plotkin, W. A. Orenstein, and P. A. Offit (London: Elsevier/Saunders, 2008).

(7) ウィリアム・フォージによる『ワクチン・ルーレット』へのコメント :

Court Trial," *The Lancet* 335 (1990): 397–399; ラブデイ訴訟についての引用は全て以下の文献による Stuart-Smith, Lord Justice, Judgment 30 March 1988, *Loveday v. Renton and the Wellcome Foundation Ltd.*, Chilton Vint & Co, 24 Chauncery Lane, London, WC2. 強調は著者 .
(44) 壊滅したデビッド・ミラーの研究 : J. D. Cherry, "The Epidemiology of Pertussis and Pertussis Immunization in the United Kingdom and the United States: A Comparative Study," *Current Problems in Pediatrics* 14 (1984): 7– 77; J. D. Cherry, "Recurrent Seizers After Diphtheria, Tetanus, and Pertussis Immunization," *American Journal of Diseases in Children* 138 (1984): 904–907; J. D. Cherry, P. A. Brunell, G. S. Golden, and D. T. Karzon, "Report of the Task Force on Pertussis and Pertussis Immunization—1988," *Pediatrics* 81: (1988) 933–984; J.B.P. Stephenson, "A Neurologist Looks at Neurological Disease Temporally Related to DTP Immunization," *Tokai Journal of Experimental and Clinical Medicine* 13 (1988): 157–164.
(45) ソールズベリーのスチュアート＝スミスの判決に対する談話 : デビッド・ソールズベリーへの著者によるインタビュー（2009 年 11 月 30 日）.
(46) カナダでの判決 : *Rothwell v. Connaught Laboratories*, Supreme Court of Ontario, June 17, 1988.
(47) 子ども時代の発作 : M. D. Blumstein and M. J. Friedman, "Childhood Seizures," *Emergency Medicine Clinics of North America* 25 (2007): 1061–1086.
(48) てんかん症候群と遺伝的性質 : R. Nabbout and O. Dulac, "Epileptic Syndromes in Infancy and Childhood," *Current Opinion in Neurology* 21 (2008): 161–166; L. Deprez, A. Jansen, and P. De Jonghe, "Genetics of Epilepsy Syndromes Starting in the First Year of Life," *Neurology* 72 (2009): 273–281.
(49) ベルコビッチとドラベ症候群 : サミュエル・ベルコビッチへの著者によるインタビュー（2009 年 11 月 27 日）.
(50) ベルコビッチの研究 : S. F. Berkovic, L. Harkin, J. M. McMahon, et al., "De-Novo Mutations of the Sodium Channel Gene *SCN1A* in Alleged Vaccine Encephalopathy: A Retrospective Study," *Lancet Neurology* 5 (2006): 488–492.
(51) 研究への反応に対するベルコビッチのコメント : サミュエル・ベルコビッチへの著者によるインタビュー（2009 年 11 月 27 日）.
(52) ホーキンスの聴聞会でのマージ・グラントの証言書 : Hearings before the Subcommittee on Investigations and General Oversight of the Committee on Labor and Human Resources, U.S. Senate, Ninety-

Magazine (London), November 1, 1998.
(30) キンニアーの訴訟：“The Law Tries to Decide Whether Whooping Cough Vaccine Causes Brain Damage: Professor Gordon Stewart Gives Evidence,” *British Medical Journal* 292 (1986): 1264–1266.
(31) スチュアート＝スミス判事：“Other Major Cases That Brought Him in the Spotlight: Hillsborough,” http://www.parliament.the-stationery-office.co.uk/pa/cm199798/cmhansrd/vo980218/debtext/80218–21.htm.
(32) スチュアート＝スミスとヒルズボロの悲劇：D. Conn, “Hillsborough: How Stories of Disaster Police Were Altered,” *The Guardian*, April 13, 2009.
(33) キンニアー訴訟でのスチュアート：“The Law Tries to Decide Whether Whooping Cough Vaccine Causes Brain Damage: Professor Gordon Stewart Gives Evidence,” *British Medical Journal* 292 (1986): 1264–1266.
(34) キンニアーの医療記録：B. Deer, “The Vanishing Victims: Can Whooping Cough Jabs Cause Brain Damage in Children?” *Sunday Times Magazine* (London), November 1, 1998.
(35) スチュアート＝スミスの母親の証言に対するコメント：Stuart- Smith, Lord Justice, Judgment 30 March 1988, *Loveday v. Renton and the Wellcome Foundation Ltd.*, Chilton Vint & Co, 24 Chauncery Lane, London, WC2.
(36) スチュアートによるミラーの研究の間違った引用：“The Law Tries to Decide Whether Whooping Cough Vaccine Causes Brain Damage: Professor Gordon Stewart Gives Evidence,” *British Medical Journal* 292 (1986): 1264–1266.
(37) レヴィンとウェンクの引用：前掲
(38) マーチンとスチュアートの意見交換：B. Deer, “The Vanishing Victims: Can Whooping Cough Jabs Cause Brain Damage in Children?” *Sunday Times Magazine* (London), November 1, 1998.
(39) “証人としてマイナス”: Stuart-Smith, Lord Justice, Judgment 30 March 1988, *Loveday v. Renton and the Wellcome Foundation Ltd.*, Chilton Vint & Co, 24 Chauncery Lane, London, WC2.
(40) ラブデイ訴訟：Stuart-Smith, Lord Justice, Judgment 30 March 1988, *Loveday v. Renton and the Wellcome Foundation Ltd.*, Chilton Vint & Co, 24 Chauncery Lane, London, WC2.
(41) スーザン・ラブデイの物語：C. Dyer, “Whooping Cough Vaccine on Trial Again,” *British Medical Journal* 295 (1987): 1053–1054.
(42) ラブデイの物語の実際：B. Deer, “The Vanishing Victims: Can Whooping Cough Jabs Cause Brain Damage in Children?” *Sunday Times Magazine* (London), November 1, 1998.
(43) ラブデイ訴訟の内容：C. Bowie, “Lessons from the Pertussis Vaccine

Cough," *Journal of the American Medical Association* 101 (1933): 187–188.
(19) ゴールデンの検証 : G. S. Golden, "Pertussis Vaccine and Injury to the Brain," *Journal of Pediatrics* 116 (1990): 854–861. Italics added for emphasis.
(20) ジェイムズ・チェリーの"神話"についてのコメント : J. D. Cherry, "Pertussis Vaccine Encephalopathy: It Is Time to Recognize It as the Myth That It Is," *Journal of the American Medical Association* 263 (1990): 1679–1680.
(21) 医学研究所のレポート : Institute of Medicine, *Adverse Effects of Pertussis and Rubella Vaccines: A Report of the Committee to Review the Adverse Consequences of Pertussis and Rubella Vaccines* (Washington D.C.: National Academies Press, 1991).
(22) 小児神経学会のレポート : Ad Hoc Committee for the Child Neurology Consensus Statement on Pertussis Immunization and the Central Nervous System, "Pertussis Immunization and the Central Nervous System," *Annals of Neurology* 29 (1991): 458–460.
(23) ワシントン大学とCDCの研究 : J. L. Gale, P. B. Thapa, S.G.F. Wassilak, et al., "Risk of Serious Acute Neurological Illness After Immunization with Diphtheria-Tetanus-Pertussis Vaccine: A Population-Based Case-Control Study," *Journal of the American Medical Association* 271 (1994): 37–41.
(24) ワクチン障害補償プログラムの補償対象被害の改定 : G. Evans, E. M. Levine, and E. H. Saindon, "Legal Issues," in *Vaccines*, 5th ed., eds. S. A. Plotkin, W. A. Orenstein, and P. A. Offit (London: Elsevier/Saunders, 2008); 60 Fed. Reg. 7678, 7691 (February 8, 1995).
(25) 電子化された資料に対する調査 : W. E. Barlow, R. L. Davis, J. W. Glasser, et al. for the Centers for Disease Control and Prevention Vaccine Safety DataLink Working Group, "The Risk of Seizures After Receipt of Whole-Cell Pertussis or Measles, Mumps, and Rubella Vaccine," *New England Journal of Medicine* 345 (2001): 656–661.
(26) 熱性けいれん : M. D. Blumstein and M. J. Friedman, "Childhood Seizures," *Emergency Medicine Clinics of North America* 25 (2007): 1061– 1086.
(27) ミラーの調査y: D. L. Miller, E. M. Ross, R. Alderslade, et al., "Pertussis Immunization and Serious Acute Neurological Illness in Children," *British Medical Journal* 282 (1981): 1595–1599.
(28) ボンスローンの裁判 : "Parents Fail in Whooping Cough Vaccination Test Case," *The Times* (London), August 31, 1985.
(29) ジョニー・キンニアーの症状 : B. Deer, "The Vanishing Victims: Can Whooping Cough Jabs Cause Brain Damage in Children?" *Sunday Times*

International Journal of Medical Microbiology 297 (2007): 341–352; S. M. Opal, “The Host Response to Endotoxin, Antilipopolysaccharide Strategies, and the Management of Severe Sepsis,” *International Journal of Medical Microbiology* 297 (2007): 365–377; S. F. Lowry, “Human Endotoxemia: A Model for Mechanistic Insight and Therapeutic Targeting,” *Shock* 24 (2005): 94–100.

(10) 英国医学研究審議会の研究 : S. Bedson et al., “Vaccination Against Whooping Cough: Report to the Medical Research Council,” *British Medical Journal* 2 (1956): 454–462.

(11) 脳波計による研究 : B. Hellström, “Electroencephalographic Studies in Triple- Immunized Infants,” *British Medical Journal* 2 (1962): 1089–1091.

(12) 北西テムズ地域での研究 : T. M. Pollack and J. Morris, “A 7- Year Survey of Disorders Attributed to Vaccination in North West Thames Region,” *The Lancet* 1 (1983): 753–757.

(13) 神経病理学的研究 : J.A.N. Corsellis, I. Janoti, and A. K. Marshall, “Immunization Against Whooping Cough: A Neuropathological Review,” *Neuropathology and Applied Neurobiology* 9 (1983): 261–270.

(14) デンマークでの研究 : W. D. Shields, C. Nielson, D. Buch, et al., “Relationship of Pertussis Immunization to the Onset of Neurologic Disorders: A Retrospective Epidemiologic Study,” *Journal of Pediatrics* 113 (1988): 801–805.

(15) 医療記録に対する共同研究 : A. M. Walker, H. Jick, D. R. Perera, et al., “Neurologic Events Following Diphtheria-Tetanus-Pertussis Immunization,” *Pediatrics* 81 (1988): 345–349.

(16) グリフィンの研究 : M. R. Griffin, W. A. Ray, E. A. Mortimer, et al., “Risk of Seizures and Encephalopathy After Immunization with the Diphtheria- Tetanus-Pertussis Vaccine,” *Journal of the American Medical Association* 263 (1990): 1641–1645.

(17) 英国小児科学会とカナダ国立予防接種勧告委員会の結論 : J. D. Cherry, “Pertussis Vaccine Encephalopathy: It Is Time to Recognize It as the Myth That It Is,” *Journal of the American Medical Association* 263 (1990): 1679–1680; Canadian National Advisory Committee on Immunization, Minister of National Health and Welfare, National Advisory Committee on Immunization, *Canadian Immunization Guide*, 3rd ed. (Ottawa, Canada: Minister of National Health and Welfare, Health Protection Branch, 1989), 78–83.

(18) コペンハーゲンでの研究 : T. Madsen, “Vaccination Against Whooping

(49) レーガン大統領の署名 : 前掲 , 287.
(50) V I C P : E. W. Kitch, G. Evans, and R. Gopin, "U.S. Law," in *Vaccines*, 3rd ed., eds. S. A. Plotkin and W. A. Orenstein (Philadelphia: W. B. Saunders, 1999).
(51) エドワード・ブラント : 以下の文献で引用 Allen, *Vaccine*, 281.
(52) 全米医師会の要求 : 前掲 , 282.
(53) ヘンリー・ワックスマン : 以下の文献で引用 Colgrove, *State of Immunity*, 215.
(54) 訴訟の減少 : E. W. Kitch, G. Evans, and R. Gopin, "U.S. Law," in *Vaccines*, 3rd ed., eds. S. A. Plotkin and W. A. Orenstein (Philadelphia: W. B. Saunders, 1999).

第 3 章 粗雑な混合物

(1) ゴードン・スチュワートによる " 粗雑な混合物 " についてのコメント : *DPT: Vaccine Roulette*, WRCTV, Washington, D.C., April 19, 1982.
(2) ケンドリックとエルダーリングのワクチン : P. Kendrick, G. Eldering, and A. Borowski, "A Study in Active Immunization Against Pertussis," *American Journal of Hygiene* 29 (1939): 133–153.
(3) 百日咳菌のタンパク質 : K. M. Edwards and M. D. Decker, "Pertussis Vaccines," in *Vaccines*, 5th ed., eds. S. A. Plotkin, W. A. Orenstein, and P. A. Offit (London: Elsevier/Saunders, 2008).
(4) ワクチンによる免疫への攻撃 : P. A. Offit, J. Quarles, M. A. Gerber, et al., "Addressing Parents' Concerns: Do Multiple Vaccines Overwhelm or Weaken the Infant's Immune System?" *Pediatrics* 109 (2002): 124–129.
(5) ラリー・バラフによる副作用の研究を行った理由についてのコメント : *DPT: Vaccine Roulette*, WRCTV, Washington, D.C., April 19, 1982.
(6) バラフの研究 : C. L. Cody, L. J. Baraff, J. D. Cherry, et al., "Nature and Rates of Adverse Reactions Associated with DTP and DT Immunizations in Infants and Children," *Pediatrics* 68 (1981): 650–660.
(7) バラフのより安全なワクチンについてのコメント : *DPT: Vaccine Roulette*, WRC-TV, Washington, DC, April 19, 1982.
(8) ガイアーの論文 : M. R. Geier, H. Stanboro, and C. R. Merril, "Endotoxin in Commercial Vaccine," *Applied Environmental Microbiology* 36 (1978): 445–449.
(9) エンドトキシン : T. Gutsmann, A. B. Schromm, and K. Brandenburg, "The Physicochemistry of Endotoxins in Relation to Bioactivity,"

Medical Journal 282 (1981): 1595–1599; D. Miller, N. Madge, J. Diamond, et al., "Pertussis Immunization and Serious Acute Neurological Illness in Children," *British Medical Journal* 307 (1993): 1171–1176.
(30) リア・トンプソンと弁護士 : *DPT: Vaccine Roulette*, WRC-TV, Washington, D.C., April 19, 1982.
(31) DTP ワクチンに対する訴訟 : A. R. Hinman, "DTP Vaccine Litigation," *American Journal of Diseases in Children* 140 (1986): 528–530.
(32) タイラー・ホワイト : *White v. Wyeth Laboratories*, 40 Ohio St. 3d 390.
(33) ミシェル・グラハム : *Graham v. Wyeth Laboratories*, 666 F. Supp. 1483
(34) ミシェル・グラハムへの裁定 : Allen, *Vaccine*, 272.
(35) メラニー・トムへの裁定 : 前掲
(36) 他の DTP ワクチン訴訟への裁定 : W. A. Check, "How to Remedy Possible Harm to a Few Persons from Vaccines That Could Benefit Entire Society?" *Journal of the American Medical Association* 252 (1984): 2942–2946.
(37) ワクチンの価格の上昇 : A. R. Hinman, "DTP Vaccine Litigation," *American Journal of Diseases in Children* 140 (1986): 528–530.
(38) 訴訟額の増加 : 前掲
(39) DTP ワクチンを製造する企業の減少 : Bureau of Biologics の H. M. Meyer から CDC の Dr. Bruce Dull への手紙（1975 年 12 月 1 日）. この手紙は Dr. Bruce Weninger(CDC) から提供していただいた .
(40) 1982 年に DTP ワクチンを製造していた 3 つの会社 : A. R. Hinman, "DTP Vaccine Litigation," *American Journal of Diseases in Children* 140 (1986): 528–530.
(41) ワイスのワクチン製造中止 : Allen, *Vaccine*, 283.
(42) コノートのワクチン製造中止 : M. H. Smith, "National Childhood Vaccine Injury Compensation Act," *Pediatrics* 82 (1988): 264–269.
(43) メイソンの証言 : Testimony before the Subcommittee on Health and the Environment, Committee on Energy and Commerce, U.S. House of Representatives, December 19, 1984.
(44) 米国小児科学会の緊急集会 : "DTP Vaccine Shortage," Summary of February 12, 1985, meeting hosted by the AAP; summary generously provided by Dr. Bruce Weninger, CDC.
(45) ケビン・トナー : *Toner v. Lederle Laboratories*, 112 Idaho 328.
(46) レダールのワクチン製造中止 : M. H. Smith, "National Childhood Vaccine Injury Compensation Act," *Pediatrics* 82 (1988): 264–269.
(47) DTP 以外のワクチンの製造も取りやめた企業 : 前掲
(48) 小児予防接種被害法の成立 : Allen, *Vaccine*, 286.

(15) “この子の脳は破壊された”: “Boy’s Brain Damaged in Vaccine Experiment,” *Sunday Times* (London), May 30, 1976.
(16) ディックの報告 : G. Dick, “Letter: Whooping-Cough Vaccine,” *British Medical Journal* 4 (1975): 161.
(17) スチュワートの論説 : G. Stewart, “Dangers of a Shot in the Dark,” *The Times* (London), September 8, 1982.
(18) デイビッド・ケリッジ : Q 以下の文献で引用 “Whooping Cough Vaccine ‘Should Be Abandoned,’” *The Times* (London), February 13, 1978.
(19) 公衆衛生部門の職員の考え : “Family Doctors Split over Whooping Cough Vaccine Dangers,” *Sunday Times* (London), March 13, 1977.
(20) 恐怖の流行についての論説 : “Whooping-Cough Vaccination,” *British Medical Journal* 4 (1975): 186–187.
(21) 1970 年台後半のイギリスにおける百日咳 : J. P. Baker, “The Pertussis Vaccine Controversy in Great Britain, 1974–1986,” *Vaccine* 21 (2003): 4003–4010; E. R. González, “TV Report on DTP Galvanizes US Pediatricians,” *Journal of the American Medical Association* 248 (1982): 12–22.
(22) 百日咳大流行に対するソールズベリー医師の証言 : デビッド・ソールズベリへの著者によるインタビュー (2009 年 11 月 30 日).
(23) 日本における百日咳 : E. J. Gangarosa, A. M. Galazka, C. R. Wolfe, et al., “Impact of Anti-Vaccine Movements on Pertussis Control: The Untold Story,” *The Lancet* 351 (1998): 356–361.
(24) ローズマリー・フォックス : B. Deer, “The Vanishing Victims,” *Sunday Times* (London), November 1, 1998.
(25) イギリスにおける百日咳の大流行についてのチェリーの証言 : ジェームズ・チェリーへの著者によるインタビュー (2009 年 11 月 27 日).
(26) 一般医に対する調査 : O. Gillie, “Family Doctors Split over Whooping Cough Vaccine Dangers,” *Sunday Times* (London), March 13, 1977.
(27) 英国における百日咳による死亡 : J. D. Cherry, “The Epidemiology of Pertussis and Pertussis Immunization in the United Kingdom and the United States: A Comparative Study,” *Current Problems in Pediatrics* 14 (1984): 7–77.
(28) SIDS とみなされた百日咳による死亡例 : ジェームズ・チェリーへの著者によるインタビュー(2009 年 11 月 27 日); A. Nicoll and A. Gardner, “Whooping Cough and Unrecognized Postperinatal Mortality,” *Archives of Disease in Childhood* 63 (1988): 41–47.
(29) ミラーの研究 : D. L. Miller, E. M. Ross, R. Alderslade, et al., “Pertussis Immunization and Serious Acute Neurological Illness in Children,” *British*

1997.

第2章 このイングランド

(1) 王立協会でのジョン・ウィルソン : B. Deer, “The Vanishing Victims,” *Sunday Times* (London), November 1, 1998.

(2) ウィルソンのワクチンの被害についての証言 : M. Kulenkampff, J. S. Schwartzman, and J. Wilson, “Neurological Complications of Pertussis Inoculation,” *Archives of Disease in Childhood* 49 (1974): 46–49.

(3) マドセンの報告 : T. Madsen, “Vaccination Against Whooping Cough,” *Journal of the American Medical Association* 101 (1933): 187–188.

(4) ワーンとガロウの報告 : J. Werne and I. Garrow, “Fatal Anaphylactic Shock: Occurrence in Identical Twins Following Second Injection of Diphtheria Toxoid and Pertussis Antigen,” *Journal of the American Medical Association* 131 (1946): 730–735.

(5) ベイヤーとモールの報告 : R. K. Byers and F. C. Moll, “Encephalopathies Following Prophylactic Pertussis Vaccine,” *Pediatrics* 1 (1948): 437–457.

(6) 1960年のシュトロームの報告 : J. Ström, “Is Universal Vaccination Against Pertussis Always Justified?” *British Medical Journal* 2 (1960): 1184–1186.

(7) 1967 年のシュトロームの報告 : J. Ström, “Further Experience of Reactions, Especially of a Cerebral Nature, in Conjunction with Triple Vaccination: A Study Based on Vaccinations in Sweden 1959–65,” *British Medical Journal* 4 (1967): 320–323.

(8) ウィルソンのバックグラウンド : B. Deer, “The Vanishing Victims,” *Sunday Times* (London), November 1, 1998.

(9) 英国のテレビ番組 : 前掲

(10) “危険は隠されてきた”: “Whooping Cough Vaccine Risks Concealed, Say Victims’ Parents,” *Sunday Times* (London), September 22, 1974.

(11) “予防接種指令”: “Vaccine Call Is Attacked,” *Sunday Times* (London), June 26, 1977.

(12) “中止すべき”: “Whooping Cough Vaccine ‘Should Be Abandoned,’” *The Times* (London), February 13, 1978.

(13) “新たな運動”: P. Healy, “New Campaign to Win State Help for the Vaccine-Damaged,” *The Times* (London), January 15, 1980.

(14) “闇の中の注射 ”: G. Stewart, “Dangers of a Shot in the Dark,” *The Times* (London), September 8, 1982.

(7) 『ＤＰＴ：ワクチン・ルーレット』: WRC-TV, Washington, D.C., April 19, 1982. 本書におけるこの作品の引用は全てこの引用元による.

(8) 『ＤＰＴ』に対する医師たちの反応 : Vaccine Roulette: E. R. González, “TV Report on DTP Galvanizes US Pediatricians,” *Journal of the American Medical Association* 248 (1982): 12–22.

(9) 『ＤＰＴ』に対する親たちの反応 : Vaccine Roulette: 前掲 Hearings beforethe Subcommittee on Investigations and General Oversight of the Committeeon Labor and Human Resources, U.S. Senate, Ninety-Seventh Congress,Second Session to Examine Adverse Drug Reactions from Immunization,Federal Efforts in Preventive Medicine, and Characteristics of Certain Diseases,May 7, 1982, Written Testimony of Vincent A. Fulginiti, M.D.,Chairman, Committee on Infectious Diseases, American Academy ofPediatrics.

(10) テレビ局への反響の電話 : アラン・ヒンマンへの著者によるインタビュー (2009 年 12 月 7 日).

(11) キャシー・ウイリアムズによる息子の DTP ワクチン接種後の反応についてのコメント : First InternationalConference on Vaccination, National Vaccine Information Center, 1997.

(12) ジェフ・ウィリアムズによる娘の DTP ワクチン接種後の反応についてのコメント : 以下の文献で引用 Allen, *Vaccine*, 252–253.

(13) バーバラ・ロー・フィッシャーによる息子の DTP ワクチン接種後の反応についてのコメント : B. L. Fisher, “Inthe Wake of Vaccines,” *Mothering*, September 1, 2004.

(14) ポーラ・ホーキンス，リア・トンプソン，ダン・ミカ : Allen, *Vaccine*, 254–255.

(15) ホーキンスの証言 : Hearings before the Subcommittee on Investigationsand General Oversight of the Committee on Labor and Human Resources,U.S. Senate, Ninety-Seventh Congress, Second Session to ExamineAdverse Drug Reactions from Immunization, Federal Efforts in PreventiveMedicine, and Characteristics of Certain Diseases, May 7, 1982.

(16) ウィリアムズの証言 : 前掲

(17) ホーキンスの聴聞会での米国小児科学会の陳述 : 前掲

(18) エドワードモーティマーのワクチンの危険性に対する証言 : 前掲

(19) トンプソンの経歴 : Lea Thompson, “Dateline NBC Correspondent,”http://www.msnbc.msn.com/id/3949442.

(20) トンプソンの『DPT』についての思い : Vaccine Roulette: First International PublicConference on Vaccination, National Vaccine Information Center,

(23) 特定のコミュニティでの麻疹の免疫率の低下：D. A. Salmon, M. Haber, E. J. Gangarosa, et al., "Health Consequences of Religious and Philosophical Exemptions from Immunization Laws: Individual and Societal Risks of Measles," *Journal of the American Medical Association* 281 (1999): 47–53; D. R. Feikin, D. C. Lezotte, R. F. Hamman, et al., "Individual and Community Risks of Measles and Pertussis Associated with Personal Exemptions to Immunization," *Journal of the American Medical Association* 284 (2000): 3145–3150.

(24) おたふく風邪の流行：Centers for Disease Control and Prevention, "Update: Mumps Outbreak—New York and New Jersey, June 2009–January 2010," *Morbidity and Mortality Weekly Report* 59 (2010): 125–129.

(25) 集団免疫：P.E.M. Fine and K. Mulholland, "Community Immunity," in *Vaccines*, 5th ed., eds. S. A. Plotkin, W. A. Orenstein, and P. A. Offit (London: Elsevier/Saunders, 2008).

(26) タマム・アローダットとウォルター・オレンスタインのアフリカとアメリカでのポリオについての談話：以下の文献で引用 "Heightened Awareness, Renewed Commitment Needed to Eradicate Polio," *Infectious Diseases in Children*, June 2009.

(27) 20世紀のワクチンで避けられる病気の状況：S. A. Plotkin, W. A. Orenstein, and P. A. Offit, eds., *Vaccines*, 5th ed. (London: Elsevier/Saunders, 2008).

第1章 恐怖の誕生

(1) ワイズマンの経歴 ：Frederick Wiseman, U.S. documentary filmmaker, http://museum.tv/archives/etv/W.htmlW/wisemanfred/wisemanfred.htm.

(2) 『チチカットフォーリーズ』：Zipporah Films, Bridgewater Film Company, 1967.

(3) 『チチカットフォーリーズ』のレビュー：Benson and Anderson, *Reality Fictions*, 55; V. Canby, "Titicut Follies Observes Life in Modern Bedlam," *New York Times*, October 4, 1967; "Trials: Banned in Massachusetts," *Time*, January 19, 1968.

(4) 『チチカットフォーリーズ』の劇場ポスター：http://www.zipporah.com.

(5) 『チチカットフォーリーズ』の差し押さえ命令：Benson and Anderson, *Reality Fictions*, xxiii.

(6) 『チチカットフォーリーズ』の上映禁止：前掲，xxiv.

"Pertussis Outbreak in an Amish Community—Kent County, Delaware, September 2004–February 2005," *Morbidity and Mortality Weekly Report* 55 (2006): 817–821.
(15) オレゴン州アッシュランド：S. Robinson, A. Timmons, and L. Duncan, "SchoolExemptions and Disease Risk in Ashland, Oregon," http://www.co.jackson.or.us/files/school% 20exemptions $20and% 20disease% 20risk% 20-% 20final.pdf.
(16) インディアナ州での麻疹の流行：A. A. Parker, W. Staggs, G. H. Dayan, et al., "Implications of a 2005 Measles Outbreak in Indiana for Sustained Elimination of Measles in the United States," *New England Journal of Medicine* 355 (2006): 447–455; Centers for Disease Control and Prevention, "Import-Associated Measles Outbreak—Indiana, May–June 2005," *Morbidity and Mortality Weekly Report* 54 (2005): 1073–1075.
(17) 麻疹の合併症 ：P. M. Strebel, M. J. Papania, G. H. Dayan, and N. A. Halsey, "Measles Vaccine," in *Vaccines*, 5th ed., eds. S. A. Plotkin, W. A. Orenstein, and P. A. Offit (London: Elsevier/Saunders, 2008).
(18) CDCの警告 ：Centers for Disease Control and Prevention, "Update: Measles—United States, January–July 2008," *Morbidity and Mortality Weekly Report* 57 (2008): 893–896.
(19) サンディエゴでの大流行 ：Centers for Disease Control and Prevention, "Outbreak of Measles—San Diego, California, January–February 2008," *Morbidity and Mortality Weekly Report* 57 (2008): 203–206; R. G. Lin II, "Rise in Measles Cases Worries Health Officials," *Los Angeles Times*, May 2, 2008.
(20) カリフォルニア州のワクチン接種率 ：R. G. Lin II, "California School's Risks Rise as Vaccinations Drop," *Los Angeles Times*, March 29, 2009.
(21) 2008年の国内全域での麻疹の流行：Centers for Disease Control and Prevention, "Update: Measles—United States, January–July 2008," *Morbidity and Mortality Weekly Report* 57 (2008): 893–896.
(22) 国際的な麻疹の流行 ：Centers for Disease Control and Prevention, "Measles Outbreaks in the United States: Public Health Preparedness, Control and Response in Healthcare Settings and the Community," http://www2a.cdc.gov/HAN/ArchiveSys/ViewMstV.asp?AlertNum=00273; R. G. Lin II, "Rise in Measles Cases Worries Health Officials," *Los Angeles Times*, May 2, 2008; S. van den Hof, M.A.E. Conyn-van Spaendonck, and J. E. Van Steenbergen, "Measles Epidemic in the Netherlands, 1999–2000," *Journal of Infectious Diseases* 186 (2002): 1483–1486.

(10) エルソブランテ : H. K. Lee, "Whooping Cough Outbreak Closes Private School in El Sobrante," http://sfgate.com/cgibin/article.cgi?f=/c/a/2008/05/10/BAN310JQVL.DTL; "East Bay School Opens After Whooping Cough Outbreak," http://cbs5.com/local/whooping.cough.pertussis.2.722073.html.
(11) ルドルフ・シュタイナー : R. Steiner, *Fundamentals of Anthroposophical Medicine* (Toronto: Mercury Press, 1986).
(12) "カルマの発達": OpenWaldorf.com, http://www.openwaldorf.com/health.html.
(13) アメリカ国内での百日咳の流行 : Centers for Disease Control and Prevention, "Pertussis Outbreak in an Amish Community—Kent County, Delaware, September 2004–February 2005," *Morbidity and Mortality Weekly Report* 55 (2006): 817–821; Illinois Department of Public Health, "Pertussis Outbreak Prompts Public Health Warning: At Least 69 Sickened in Four Chicago-Area Counties," http://www.idph.state.il.us/public.press04/6.18.04.htm, June 18, 2004; Centers for Disease Control and Prevention,"Use of Mass Tdap Vaccination to Control an Outbreak of Pertussis in a High School—Cook County, Illinois, September 2006–January 2007," *Morbidity and Mortality Weekly Report* 57 (2008): 796–799; Mississippi State Department of Health, "State Health Officials, CDC Studying Pertussis Outbreak in Mississippi," http://msdh.ms.gov/msdhsite/index.cfm/23,5373,279,html, August 30, 2007; "Pertussis Outbreak Reaches 500 Cases Statewide," Arizona Department of Health Services, http://www.asdhs.gov/news/2005-all/pout.htm; Centers for Disease Control and Prevention,"School-Associated Pertussis Outbreak—Yavapai County, Arizona, September 2002–February 2003," *Journal of the American Medical Association* 291 (2004): 1952–1954; "Pertussis Outbreak Points to the Importance of Vaccination," Oregon Department of Human Services News Release, http://www.oregon.gov/DHS/news/2008news/2008-0117.shtml; Centers for Disease Control and Prevention, "Pertussis Outbreak—Vermont, 1996,"*Morbidity and Mortality Weekly Report* 46 (1997): 822–826; "CDC Reported Highest Number of Whooping Cough Cases in Nearly Forty Years," http://www.medicalnewstoday.com/articles/15220.php; Centers for Disease Control and Prevention, "Pertussis—United States, 1997–2000," *Morbidity and Mortality Weekly Report* 51 (2002): 73–76.
(14) デラウェアでの百日咳の流行 : Centers for Disease Control and Prevention,

Pertussis Incidence," *Journal of the American Medical Association* 296 (2006): 1757–1763.
(3) ワクチン未接種の子どもを診察しない医師たち : E. A. Flanagan-Klygis, L. Sharp, and J. E. Frader, "Dismissing the Family Who Refuses Vaccines: A Study of Pediatrician Attitudes," *Archives of Pediatric and Adolescent Medicine* 159 (2005): 929–934.

はじめに

(1) ロバート・ベイゼル : *NBC Nightly News*, February 17, 2009.
(2) ミネソタの大流行 : Centers for Disease Control and Prevention, "Invasive *Haemophilus Influenzae* Type B Disease in Five Young Children — Minnesota, 2008," *Morbidity and Mortality Weekly Report* 58 (2008): 1–3.
(3) ヒブにかかった子を持つ親 : NBC Nightly News, February 17, 2009.
(4) ヒブの大流行 : D. Sapatkin, "A Fatal Link in Vaccine Shortage," *Philadelphia Inquirer*, April 1, 2009.
(5) ヒブについて : Centers for Disease Control and Prevention, "Invasive Haemophilus Influenzae Type B Disease in Five Young Children — Minnesota, 2008," *Morbidity and Mortality Weekly Report* 58 (2008): 1–3.
(6) ワクチンが開発される以前の百日咳 : J. Cherry, P. Brunnel, and G. Golden," Report of the Task Force on Pertussis and Pertussis Immunization," *Pediatrics* 81 (suppl.) (1988): 933–984.
(7) 現代の百日咳 : Centers for Disease Control and Prevention, "Preventing Tetanus, Diphtheria, and Pertussis Among Adolescents: Use of Tetanus Toxoid, Reduced Diphtheria Toxoid and Acellular Pertussis Vaccines," *Morbidity and Mortality Weekly Report* 55 (2006): 1–42.
(8) ヴァション島 : K. Rietberg, C. DeBolt, N. Heimann, et al., "School Exemption Data and Geocoding as Tools for Assessing Relationships of Pertussis Clusters to High Immunization Exemption Rates," http://cdc.confex.com/cdc/nic2002/recordingredirect.cgi/id/1446; "Public Health Skepticism," November 30, 2002, http://medpundit.blogspot.com/2002_11_24_medpundit_archive.html.
(9) 百日咳の症状 : K. M. Edwards and M. D. Decker, "Pertussis Vaccines," in *Vaccines*, 5th ed., eds. S. A. Plotkin, W. A. Orenstein, and P. A. Offit (London: Elsevier/Saunders, 2008).

"Surveillance of Autoimmune Conditions following Routine Use of Quadrivalent Human Papillomavirus Vaccine," *Journal of internal Medicine* 271 (2012): 193203;J. Gee, A. Naleway, I. Shui, et al., "Monitoring the Safety of Human Papillomavirus Vaccine: Findings from the Vaccine Safety Datalink," *Vaccine* 29 (2011): 8279-8284; N. P. Klein, J. Hansen, C. Chao, et al., "Safety of Quadrivalent Human Papillomavirus Vaccine Administered Routinely to Females," *Archives of Pediatric Adolescent Medicine* 166 (2012): 1140-1148.

(10) ウェイクフィールドの失墜 : P. A. Offit, "Autism's False Prophets: Bad Science, Risky Medicine, and the Search for a Cure," (New York: Columbia University Press, 2008).

(11) ユーラ・ビスの著書について : P. Sehgal, "Ripple Effects: Eula Biss Examines the Myth and Metaphor surrounding Immunization, as Well as Her Personal Choices as a Mother," *New York Times Book Review*, October 5, 2014.

(12) 現行のワクチンは自閉症を起こさない : reviewed in J. Gerber and P. A. Offit, "Waccines and Autism: A Tale of Shifting Hypotheses," *Clinical Infectious Diseases* 48 (2009): 456-461.

(13) セス・ムーキン : Fifth Annual Innovations in Healthcare Symposium, NYU School of Medicine, NYU Langone Medical Center, New York, October 23, 2014.

(14) ワクチンの思想的免除に対する規制強化 : S. B. Omer, D. Peterson, E. A. Curran, and A. Hinman, "Legislative Challenges to School Immunization Mandates, 2009-2012," *Journal of the American Medical Association* 311 (2014): 1-2.

プロローグ

(1) 自分の子どもにワクチンを打たせない選択をした親たち : G. L. Freed, S. J. Clark, A. T. Butchart, et al. "Parental Vaccine Safety Concerns in 2009," *Pediatrics* 125 (2010): 1–6; P. J. Smith, S. G. Humiston, Z. Zhao, et al., "Association Between Delayed or Refused Vaccination Doses and Timely Vaccination Coverage," abstract presented at the Pediatric Academic Society's annual meeting, Vancouver, British Columbia, May 4, 2010.

(2) ワクチン未接種の子どもの割合が 2 倍に : S. B. Omer, W.K.Y. Pan, N. A. Halsey, et al., "Nonmedical Exemptions to School Immunization Requirements: Secular Trends and Association of State Policies with

原注

まえがき

(1) ニューヨーク州とニュージャージー州でのおたふく風邪の流行: A. E. Barskey, et al., "Mumps Outbreak in Orthodox Jewish Communities in the United States," *New England Journal of Medicine* 367 (2012): 1704-1713.

(2) カリフォルニア州での 2010年の百日咳の流行: J. E. Atwell, et al., "Nonmedical Vaccine Exemptions and Pertussis in California, 2010," *Pediatrics* 132 (2013): 624.

(3) 2012 年のワシントン州での百日咳の流行 : Centers for Disease Control and Prevention, "Pertussis Epidemic-Washington, 2012," *Morbidity and Mortality Weekly Report* 61 (2012): 517-522.

(4) 2014年の米国での麻疹の状況 : Centers for Disease Control and Prevention, "Measles," http:lfwww.cdc.gov/measles.

(5) ワクチン以前の麻疹の流行 : P. M. Strebel, et al., "Measles Vaccines," in *Vaccines*, 6th ed., eds. S. A. Plotkin, W.A. Orenstein, and P. A. Offit (London; Elsevier/Saunders, 2013).

(6) 2014 年のロサンゼルスでの百日咳の流行 : G. Baum, "Hollywood's Vaccine Wars: L.A.'s 'Entitled' Westsiders Behind City's Epidemic," *Hollywood Reporter*, September 10, 2014.

(7) CDC による5歳児の予防接種率についての研究 : Centers for Disease Control and Prevention, "Vaccination Coverage among Children in Kindergarten-United States, 2013-14 School Year," *Morbidity and Mortality Weekly Report* 63 (2014): 913-920.

(8) HPV ワクチンの軽視 : Centers for Disease Control and Prevention, "Teen Vaccine Coverage: 2013 National Immunization Survey-Teen," http://www.cdc.gov/vaccines/who/teens/vaccination-coverage.html; Centers for Disease Control and Prevention, "Safe and Effective Waccine That Prevents Cancer Continues to Be Underutilized," Press Release, July 24, 2014.

(9) HPV ワクチンの安全性 : N. M. Scheller, B. Pasternack, H. Svanström, and A. Hviid, "Quadrivalent Human Papillomavirus Vaccine and the Risk of Wenous Thromboembolism," *Journal of the American Medical Association* 31 (2014): 187-188; C, Chao, N. P. Klein, C. M. Welicer,

Defense, DOD
DPT → 納得できない親の会
『DPT ワクチン・ルーレット』(テレビ番組) DPT: Vaccine Roulette 31, 36, 38, 42-44, 54, 61, 63-65, 68, 73, 87, 89, 91, 92, 94, 101, 116, 171, 213, 297
DTP(三種混合ワクチン) 9, 35, 55, 62, 70, 71, 148
——(デンマークでの) 68
——の被害 98
——の副作用 71, 92
——予防接種 38, 46, 57
ECBT → どの子も二歳までに (Every Child by Two)
FDA(食品医薬品局) Food and Drug Administration, FDA 87, 111, 127, 130, 167, 258, 285, 288, 306
GMC(医療総合評議会) General Medical Council,GMC 159
HINI(豚インフルエンザ) 134, 253
HIV(ヒト免疫不全ウイルス) Human immunodeficiency virus, HIV 97
HPV(ヒトパピローマウイルス) 129, 194
——ワクチン 2, 7, 130-132, 194, 247, 275-276
IPAV(ワクチン原因ポリオに反対する知識のある親たち) Informed Parents Against Vaccine-Associated Polio, IPAV 138
MMR(新三種混合)ワクチン 8, 25, 63, 110, 156, 157, 161, 163, 165, 232, 245, 278, 281, 292, 316
——忌避 156
NIH(国立衛生研究所) National Institutes of Health 259
PDR(『医師用添付文書集』) 90
POTS(起立性頻脈症候群) 2
SIDS(乳幼児突然死症候群) Sudden Infant Death Syndrome, SIDS 52, 78, 90, 121, 122, 147
SSPE(亜急性硬化性全脳炎) 23
VAERS(ワクチン有害事象報告制度) Vaccine Adverse Events Reporting System, VAERS 59, 128, 129, 146, 274
VICP(ワクチン被害補償制度) Vaccine Injury Compensation Program, VICP 58, 146-148, 162, 164, 309
『USA トゥデイ』 USA Today 156, 238
『20/20』(テレビ番組) 117, 118, 121

169
——接種　176
——接種率　201
——の副作用　107, 274, 275
インフルエンザ——　109
おたふく風邪——　291
肺炎球菌——　123-127, 276
百日咳——　1, 19, 20, 35, 42, 44, 46, 51-53, 63, 64, 66, 78, 80, 82, 92, 94, 96, 100, 101, 156, 171, 268, 291
風疹——　197, 291
不活性化ポリオ——　108
ワクチン安全性連合　Coalition for Vaccine Safety, CVS　230
ワクチン原因ポリオに反対する知識のある親たち　→　IPAV
ワクチン調査官　181
『ワクチンブック』 The Vaccine Book (Sears)　263
ワクチン被害補償制度　→　VICP
ワクチン法廷　147, 152, 162, 166, 309
ワクチン有害事象報告制度　→　VAERS
『ワクチン・ルーレット』 → 『DPT ワクチン・ルーレット』
『ワシントンポスト』 Washington Post　139
ワーダリッシュ，ドロシー　Werderitsch, Dorothy　150, 151, 164
ワックスマン，ヘンリー　Waxman, Henry　59
『ワールド・ニュース・トゥナイト』（テレビ番組） World News Tonight
ワーレン，チャールズ　Warren, Charles　207
ワーン，ジャコブ　Werne, Jacob　47

【欧文】

AAP　→　米国小児科学会
ACIP（予防接種実施諮問委員会） Advisory Committee om Immunization Practices, ACIP　139, 143
AIDS（後天性免疫不全症候群） Acquired Immune Deficiency Syndrome, AIDS　97, 98
AZT（アジドチミジン）　98
B 型肝炎　115
——ウイルス　103, 116, 117, 120, 279
——ウイルス感染症　116
——ワクチン　118, 119, 121, 122, 150, 164, 267
BCG（カルメット・ゲラン桿菌） Bacillus of Calmette and Guérin (BCG) vaccine　104
——ワクチン　104
BMJ（英国医師会雑誌）　8
CBS イブニングニュース　CBS Evening News (television program)　13, 260
CDC（米国疾病管理予防センター） Centers for Disease Control and Prevention, CDC　6, 21, 23, 42, 56, 57, 121, 128, 129, 130, 139, 161, 185, 213, 214, 216, 220, 223, 263, 279, 284, 285, 288, 290, 291, 300, 306
CHILD（子どもの保健医療は法的義務） Children's Health Care Is a Legal Duty, CHILD　295
DOD（国防総省）　Department of

"The Natural History of an Immunization Program" (graph) 290
予防接種実施諮問委員会 → ACIP

【ら行】
ラッセル，ケリー Russell, Keri 250
ラトレッジ，ウィリー B. Rutledge, Wiley B. 218
ラブデイ，スーザン Loveday, Susan 75, 76, 78
『ラリー・キング・ライブ』(テレビ番組) Larry King Live 198, 237, 247, 249, 251, 252
ラングマン，ロッド Langman, Rod 266
『ランセット』 The Lancet 155, 160
リッチモンド，ジュリアス Richmond, Julius 292
リトル，ローラ Little, Lora 212, 213, 273, 279, 307
良心的拒否者 201
リラード，ハーベイ Lillard, Harvey 191
リリー，イーライ Eli Lilly 104
ルバート，ウィリアム Rubert, William 293
レイキ・マスター 286
レイトナー，ジーン Laitner, Jeanne 295
レーガン，ロナルド Reagan, Ronald 58, 280
レシニチ，アンソニー Resciniti, Anthony (Tony) 34, 40
レシニチ，レオ Resciniti, Leo 34, 40
レダール研究所 Lederle Laboratories 56, 57
レックリングハウゼン，フレデリック・ダニエル・フォン von Recklinghausen, Frederich Daniel 152
レビー，ルイス Levy, Louis 222
連鎖球菌咽喉炎 294
レントン，ジョージ Renton, George 75, 76
ロイゼン，マイケル Roizen, Michael 287
ローク＝アダムス，ルーシー Rorke-Adams, Lucy 151-154, 168
ロタウイルス 127, 310
——感染症 127
——ワクチン 128, 276, 288
ロバーツ，ロビン Roberts, Robin 100
ローム，レオナード Rome, Leonard 36
ロンドン大学衛生学熱帯医学大学院 London School of Hygiene and Tropical Medicine 52

【わ行】
ワイス研究所 Wyeth Laboratories 56, 304, 305
ワイズマン，フレデリック Wiseman, Frederick 29, 31
『ワイヤード』 Wired 246
ワクチン 5, 13, 173, 176, 274, 284
——（ポリオ） 27, 63, 107, 109
——恐怖（現代の） 187, 291
——・スケジュール 284
——の安全性 275
——の義務化 176
——自閉症（原因）説 8, 161,

マーフィー，ジェローム　Murphy, Jerome　35, 44
マーフィー，トルード　Murphy, Trudy　160
マーロウ，エドワード・R.　Murrow, Edward R.　257, 258
マローン，メアリー　Mallon, Mary　206-210
ミカ，ジョン　Mica, John　41
ミカ，ダン　Mica, Dan　40
水疱瘡　133, 252
　——ワクチン　133, 252, 253
ミーチャン，ロバート　Meechan, Robert,　6
ミドルハースト，ドンナ　Middlehurst, Donna　38
ミラー，ザッカリー　Miller, Zachary　319
ミラー，デイビッド　Miller, David　53, 54, 66-68, 70, 72, 73, 79-81, 101
ミンシュー，ナンシー　Minshew, Nancy　243, 244
メイソン，ジェイムズ O.　Mason, James O.　56
『目覚めよ！』　Consolation　218
メスメリズム　190
メソニエ，ナンシー　Messonier, Nancy　303
メチニコフ，イリヤ　Metchnikoff, Elie　193
『ニューイングランド・ジャーナル・オブ・メディシン』　New England Journal of Medicine
メルク　Merck　130, 305
『目を大きく開け！』　Open Your Eyes Wide!　211
『免疫について』　On Immunity　10
免疫反応　266, 267, 269
免疫抑制剤　15
メンデルソン，ロバート　Mendelsohn, Robert　35, 44, 92, 93, 94
ムーキン，セス　Mnookin, Seth　10
モーティマー，エドワード　Mortimer, Edward　42, 53, 95, 96
『物見の塔』　Watchtower　218
モリス，ジーン　Morris, Jean　67
モール，フレデリック　Moll, Frederic　48, 74
モンタニエ，リュック　Montagnier, Luc　97

【や行】

ヤーキン，セリナ　Yarkin, Celina　317-320
『闇の注射』　A Shot in the Dark (Fisher)　9, 106, 112, 141, 155, 273, 279
ヤング，ボビー　Young, Bobby　94, 95
ヤンコビッチ，アブラ　Yankovich, Abra　33, 34

予防接種 6, 225, 264, 268, 271, 300
　——（共有地の悲劇）　225
　——の間隔　269
　——義務化法案　177
　——のスケジュール　14
　——法　184
　——率　6, 291, 299, 319
「予防接種：する価値のある会話」　"Vaccination: A Conversation Worth Having" (Maher)　255
「予防接種事業の自然史」

『ボストン・デイリーグローブ』 Boston Daily Globe　203
ホメオパシー　189
ポラック，T. M.　Pollack, T. M.　67
ポリオ　27, 103, 107, 283
——ウイルス　107, 291
——経口ワクチン　63
——ワクチン（不活性化）　108
『ポリオ十字軍』（テレビ番組） "The Polio Crusade"　280
ホルコム，ケリー　34
ホルムアルデヒド　272
ホワイト，タイラー　White, Tyler　54
ホワイトストーン，ヘザー　Whitestone, Heather　114
ボンスローン，アイリス　Bonthrone, Iris　71
ボンスローン，ジョン　Bonthrone, John　71
ボンスローン，リチャード　Bonthrone, Richard　71, 72, 78

【ま行】

マー, ビル　Maher, Bill　13, 253-258, 307
マイヤー，ウィリアム　Maier, William　221
マギッド，ローリー　Magid, Laurie　154
マクドウェル，アレン　McDowell, Allen　98-100
マコノヒー, マシュー　McConaughey, Matthew
マコーミック，マリー　McCormick, Marie　183
マサチューセッツ反法定予防接種協会　Massachusetts Compulsory Anti-Vaccination League　211
マージオッタ，ジョセフ　Margiotta, Joseph　219, 220
麻疹　5, 22, 133, 156, 216, 226, 314
——（アラスカでの大規模流行） 215, 216
——（英国、アイルランドでの流行） 156
——（オランダでの流行）　133
——（サンディエゴでの流行） 313
——（ロサンゼルスでの流行） 215, 216
——ウイルス　23, 24, 314
——ワクチン 58, 165, 167, 213, 235, 291, 317
マーチ・オブ・ダイムス財団　March of Dimes　103, 104, 250, 280
マーチン，アンソニー　Machin, Anthony　75
マッカーシー，ジェニー　McCarthy, Jenny　13, 188, 230, 233-238, 241, 242, 250-252, 257, 258, 263, 271, 307, 323
マッカートニー，トーマス　McCartney, Thomas　218
マックノウン，イアン　McKown, Ian　296
マックノウン，キャサリン　McKown, Kathleen　296
マッケンジー，ジョン　McKenzie, John　123-125
マッコーリー，チャールズ　McCauley, Charles　210
マドセン，クリーステン　Madsen, Kreesten　47
マドセン，トルバルド　Madsen, Thorvald

フランシス，トーマス　Francis, Thomas　109
ブラント，エドワード　58
プリオン　277, 278
プリースト，ジュリアン　Priest, Julian　73
フリスト，ビル　Frist, Bill　253-255
ブリッジウォーター矯正院　Bridgewater State Hospital for the Criminally Insane　29
『ブリティッシュ・メディカル・ジャーナル』　British Medical Journal　50, 197
プリンス，サラ　Prince, Sarah　217, 218
フリント，ジュリアナ　Flint, Julieanna　320, 322, 323
フリント，ブレンダリー　Flint, Brendalee　320, 322
『震え上がる——アメリカの不安』（テレビ番組）"Scared Stiff. Worry in America"　100
ブルックリン反法定予防接種連盟　Brooklyn Compulsory Anti-Vaccination League　211
フルーティー，ダグ　Flutie, Doug　251
ブレイロック，ラッセル　Blaylock, Russell　255, 257
米国医学協会　American Medical Association　57
米国家庭医学会　American Academy of Family Physicians　57
米国疾病管理予防センター　→　CDC
米国小児科学会　American Academy of Pediatrics, AAP　140, 161, 263, 284, 285, 305, 306
ベイゼル，ロバート　17
ヘイゼルハースト，アンジェラ　Hazelhurst, Angela　170
ヘーゼルハースト，イエイツ　Hazelhurst, Yates　163, 170
——訴訟　165
ヘイゼルハースト，ロルフ　Hazelhurst, Rolf　170
ベイヤー，ランドルフ　Byers, Randolph　48, 74
ベーカー，ジョセフィン　Baker, Josephine　208, 209
ヘテロパシー医学　189, 190
ベハー，ジョイ　Behar, Joy　286, 287
ベルキン，マイケル　Belkin, Michael　119-121
ベルキン，ライラ　Belkin, Lyla　119
ベルコビッチ，サミュエル　Berkovic, Samuel　83-88, 135
ヘルストーム，ボー　Hellström, Bo　67
ベルニエ，ロジャー　Bernier, Roger　144
ヘルモス・インフルエンザ菌b型（Hib）　→　ヒブ菌
法定予防接種法　Compulsory Vaccine Act　178, 180, 205, 223, 292
『法定予防接種に反する事実——公益なのは学校で子どもじゃない』　The Facts Against Compulsory Vaccination (pamphlet)　211
ホーキンス，ポーラ　Hawkins, Paula　40, 41, 53, 60, 83, 86, 87
保健社会福祉省　Department of Health and Human Services　57, 58, 143

Shannon 276
ピッカリング，ジェイムズ
Pickering, James 204
ピッカリング，ラリー Pickering,
Larry 303
ピットマンムーア Pitman-Moore
ピート，アマンダ Peet, Amanda
244
人食いバクテリア 252
ピトケアン，ジョン Pitcairn, John
211
ヒートン，ペニー Heaton, Penny
310, 311
ヒトパピローマウイルス → HPV
ヒト免疫不全ウイルス → HIV
ビネッジ，デビ Vinnedge, Debi
196, 197
ヒブ 17, 111, 268, 283, 321
——感染症 18, 110
——菌 17
——髄膜炎 114, 115, 283
——ワクチン 111-113, 115
百日咳 5, 6, 19-21, 52, 91, 268
——菌 61
百日咳ワクチン 1, 19, 20, 35, 42,
44, 46, 51-53, 63, 64, 66, 78,
80, 82, 92, 94, 96, 100, 101,
156, 171, 268, 291
——忌避 156
——訴訟 75, 82
——の枯渇 56
——の副作用 89
——のメリットとデメリット 53
——への恐怖 51
ヒューム＝ロザリー，メリー
Hume-Rothery, Mary 196
ヒーリー，バーナディン Healy,
Bernadine 258-260
ヒンマン，アラン Hinman, Alan
213, 297
ファイザー Pfizer 306
ファイファー，イマヌエル Pfeiffer,
Immanuel 204
フィッシャー，クリスチャン
Fisher, Christian 38
フィッシャー，バーバラ・ロー
Fisher, Barbara Loe 9, 10,
38-40, 63, 64, 106-116, 122,
123, 126, 127, 129-136,
140-144, 148, 155, 158-160,
173, 181, 199, 212, 230, 232,
233, 236, 237, 250, 255, 256,
258, 273, 279, 306
フィップス，ジェイムズ Phipps,
James 175
フィラデルフィア小児病院
Children's Hospital of Philadel-
phia 151
風疹ワクチン 197, 291
フェイキン，ダニエル Feikin,
Daniel 223, 227
フォージ，ウィリアム Foege,
William 92, 319
フォックス，ローズマリー Fox,
Rosemary 51, 76, 80
不活性化ポリオワクチン 108
ふしだら注射 131
豚インフルエンザ → HINI
ブラウン，チャールズ Brown,
Charles 219
ブラウン夫人 209
ブラッドストリート，ジェフ
Bradstreet, Jeff 168-170
『フランケンシュタイン』
Frankenstein (Shelley)
193-194

『ネイチャー』 Nature (journal) 192
熱性けいれん 83
ネルムズ，サラ Nelmes, Sarah 175

【は行】

バー，リチャード 157
肺炎球菌 268, 276
――感染症 268, 276
――コンジュゲートワクチン 276
――ワクチン 123-127, 276
バイヤーズ，ベラ Byers, Vera 167
『リア・トンプソン・バイライン』（テレビ番組） Byline 43
バウム，ゲイリー 6
バーグ，アン Berg, Anna 88
パークデービス Parke-Davis 104
はしか → 麻疹
破傷風 62, 282
――（ワクチン） 62
――菌 62
バーチュー，ドリーン 232
ハーディン，ギャレット Hardin, Garrett 224, 228
ハート，アーネスト Hart, Ernest 197, 198
ハドウィン，ウォルター Hadwin, Walter 193
バートン，スーザン Burton, Susan 314-317
『パニック・ウイルス』 The Panic Virus 10
『ハフィントンポスト』 Huffington Post 255, 256
バラード，ヘンリー Ballard, Henry 204
バラフ，ラリー Baraff, Larry 64, 89, 94, 95
ハーラン，ジョン・マーシャル Harlan, John Marshall 205, 206
パリク，ラフル Parikh, Rahul 198
ハルシー，ニール Halsey, Neal 123, 124
ハリス，ガーディナー Harris, Gardiner 245
ハリス，バートン Harris, Burton 296
パルマー，ダニエル D. Palmer, Daniel D. 190, 191
パルマー，バーレット・ジョシュア Palmer, Bartlett Joshua 191
バーンズ，ジェイムズ B. Burns, James B. 101
ハンドレー，J. B. Handley, J. B. 237-250, 252, 258, 307
バンパース，デール Bumpers, Dale 214
バンパース，ベティ Bumpers, Betty 214, 215, 244, 305
反法定予防接種連盟 Anti-Compulsory Vaccination League, ACVL 178, 187
反ワクチン運動（活動） 3, 8, 10, 102, 173, 178, 180, 182, 224, 232, 238
――（イングランド） 201
――（1800年代半ばの） 198
――（日本） 1
――家 172, 179, 195, 196, 210, 307
ヒギンズ，チャールズ Higgins, Charles 211, 212, 273
ピサニ，エミー Pisani, Amy 304
ビス，ユーラ 10
『微生物の狩人』 Microbe Hunters 256
ピーターソン，シャノン Peterson,

チェリー，ジェイムズ　Cherry, James　51, 52, 69
チェン，ロバート　Chen, Robert　290, 291
『チチカットフォーリーズ』（映画） Titicut Follies　29-31
チメロサール　161, 162, 163, 165, 187, 260, 309, 310
チャンバース，ヒラリー　Chambers, Hillary　315, 317
チャンバース，フィンリー　Chambers, Finley　315
超正統派ユダヤ教徒　25, 26
腸チフス菌　208
──の健康保菌者　208
沈黙の感染症　116
ディアー，ブライアン　Deer, Brian　157
『ディス・ウィーク』（テレビ番組） This Week　49
ディック，ジョージ　Dick, George　50
デイビス，アービング　Davis, Irving　219
テーゼル，ステファニー　Tatel, Stephanie　227, 228
てんかん　83, 84, 85, 86
──発作　119
点頭──　91
天然痘　173-177, 188, 210
──ウイルス　189
──の発生（ブルックリン）　210
──の流行（米国東部）　203
トゥイッチェッル，ジンジャー　Twitchell, Ginger　296
トゥイッチェッル，デイビッド　Twitchell, David　296
トゥイッチェッル，ロビン　Twitchell, Robyn　296
『ドクターズ』　The Doctors (television program)　239, 242, 248, 262
ドーソン，ゲリ　Dawson, Geri　245
トナー，ケビン　Toner, Kevin　57
どの子も二歳までに（ECBT）　Every Child by Two, ECBT　9, 215, 245, 304, 305, 308
トム，メラニー　Tom, Melanie　55
ドラベ，シャーロット　Dravet, Charlotte　83, 84
ドラベ症候群　83, 85
トンプソン，ジョージ　Thompson, George　207
トンプソン，リア　Thompson, Lea　31, 32, 35, 37, 40, 42-44, 49, 54, 61, 63, 64, 83, 84, 89-92, 94, 98, 100, 102, 119, 171

【な行】

『ナイトリーニュース』（テレビ番組） NBC Nightly News　43
ナサンソン，メイル　Nathanson, Neil　160
納得できない親の集い（DPT） Dissatisfied Parents Together, DPT　9, 39, 60, 63, 102
ナトリウムチャンネル輸送障害　85
乳幼児突然死症候群　→　SIDS
『ニューイングランド・ジャーナル・オブ・メディシン』　New England Journal of Medicine　151, 158, 221
『ニューヨークタイムズ』　New York Times　156, 210, 238, 245
人間生命科学教会　Church of Human Life Science　219

ストッテル，ジョン　Stossel, John 100
スナイダー，キャスリン　Snyder, Kathryn　170
スナイダー，コルテン　Snyder, Colten　163, 166, 169, 170
――の訴訟　164
スナイダー，ジョセフ　Snyder, Joseph　170
スナイダーマン，ナンシー　Snyderman, Nancy　246
スペンサー，エドウィン　Spencer, Edwin　203
スワン，ダグラス　Swan, Douglas 295
スワン，マシュー　Swan, Matthew 295
スワン，リタ　Swan, Rita　295
セイフマインズ　SafeMinds　161
セクストン，ニッキー　Sexton, Nicky　119
セディーロ，テレサ　Cedillo, Theresa　170
セディーロ，マイケル　Cedillo, Michael　170
セディーロ，ミシェル　Cedillo, Michelle　163, 170
「生命のための神の子どもたち」 Children of God for Life　196
全米ワクチン情報センター　National Vaccine Information Center　9, 40, 44, 199, 230, 255
総括的自閉症訴訟　162-164, 171
ソーク，ジョナス　Salk, Jonas　103, 107-109, 137, 138
ソートフルハウス　Thoughtful House　158, 161
『その他大勢には迷惑な話』 "Ruining It for the Rest of Us" (radio program)　313-315
ソーパー，ジョージ　Soper, George 207-209
ソーヤー，ウイリアム　Sawyer, William　160
ソールズベリー，デイビッド Salisbury, David　50, 82, 156
『それでも医者にお産をまかせますか？』How to Raise a Healthy Child in Spite of Your Doctor 93
ソロモン，ダニエル　Salmon, Daniel 223, 227

【た行】

代替医療　192
ダイヤー，ブラッド　Dyer, Brad 300, 302
タイロー，デイビッド　Tayloe, David　241, 243, 304
ダウム，ロバート　Daum, Robert 126
ダウンズ，ヒュー　Downs, Hugh 120
多発性硬化症　119, 122, 164
ダリ，ベウラ　Dalli, Beulah　221, 222
ダリ，ベリンダ　Dalli, Belinda　221
炭疽菌　189
ダンゾン，パトリシア　Danzon, Patricia　247
ダンバー，ボニー　Dunbar, Bonnie 117-119
チャドウィック，ニコラス Chadwick, Nicholas　158
チェイス，シルビア　Chase, Sylvia 117-119, 122

シェーン，ジョン　Shane, John
153-155, 164, 166
ジェンナー，エドワード　Jenner, Edward　175, 179, 186, 189, 193, 194
——の種痘　194
——の人形　182, 183
『ジェンナーかキリストか？』
Jenner or Christ? (pamphlet)
196
子宮頸がん　2, 129, 130, 248
自己都合免除　298
思想的免除　11, 222, 292, 297
ジフテリア　62, 220, 282, 293
——（ワクチン）　62, 282, 291
——菌　62
自閉症　155, 161, 162, 165, 192, 232, 259, 292, 309
自閉症行動連合　Autism Action Coalition　161
シモンズ，ベティ　Simmons, Betty
217, 218
『尺には尺を』 Measure for Measure (Shakespeare)　141
宗教的免除　11, 222, 292, 297
シュタイナー，ルドルフ　20-21
集団免疫　26, 133, 227
——の崩壊　230
シュチャット，アン　Schuchat, Anne　303
種痘　176, 186, 194, 199, 203, 211
——医　184
——で人が牛になる説　188
『種痘の恐怖を暴く——イラストつき』
Horrors of Vaccination Exposed and Illustrated (Higgins)　211, 273
シュトローム，ユストゥス　Ström, Justus　48, 74
シュライバー，ユーニス・ケネディ
Shriver, Eunice Kennedy　214
シュワルツ，ジェフ　Schwartz, Jeff
38-40, 63
シュワルツ，ジュリー　Schwartz, Julie　38
小児予防接種被害法　National Childhood Vaccine Injury Act
59
食品医薬品局　→　FDA
『ショットインザダーク』　→　『闇の注射』
ショーボン，サイモン　Shorvon, Simon　88
ジョンソン，サミュエル　Johnson, Samuel　78
新三種混合ワクチン　→　MMR
『新生児のミエリン形成』
Myelination of the Brain in the Newborn (Rorke-Adams)　154
「新ワクチン・スケジュール」 263
水銀に反対する母の会　Moms Against Mercury　161
髄膜炎　17
ヒブ——　114
スザーランド，コーラ　Sutherland, Cora　293, 294
スチュワート，ゴードン　Stewart, Gordon　35, 44, 50, 61, 73-75, 80, 91, 96-98
スチュアート＝スミス，マレー
Stuart-Smith, Murray　73, 75-83
スティーブンソン，ジョン
Stephenson, John　72
ステロイド（による治療） 15
ストーク，トラビス　Stork, Travis
239-243

国防省（DOD） Department of Defense, DOD　57
国立衛生研究所　→　NIH
コッククロフト　180
ゴッドフリー，アーサー　Godfrey, Arthur　257, 258
コッペル，テッド　Koppel, Ted　185
コッホ，ロベルト　Koch, Robert　189, 191
子どもの保健医療は法的義務　→　CHILD
ゴードン，ジェイ　Gordon, Jay　255, 257
コーネリアス，アン　Cornelius, Anne　294
コーネリアス，エドワード　Cornelius, Edward　294
コーネリアス，デイビッド　Cornelius, David　294
コノート研究所　Connaught Laboratories　56
コプラン，ジェフ　Koplan, Jeff　128
コラントニ，アンソニー　Colantoni, Anthony　100-101
ゴルケビッチ，ゲーリー　Golkiewicz, Gary　162, 164
コールタート，ハリス L.　9
ゴールデン，ジェラルド　Golden, Gerald　69
コレラ菌　189
コーン，メル　Cohn, Mel　266
コンバース，ベン　Converse, Ben　119

【さ行】

細菌性髄膜炎　295, 321
ザクト，ロザリン　Zucht, Rosalyn　206, 217
サビン，アルバート　Sabin, Albert　107, 108, 136, 138, 146
サラモネ，キャシー　Salamone, Kathy　136, 139
サラモネ，ジョン　Salamone, John　136, 138-141, 143, 303
サラモネ，デイビッド　Salamone, David　136, 137
三種混合ワクチン　→　DTP
『サンデータイムズ』 Sunday Times　52, 157
産道　267
『サンフランシスコ・クロニクル』 San Francisco Chronicle　106
シアーズ，ウィリアム　Sears, William　262, 263
シアーズ，マーサ　Sears, Martha　262
シアーズ，ロバート　Sears, Robert　13, 262-264, 267-279, 281, 282-285, 287, 288, 307, 314
シェイクスピア，ウィリアム　Shakespeare, William　141
ジェイコブソン，ヘニング　Jacobson, Henning　203-206, 217
ジェニングス，ピーター　Jennings, Peter　111, 123
ジェネレーションレスキュー　Generation Rescue　161, 237, 238, 242
シェリー，メアリー　Shelley, Mary　193, 194
シェリダン，ドロシー　Sheridan, Dorothy　294
シェリダン，リサ　Sheridan, Lisa　294
シェル，アラン　Sherr, Alan　222

(Hardin) 224
ギランバレー症候群 131
起立性頻脈症候群（POTS） 2
ギルレイ，ジェイムズ Gillray, James 186
キレーション 237
キング，アシュレイ King, Ashley 296
キング，キャサリン King, Catherine 296
キング，ジョン King, John 296
キング，ラリー King, Larry 13, 261
キンズボーン，マルセル Kinsbourne, Marcel 165
キンニアー，ジョニー Kinnear, Johnnie 72, 74, 76, 78
クイン，エイダン Quinn, Aidan
『クッキー』（雑誌） Cookie 244
クプシュ，デブラ Kupsh, Debra 220
グラクソ・スミス・クライン 72, 279
クラッセン，バート Classen, Bart 112, 113, 115, 123-125, 127
——免疫療法 112
グラハム，ミシェル Graham, Michelle 55
グランツ，ジェイソン Glanz, Jason 224, 227
グラント，ジム Grant, Jim, 4, 33
グラント，スコット Grant, Scott 32, 33, 87, 91
グラント，マージ Grant, Marge 32, 86, 87, 99
クリスチャン・サイエンス 220, 293-295
クリストファー，ウォーレン Christopher, Warren 295
クーリック，ケイティ 304
グリフィン，マリー Griffin, Marie 68, 69
クリングスマン，アーサー Krigsman, Arthur 167-170
グルエル，ジョニー Gruelle, Johnny 212
クルーガー，ジェフリー Kluger, Jeffery 234, 235
クロフォード，シンディー Crawford, Cindy 251
結核菌 189
ケネディ，エドワード Kennedy, Edward 214
ケネディ，ローズマリー Kennedy, Rosemary 214
ケネディ，ロバート Kennedy, Robert F., Jr. 214, 234
ケネディ財団 Joseph P. Kennedy Foundation 214
ケネディ大統領 Kennedy, John F. 214, 280, 281
ケリッジ，デイビッド Kerridge, David 50
ゲリン，カミーユ Guérin, Camille 104
ケレンスキー，マイケル Kerensky, Michael 200
ケンドリック，パール Kendrick, Pearl 61, 63
抗ウイルス剤 98
抗がん剤治療 15
抗体 266
後天性免疫不全症候群 → AIDS
喉頭蓋炎 111
ゴーガート，ポリー Gaugert, Polly 4, 33

オレンスタイン，ウォルター　Orenstein, Walter　27, 183, 216, 217, 220, 297, 303, 308, 319

【か行】
カイロプラクター　190-192, 218, 219
カイロプラクティック　190, 191
『科学と健康』 Science and Health (Eddy)　220
『学童・生徒への犯罪』 The Crime Against the School Child (Higgins)　211
『ガゼット，ピッツバーグ・ポスト』 Pittsburgh Post-Gazette (newspaper)　243
カーター，ジミー　Carter, Jimmy　87, 280
カーター，ロザリン　Carter, Rosalynn　87, 215, 244, 305
ガーダシル　247, 248
カッター研究所　Cutter Laboratories　104, 105
カッツ，サム　Katz, Sam　185
ガーナー，ジェニファー　Garner, Jennifer　251
カナダ国立予防接種勧告委員会　Canadian National Advisory Committee on Immunization　69
化膿性連鎖球菌　252
カバラ・チルドレンズ・アカデミー　Kabbalah Children's Academy　6
カピッツァーノ，ローズ　Capizzano, Rose　149, 150
　──の訴訟　164
カラス，ハリー　Harry Kalus　30
カールソン，シビル　Carlson, Sybil　314
ガルバーニ，ルイージ　Galvani, Luigi　194
カルメット，アルベール　Calmette, Albert　104
ガロウ，イレーネ　Garrow, Irene　47
カロリー，ジョン　Karoly, John　154, 155
カロリー，ピーター　Karoly, Peter　154
カロリンスカ研究所　Karolinska Institute　67
『感染症ガイドブック』 The Pediatric Red Book　35
ギブス，ジョージ　Gibbs, George　178, 187
ギブス，ジョン　Gibbs, John　178, 181, 182
ギブス，リチャード・バトラー　Gibbs, Richard Butler　178, 179
キャリー，ジム　Carrey, Jim　13, 188, 251, 252, 257, 258, 263, 307
キャンビー，ビンセント　Canby, Vincent　30
キャンベル，ミーガン　Campbell, Meagan　316, 317
牛痘ウイルス　189
『牛痘一味の犯罪』 Crimes of the Cowpox Ring (Little)　212, 273, 279
「牛痘の原因および作用に関する研究」 Inquiry into the Causes and Effects of the Variolae Vaccinae (Jenner)　176
狂牛病　277, 278
「恐怖の流行」 "An Epidemic of Fear" (Wallace)　246
「共有地の悲劇」 "Extension of The Tragedy of the Commons"

ウィットニー，エドワード
Whitney, Edward　293
ウィットニー，オーブリー
Whitney, Aubrey　293
ウィリアム，テッド　Williams, Ted　114
ウィリアムズ，キャシー　Williams, Kathi　39-42, 60, 63, 64
ウィリアムズ，ジョージ　Williams, George　205
ウィリアムズ，リサ　Williams, Lisa　241
ウイルス　265
天然痘——　264
ワクチンでは防げない——　264
ウィルソン, ジョン　Wilson, John 1, 46-49, 52, 73, 79
ウィルヒョー，ルドルフ　Virchow, Rudolf　152
ウィンフリー，オプラ　Winfrey, Oprah　13, 261
ウェイクフィールド，アンドリュー
Wakefield, Andrew　8, 155-161, 168
ウェクスラー，デボラ　Wexler, Deborah　303
ウェルガー，ハイジ　Wuerger, Heidi　321
ウェルカム財団　Wellcome Foundation　73, 77
ウォーカー，シャウンティ　Walker, Shauntay　295
ウォーカー，ローリー　Walker, Laurie　295
ウォドルフ幼児センター　Waldorf Early Childhood Center　6
『ウォールストリートジャーナル』
Wall Street Journal　156, 309
ウォルターズ，バーバラ　Walters, Barbara　120
ウォルトナー，ジェイムズ　Waltner, James
ウォレス，エイミー　Wallace, Amy　246
臼井甕男　Usui, Mikao　287
浮気者のワクチン　131
英国医薬品安全委員会　Committee on the Safety of Medicines　96
英国小児科学会　British Pediatric Association　69
エステップ，レベッカ　Estepp, Rebecca　309, 310
エディ，メアリー・ベイカー　Eddy, Mary Baker　220
エーリック，ウィリアム　Ehrich, William　152
エルダーリング，グレース
Eldering, Grace　61, 63
エンドトキシン　66, 67
王立医学協会　Royal Society of Medicine　46, 48
王立内科医協会　Royal College of Physicians　48
オズ，メフメット　Oz, Mehmet　13, 286-288
オズ，リサ　Oz, Lisa　286
オズグッド，チャールズ　Osgood, Charles　131
オスラー，ジョン　Osler, John
『オプラ』（テレビ番組）　Oprah　198, 232
おたふく風邪　5, 25
——ワクチン　291
オマール，サアド　Omer, Saad　223
オリエント，ジェーン　Orient, Jane　185

索引

反ワクチン運動の真実
死に至る選択

2018年4月20日　初版第1刷©

著　者　ポール・オフィット
訳　者　ナカイサヤカ

発行者　上條宰
発行所　株式会社地人書館
〒162-0835　東京都新宿区中町15番地
電話　03-3235-4422（代表）
FAX　03-3235-8984
郵便振替口座　00160-6-1532
URL　http://www.chijinshokan.co.jp/
e-mail　chijinshokan@nifty.com

印刷所　モリモト印刷
製本所　カナメブックス

Printed in Japan
ISBN978-4-8052-0921-9